U0295011

新入职护士培训系列丛书

护理管理

总 主 编　陈荣秀　赵　岳

主　　编　陈荣秀　孙　玫　刘亚平

副 主 编　金　奕　邢秋玲　强万敏

学术秘书　张华甫

编　　者（以姓氏拼音为序）

常　虹　陈荣秀　褚金萍　高　敏　金　奕

李　静　林　梅　刘爱军　刘亚平　马红梅

马　力　马新娟　马雪玲　齐华英　强万敏

施月仙　宋　颖　孙　玫　王美君　王　琦

王相华　汪　洋　王　莹　邢秋玲　杨翠芳

杨又力　叶　朝　岳　林　臧小英　张华甫

张　洁　张　靖　张丽敏　张雅茹　邹　萍

人民卫生出版社

图书在版编目（CIP）数据

护理管理/陈荣秀,孙玫,刘亚平主编.—北京:人民卫生出版
社,2017

ISBN 978-7-117-25175-4

Ⅰ.①护… Ⅱ.①陈…②孙…③刘… Ⅲ.①护理学-管理
学-医学院校-教材 Ⅳ.①R47

中国版本图书馆 CIP 数据核字（2017）第 269819 号

| 人卫智网 | www.ipmph.com | 医学教育、学术、考试、健康, 购书智慧智能综合服务平台 |
| 人卫官网 | www.pmph.com | 人卫官方资讯发布平台 |

护 理 管 理

主　　编：陈荣秀　孙　玫　刘亚平
出版发行：人民卫生出版社（中继线 010-59780011）
地　　址：北京市朝阳区潘家园南里 19 号
邮　　编：100021
E - mail：pmph @ pmph.com
购书热线：010- 59787592　010- 59787584　010- 65264830
印　　刷：三河市博文印刷有限公司（胜利）
经　　销：新华书店
开　　本：710×1000　1/16　印张：30　插页：1
字　　数：524 千字
版　　次：2018 年 1 月第 1 版　2018 年 1 月第 1 版第 1 次印刷
标准书号：ISBN 978-7-117-25175-4/R · 25176
定　　价：89.00 元

打击盗版举报电话：010- 59787491　E-mail：WQ @ pmph.com
（凡属印装质量问题请与本社市场营销中心联系退换）

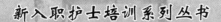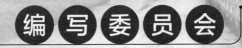

新入职护士培训系列丛书 **编写委员会**

主任委员 陈荣秀（天津市护理质控中心·天津医科大学肿瘤医院）

　　　　　赵　岳（天津医科大学）

委　　员（按姓氏拼音排序）

　　　　　曹淑卿（天津市眼科医院）

　　　　　狄红月（天津中医药大学第二附属医院）

　　　　　董凤齐（天津医科大学肿瘤医院）

　　　　　付　丽（天津医科大学第二医院）

　　　　　林　梅（天津医科大学总医院）

　　　　　刘亚平（泰达国际心血管病医院）

　　　　　马红梅（天津市人民医院）

　　　　　马新娟（中国医学科学院血液病医院·天津血液研究所）

　　　　　宋晨婕（天津医科大学总医院）

　　　　　孙　玫（天津医科大学总医院）

　　　　　田　丽（天津市第三中心医院）

　　　　　王　申（天津市第一中心医院）

　　　　　王维宁（天津中医药大学第一附属医院）

　　　　　王　莹（天津市第一中心医院）

　　　　　王玉玲（天津市南开医院）

　　　　　魏　力（天津医科大学总医院）

　　　　　夏欣华（天津市泰达医院）

　　　　　尹雪梅（天津市中心妇产科医院）

　　　　　张清梅（天津医科大学总医院）

　　　　　邹　萍（天津市儿童医院）

秘　　书 张华甫（天津市护理质控中心·天津医科大学肿瘤医院）

　　　　　董胜雯（天津医科大学）

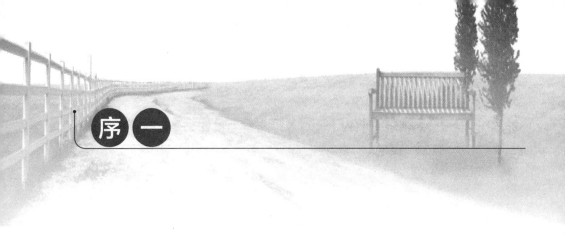

序 一

在医学事业蓬勃发展的今天，护理事业发展受到政府和全社会的重视和支持。优质护理服务的深入开展使临床护理工作内涵不断丰富，服务领域不断拓展，对护理专业人员提出了更高的要求。据国家卫生计生委统计，2016年我国注册护士总数达350.7万，护士的专业素质和专业技术水平逐步提升，服务能力不断提高，在重大突发公共事件的医疗救治中发挥了重大作用。《全国护理事业发展规划(2016—2020年)》明确，到2020年全国注册护士总量将达到445万人，同时护理队伍面临着两大问题：人力资源短缺以及护理队伍的稳定性较低。在这样的情况下，壮大和稳定护士队伍，不仅在人员数量上增长，更要重视队伍质量建设，从身份管理变为岗位管理，建立完善科学的队伍管理机制，让"白衣天使"劳有所值。

此套书根据国家卫生计生委最新发布的各项标准和规定，结合改革的进展与成果，将护理专业各专科标准与国家卫生计生委标准相接轨，深入开展优质护理服务，推动临床护理服务模式改革及护士管理方式改革，是国内为数不多的全面细致讲述护理管理、科室管理的专业书籍，并且涵盖医院常见疾病护理常规、标准操作规程，为护理管理与操作提供可供参考的标准。同时，这套书可作为护理专业课教学参考书籍，有助于建立院校教育、毕业后教育和继续教育相互衔接的护理人才培养体系，强化临床实践教学环节，全面提高护理人才质量。

刘华平

2017年9月

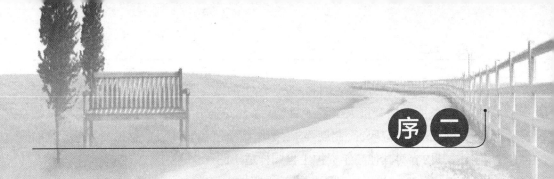

序二

2016年，全国卫生与健康大会顺利召开。习近平总书记在大会上强调，没有全民健康，就没有全面小康，要把人民健康放在优先发展的战略地位，加快推进健康中国建设，努力全方位、全周期保障人民健康。护理工作是推进健康中国建设、深化医药卫生体制改革的重要组成部分。近年来，特别是党的十八大以来，护理工作坚持以人民为中心，不断提高护理能力和服务水平，在协助诊疗、救治生命、促进健康、促进医患和谐等方面作出了不可替代的贡献。

新入职护士培训作为护士上岗前的第一道关口，其培训质量将直接影响到护士未来职业生涯的全过程，因此新入职护士培训是护理管理工作的重中之重。带着这样的使命，天津医科大学护理学院与天津市护理质控中心组织天津市高校教师、部分三级甲等医院护理专家，共同编写了新入职护士培训系列丛书。

随着人民群众就医需求逐渐提升，护理工作相关法律、法规逐步健全，护理工作将不断适应新时期的新要求，逐步向规范化、专业化、信息化发展。天津市各医疗机构认真落实国家卫生计生委优质护理服务相关要求，实施责任制整体护理工作模式和护士岗位管理方式，历经长期临床实践积累了一定护理工作方法与实践经验，并与护理学院携手致力于天津高等护理教育事业、临床护理专业发展。该系列丛书的编写融合了国内外权威参考书籍、高级别循证护理证据、医疗机构临床实践经验与专家共识，既是天津市护理教育、护理管理文化长期积淀的结晶，也是院校与临床紧密结合、协同发展的重要成果。

丛书包括《护理管理》《护理技术标准操作规程及流程》以及《内科常见疾病护理常规》《外科常见疾病护理常规》《妇儿科常见疾病护理常规》《中医科常见疾病护理常规》《五官科、皮肤科和精神科常见疾病护理常规》七个分册。在丛书编写过程中，正值《全国护理事业发展规划（2016—2020年）》《新入职护士培训大纲（试行）》等文件下发。丛书的编写紧密围绕"十三五"时期全国护士服务能力提升重大工程项目，从患者安全出发，对新入职护理需要掌握的标准规范、岗位职责、制度要求、操作流程、疾病常规、应急预案等进行全面阐述，其内容对其他高年资护士也同样适于阅读。

希望丛书的出版有利于加强新入职护士培养，为患者提供安全、专业、优质的护理服务；有利于医院建立长效的护士培训机制，培养一支人才梯队合理、综合能力达标的护理队伍；有利于提升医院科学护理管理水平、提高护理服务质量；有利于护理队伍在十三五新时期准确把握新形势，以深化医药卫生体制改革为契机实现新发展，让人民群众拥有更多"获得感"。

陈荣秀

2017 年 9 月

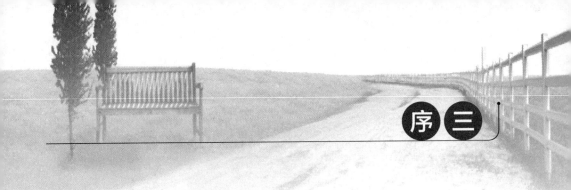

以南丁格尔的名义诠释人生

点燃一盏盏希望的烛火

她们手举爱的玫瑰与死亡握手

将芳香传递给苦难和疼痛的出口

……

这是世人对护士的完美诠释，也是对白衣天使的最高评价。

随着《中国护理事业发展规划纲要（2011—2015年）》的颁布实施，为促进护理学的健康发展，满足临床一线护士的专业需求，提高临床初级护士的专业水平，更好的为患者提供专业的照护，天津市护理质控中心和天津医科大学护理学院组织护理专业管理人员和技术人员，编写了此系列丛书，涵盖了医院护理管理和内、外、妇儿、中医、五官、精神科室常见疾病护理常规，以及单设一本护理标准化操作流程等内容。编写期间正值《全国护理事业发展规划（2016—2020年）》下发，在结合最新的国家政策和行业指南的基础上，更新完善了丛书内容，力争体现其科学性、前沿性、严谨性和实用性。

如今，护理专业是医学的重要分支，在医学专业中，护理学与临床医学同属于一级学科，其重要性和地位与日俱增。近些年来，护理学理论不断完善，形成与临床医学既有联系又有不同的学科体系。护理理论可以充实护理学的知识体系，并且指导科研和临床实践。护理学科的知识需要理论的发展以促进临床专业实践中科学和艺术的发展。希望此系列丛书不仅可以作为临床一线护理人员培训用书，也可作为护理学专业课教学的重要参考资料，使护理教育更贴近临床、更好地应用于临床。

感谢各位编者和读者同道们！

2017年9月

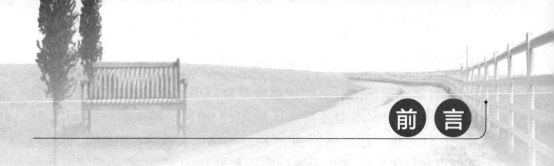

医院护理质量是医院生存之本,也是衡量护理管理水平的重要标志。随着医疗技术水平的迅速发展、医药卫生体制改革的深入推进、现代化信息技术的不断更新,未来护理管理在面临更多挑战的同时,其管理理念、管理方法、管理思路也将在临床实践中不断完善。

为了更加全面、深入和系统总结当前护理管理内涵,帮助新入职护士从宏观层面俯瞰护理工作全貌、了解护理工作整体运行架构、尽快适应新的工作环境和角色,天津市护理质控中心与天津医科大学护理学院合作完成了新入职护士培训系列丛书《护理管理》分册的编写。该书分三篇阐述了当前护理管理的内涵:第一篇涵盖护理人力资源管理、人员培训、质量管理、安全管理、感染管理、文件书写管理等结构面标准、规范与制度,从管理结构和体系层面让护理人员有初步的认识;第二篇以科室为单位,介绍门急诊、普通病房、不同专科病房、手术室、消毒供应中心等建筑布局、管理要求及管理制度,让护理人员了解不同护理工作领域涉及的不同内容及相关要求;第三篇从应急角度出发,介绍当发生医院内公共设施意外、患者发生意外、患者突发病情变化、治疗过程中患者出现意外以及与导管相关意外事件、职业防护事件时可采取的应急措施,指导年轻护士能够从容、正确处理可能发生的突发事件。

在本书的编写过程中,恰逢《全国护理事业发展规划(2016—2020年)》下发,国家卫生计生委医院管理研究所护理中心《护理敏感质量指标实用手册(2016版)》出版。结合"十三五"时期护理事业发展指导思想、基本原则及主要工作任务,编者更加注重国家政策对护理工作的方向性引导,也更加以"推动标准与质量落地、保障患者安全"为宗旨,将结构—过程—结果全面质量管理理念融入编写过程,并将敏感指标指引下的护理质量管理思路渗透在护理质量管理相关章节。另外,本书还将循证护理、护理科研纳入编写体系,让读者在工作过程中注意循证、护理科研与临床实践的有机结合,提高循证证据和科研成果在临床进行实践和转化的能力,推动护理专业的快速发展。

本书的编写人员来自于天津医科大学护理学院资深教师以及天津市三级甲等医疗机构护理部主任、科护士长等护理管理骨干。在本书的编写过程中,专家团队本着"高标准、严要求"的原则,以临床质量、安全和服务为落脚点,广泛查阅国内外循证依据以及专家共识,内容经过反复查证、修改和编辑,力争使本书内容兼顾前沿性、实用性、科学性和严谨性。在此对参与本书编写的护理专家、高校教师、医疗机构管理人员的辛勤付出表示诚挚的谢意。

希望本书的出版和推广,能有助于新入职护士全面了解护理管理的内容,对未来的职业生涯有清晰的认识、准确的定位和整体的规划。鉴于本书内容涵盖面比较广泛,不仅适用于新入职护士、院校护生等成长期护士,同时也适合不同职业生涯发展阶段的资深护士、教学老师以及护理管理人员阅读。

限于编者的能力和水平有限,本书内容难免存在疏漏和不足之处,恳请广大读者批评指正。

陈荣秀

2017 年 8 月

目 录

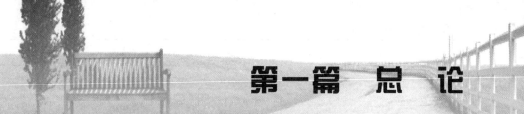

第一篇 总 论

第一章

医院护理组织管理

在医院的管理系统中,护理部是医院护理工作专业管理职能部门,它需要与医院行政、医务、医技、科教及后勤等部门相互配合共同完成医院的医疗、护理、预防、教学、科研等工作。因此要求护理部有完善的护理管理组织体系,实施垂直管理,达到职责明确、责权统一、监督有力,保证医院质量管理实现总体目标。

第一节 医院护理管理体系

二级和二级以上的医院应设护理部,实行院长(或副院长)领导下的护理部主任负责制。三级医院实行护理部主任—科护士长—护士长三级管理;二级医院实行总护士长—护士长二级管理。医院应当通过公开竞聘,选拔符合条件的护理人员从事各级护理管理工作。

三级护理管理组织结构:300 张病床以上有条件的三级医院设专职护理副院长,可兼任护理部主任,另设副主任 1~2 名,可设干事 1 名;500 张病床以上的三级医院设护理部主任 1 名,副主任 1~3 名,病区、门急诊、手术部根据工作任务及范围可设科护士长及护士长(图 1-1-1)。

二级护理管理组织结构:二级医院设总护士长 1 名,可设干事 1 名。病房、门急诊、手术部、消毒供应中心设护士长(图 1-1-2)。

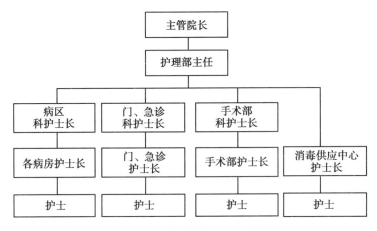

图 1-1-1　三级医院护理组织结构图

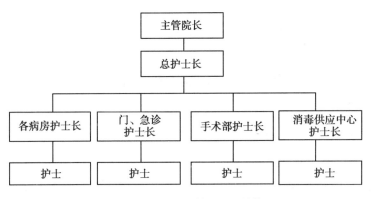

图 1-1-2　二级医院护理组织结构图

　　护理部根据护理活动的要求设置相关委员会,如护理质量持续改进委员会(即质量管理组,包括门急诊组、病房组、危重症组、手术部组、消毒供应中心组、专科护理小组等)、教学及继续医学教育委员会、安全管理委员会、科研委员会等(图 1-1-3)。各委员会要根据其工作特点制定职责范围、工作内容、工作程序以及考核标准等。

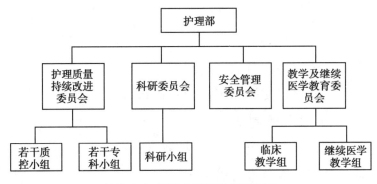

图 1-1-3　护理部管理组织运行图

（孙　玫）

第二节　护理部管理职能

护理管理职能是实现管理目标的重要保证,是通过护理管理者运用管理职能对管理对象施加影响和进行控制的过程。

一、计 划 职 能

计划是护理管理职能中最基本的职能,是管理的重要环节。计划能使决策具体化,使管理者在工作前有充分的准备。计划要通过科学的预测、权衡客观需要和主观可能,针对未来一段时间内要达到的目标和有待解决的问题去进行组织安排,制定实施方案,合理使用人力、财力、物力和时间,确保目标的完成和问题的解决。

二、组 织 职 能

组织是实施管理的手段,是为了实现目标,对人们的活动进行合理的分工和组合、合理的配备和使用资源。在管理中必须通过组织管理对管理中的各要素和人们在管理中的相互关系进行合理、有效地组织,才能保证计划的落实和目标的实现。组织工作主要有以下内容:

1. 按照目标要求合理地建立组织机构和人员配备。

2. 按照业务性质进行分工,确定各部门的职责范围。

3. 确定各级管理人员的职责和权力。

4. 为了保证目标实施和工作顺利进行,须制定有效的规章制度,包括考核、晋升、奖惩等制度。

5. 建立信息沟通渠道,及时反馈各部门的信息。

6. 对各级护理人员进行培训。

三、领 导 职 能

领导是一个对组织(或群体)内的部门或个人的行为施加影响,以引导实现组织目标的过程。领导的本质是处理人际关系,通过沟通联络等方式影响组织或群体中的每一个成员,促使大家统一认识,使他们自觉地和有信心地为实现组织目标而努力奋斗。领导者要为下属提供发挥自身潜能的机会,协调好组织成员的个人需要与组织效率之间的关系。

四、控 制 职 能

控制是对实现计划目标的各种活动及规定的标准进行检查、监督和调节。即发现偏差时及时采取有效的纠正措施,使工作按原定计划进行。各种活动是由各要素有机地组成并且有着极为复杂的内部联系和外部联系,尽管在制订计划时尽可能地做到全面、细致、周密的考虑,制定出切实可行的方案,但在管理过程中还会出现预料不到的情况,同时各种活动要素及其相互间也会存在一些事先预测不到的变异。因此,在计划实施的过程中,一旦发生偏差就需要通过控制职能进行调节,必要时可调整计划,确保目标的实现。控制的基本步骤如下:

1. 确定标准 标准是衡量成效的依据,是体现各项工作计划方案的预期效果和达标依据。

2. 衡量成效 将实际情况与预期目标相比较,通过检查获取大量信息,以了解计划执行的进度和目标实施过程中的偏差。

3. 纠正偏差 偏差是指实际工作状态与目标标准的离度。纠正偏差主要是对已经或可能发生的偏差及时采取纠正和防范措施,如调整计划、修改指标、更换人员或改变措施等方法,以保证目标的实现。

五、创 新 职 能

护理管理者的创新职能就是为达到护理学科进步的目的,适应外部环境和内部条件的发展而实现的管理活动。管理活动的创新则要求管理者首先具备观念上的超前意识和理论上的超前跨越,并辅以组织结构和管理体制上的改革创新,以保证整个组织采用新技术、新设备和新方法,最终达到技术进步、学科发展和管理效能提升。

（孙 玫）

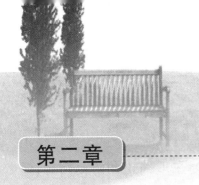

第二章

护理人员人力资源管理

在护理管理中,护理人力资源管理是护理管理工作的重点,是完成护理目标的关键。因此人力资源管理重要任务是根据医院发展总体目标,对护理人员的现状进行分析评估,有计划地对护理人力资源进行有效开发、合理配置、充分利用和科学管理,培养一支具有现代化护理专业水平及管理能力的专业队伍,使其发挥最大的专业价值,以满足日益提高的病人健康需求。

第一节 护理人员编配

一、人员编制

(一)护理人员编制的原则

1. 功能需要的原则 护理人员的编配应根据医疗改革的相关要求以及医院的性质、规模、功能、任务和发展趋势,科学地、合理地设置护理岗位,明确岗位职责和任职条件,以保证各项护理任务的顺利完成及护理质量的持续提高。护理人员配置应以满足医院功能及服务效率需要为原则,根据实际护理工作量、病人危重程度和疾病种类、护士能力等因素配备护理人员总数及不同层次人员的数量。如综合医院与专科医院因其功能不同,需要人员的编制也有各异,ICU、急诊护理任务繁重,需要护理人员的数量也相对增加。

2. 以人为本的原则　医学模式的转变及优质护理的实施,要求护理工作应为病人提供责任制整体护理,因此配置护理人员数量、结构等应以满足病人的护理需要为原则,体现"以病人为中心"的服务宗旨,结合医院的情况和护理工作的发展需要,科学地配置护理人员。

3. 能级对应的原则　指在护理人力资源管理中,要根据科室实际情况,依据护士临床护理服务能力、专业水平,结合工作年限、职称和学历等科学设置护理岗位。充分发挥不同层次护理人员作用,优化人力资源配置,体现对临床护士进行合理分工、分层管理、能级对应,以使不同岗位的护士数量和能力素质满足工作需要,如危重病人护理由年资高、专业能力强的高级责任护士负责,病情稳定的病人可由低年资护士负责。

4. 结构合理的原则　护理人员的编配不仅要根据工作性质、专业特点、教学及科研任务的需求考虑人员数量,还需考虑人员群体的结构比例。在编制结构中应体现不同资历(老、中、青)、不同职称(初级、中级、高级)、不同层级(N0、N1、N2、N3、N4)及学历结构符合要求的护士的合理编配,优化人才组合、充分发挥个人潜能,以达到提高工作效率的目的。

5. 动态调整的原则　责任制整体护理的实施、护理专业的发展、服务对象的变化以及医院功能的拓展,对护理人员编制、动态管理提出了新的要求,同时员工的继续医学教育、培训、生育及退休等都涉及人员的调整。医院应当制定护士人力紧急调配预案,建立机动护士人力资源库,及时补充临床护理岗位护士的缺失,确保突发事件以及特殊情况下临床护理人力的应急调配。

(二)护理人员编配

1.《全国护理事业发展规划(2016—2020年)》将"增加医院护士配置、充实基层护理力量、优化护士队伍结构"等作为重点任务,2016—2020年相关要求如下:

（1）全国三级综合医院、部分三级专科医院（肿瘤、儿童、妇产、心血管病专科医院）全院护士与实际开放床位比 0.8：1,病区护士与实际开放床位比 0.6：1。

（2）全国二级综合医院、部分二级专科医院（肿瘤、儿童、妇产、心血管病专科医院）全院护士与实际开放床位比 0.7：1,病区护士与实际开放床位比 0.5：1。

（3）护士队伍学历结构：三级医院中大专以上学历护士应当不低于 80%,二级医院中大专以上学历护士应当不低于 50%。

2. 《卫生部关于实施医院护士岗位管理指导意见》《医院评审标准实施细则(2011 年版)》等均从不同角度、不同层面对医院护理人员配置提出要求。

（1）临床护理人员(临床护理岗、护理管理岗)占护理人员总数≥95%。

（2）护理管理岗位人数占全院护理岗位的百分比不应超过 10%。

（3）ICU 护士与实际床位之比≥3：1。

（4）新生儿病房护士与床位比≥0.6：1。

（5）母婴同室病房护士与床位比≥0.6：1。

（6）CCU、新生儿监护室护士与床位比(1.5~1.8)：1。

（7）手术部护士与手术间之比 3：1。

（8）血液透析室 1 名护士负责 4~5 台透析机的操作。

（9）急诊观察室护士与床位比应当≥0.4：1,急诊抢救室护士与床位比≥1.5：1。

（10）医院应当依据服务规模、床位数量和床位使用率等因素,动态调整护士配置数量并落实护士编制,保证医疗护理质量。如床位使用率≥93%时,病房护士总数与实际床位比应达到 0.5：1;床位使用率≥96%,平均住院日小于 10 天时,病房护士总数与实际床位比应达到 0.6：1。

3. 各级护理管理部门应建立紧急护理人力资源调配的规定及

执行方案。护理部应根据护理工作需要对全院护士进行合理配置和调配，掌握全院护理岗位护士分布的情况。科护士长、病房护士长可以在科室、病房层面根据工作量合理调配护士。

（三）按实际工作需要配置人员数量

根据相关的人力配置要求，各级医院护理人力都应根据医院规模、专科特点、工作量等实际需要和发展要求，合理配置护理人员数量。近年来，护理管理者分别进行了计数法、工时测量法、负荷权重法、护理科研项目法、病人分类系统法、护理活动评分法等相关研究，为临床护理人力资源配置提供测量方法。

以总工作量为依据计算编制方法，即工时测定法，是目前医院最常用的一种测量方法。此方法是以医院各科室的实际工作量、护士工作效率、工作班次、出勤率为依据，在准确测量完成护理工作全过程所消耗的时间的基础上，考虑床位数量及床位使用率因素，运用公式计算，合理配置护理人力资源的方法，适用于住院部护理人员的配置测算。

二、护理人员排班

（一）排班原则

1. 护理排班应根据不同专科特点、以病人的护理需要为依据，合理安排人力；需要 24 小时持续性工作的临床护理岗位应当科学安排人员班次，保证护理工作的连续性，以利于医疗护理教学科研工作的顺利进行。

2. 护士排班兼顾临床需要和护士意愿，体现对病人的连续、全程、人性化护理。

3. 根据病人病情、护理难度及技术要求，对责任护士进行合理分工和搭配，护理工作量较大、危重病人较多时，应当增加护士的数量，体现能级对应，各尽其责，提高团队的工作效率。

4. 实施弹性排班，根据单位时间段内的护理工作量合理的安排人力,保证病人及时正确的治疗及护理,并能充分发挥个人效能。

5. 遇有突发事件和紧急情况,应随时对人员进行调整。医院应有护理人员的储备,以供紧急状态或特殊状态下调配使用。有条件的医院可以建立机动护士人力资源库,保证应急需要和调配。

6. 应常备机动人员供随机调整,以保证护理人员的健康、学习和休息,充分体现以人为本的管理原则,以利于调动护理人员工作积极性。

7. 排班必须依据劳动法、医院及护理部的政策和规定实施。通过合理的排班可保证人力配备适当,班次相对稳定并有一定弹性,有利于随时调整,保证工作质量并达到公平公正人力运作的最佳效果。

(二)排班方法

根据医院的类型和科室的不同任务,排班方法可有不同,只要符合上述原则并得到本单位护理管理者及护理人员的认可即可执行,在此仅举例说明。

1. 集中式排班方法,有三班制和两班制。

(1)三班制:将 24 小时分为 3 个时段,即早、中、晚三个班次,三个班次做到相互衔接,保证护理工作的连续性。白班可按各岗位(如办公室护士、责任护士等)分工。

(2)两班制:将 24 小时分为 2 个时段即白班和夜班,便于护理人员集中工作时间,减少路途往返。一般适用于病种单一、病人病情较轻的病房。

2. 弹性值班排班方法,即根据病房单位时间工作量的不同合理安排人力。如晨晚间护理内容较多,可增添人员,以保证各班任务的完成,利于提高效率及质量。

3. 特殊科室(如急诊、采血室、ICU、手术部、产房等)均可根据其工作特点合理安排班次。

(孙 玫)

第二节　护士岗位管理

医院应当实行护理岗位管理,按照科学管理、按需设岗、保障病人安全和临床护理质量的原则,合理设置护理岗位,明确岗位职责、任职条件,健全管理制度,提高管理效率。

一、护理岗位设置

《卫生部关于实施医院护士岗位管理的指导意见》中对改革护士管理方式、护理岗位设置等方面提出了明确的要求。

（一）护理岗位设置的原则

1. 以改革护理服务模式为基础　实行"以病人为中心"的责任制整体护理工作模式,在责任护士全面履行专业照顾、病情观察、治疗处置、心理护理、健康教育和康复指导等职责的基础上,开展岗位管理相关工作。

2. 以建立岗位管理制度为核心　医院根据功能任务、规模和服务量,将护士从按身份管理逐步转变为按岗位管理,科学设置护理岗位,实行按需设岗、按岗聘用、竞聘上岗,逐步建立激励性的用人机制。通过实施岗位管理,实现同工同酬、多劳多得、优绩优酬。

3. 以促进护士队伍健康发展为目标　遵循公平、公正、公开的原则,建立和完善护理岗位管理制度,稳定临床一线护士队伍,使医院护士得到充分的待遇保障、晋升空间、培训支持和职业发展,促进护士队伍健康发展。

4. 建立合理的岗位系列框架　运用科学的方法,收集、分析、整合工作岗位相关信息,对岗位的职责、权力、隶属关系、任职资质等做出书面规定并形成正式文件,制订出合格的岗位说明书。

（二）护理岗位的设置

医院护理岗位设置分为护理管理岗位、临床护理岗位和其他护理岗位。

1. 护理管理岗位 护理管理岗位是从事医院护理管理工作的岗位,包括护理部主任、副主任、科护士长、护士长和护理部干事。护理管理岗位的人员配置应当具有临床护理岗位的工作经验,具备护理管理的知识和能力。医院应当通过公开竞聘,选拔符合条件的护理人员从事护理管理岗位工作。

2. 临床护理岗位 是护士为病人提供直接护理服务的岗位,主要包括病房(含重症监护病房)、门诊、急诊科、手术部、产房、血液透析室、导管室、腔镜检查室、放射检查室、放射治疗室、医院体检中心等岗位。临床护理岗位含专科护士岗位和护理教学岗位。重症监护、急诊急救、手术部、血液净化等对专科护理技能要求较高的临床护理岗位宜设专科护士岗位。承担临床护理教学任务的医院,应设置临床护理教学岗位。教学老师应具备本科及以上学历、本专科5年及以上护理经验、主管护师及以上职称,经过教学岗位培训。

3. 其他护理岗位 是护士为病人提供非直接护理服务的岗位,主要包括消毒供应中心、医院感染管理部门、病案室等间接服务于病人的岗位。

(三)护士分层级管理

医院应当根据护士的临床护理服务能力和专业技术水平为主要指标,结合工作年限、职称和学历等,对护士进行合理分层。临床护理岗位的分级包括 N0~N4,各层级护士按相应职责实施临床护理工作,并体现能级对应。

1. 医院层面依据护士学历、年资、岗位分类、工作职责、任职条件、技术职称和专业能力等综合因素,确定层级划分标准及准入条件(表 1-2-1)。

2. 科室层面根据病人病情、护理难度和技术要求等要素,对责任护士进行合理分工、科学配置及分层级管理。N1~N4 级护士比例原

表 1-2-1　临床护理岗位分级管理原则

层级	资质要求	临床能力	晋级条件	专业能力培训重点
N0级	临床工作未满一年的护士	1. 能在上级护士的指导下完成较轻病人的临床护理工作 2. 能在上级护士的指导下正确安全地执行基础护理操作规范 3. 掌握各项护理工作制度及岗位职责	1. 取得护士注册执业证书 2. 理论、操作考试均≥80分 3. 临床实践能力达到优良 4. 综合评价合格 5. 完成 N1 临床专业培训，考核合格 6. 每年完成 90 学时院内培训	1. 常见疾病诊疗、病情观察及护理 2. 临床常用护理技术 3. 常用药物的相关知识 4. 临床常用检验项目正常值及临床意义 5. 应急预案 6. 护理文件书写规范
N1 级（初级责任护士）	临床工作满一年以上，考试合格的注册护士	1. 能独立完成较轻病人的临床护理工作，能参与重症病人的护理 2. 能正确、安全、熟练地执行基础护理技术操作 3. 经上级护士的指导，能够执行本科室常见专科护理及技术操作 4. 能按照责任制整体护理的模式实施临床护理，具备与患者良好的沟通能力	1. 在护士执业注册有效期内 2. 理论、操作考试均≥80分 3. 临床实践能力达到优良 4. 综合评价合格 5. 完成 N2 临床专业培训，考核合格 6. 每月完成一例个案报告，每年完成 90 学时院内或院外培训	1. 临床专科护理和技能 2. 重症病人护理 3. 临床个案分析 4. 护理质量标准 5. 不良事件的报告、教育和培训

续表

层级	资质要求	临床能力	晋级条件	专业能力培训重点
N2级 (初级责任护士)	专科及以上学历,N1岗位工作满2年以上的护师;专科学历,综合能力较强的N1岗位工作满1年以上的护士	1. 具有承担较重病人护理的能力,能参与危重病人的抢救 2. 能正确执行本科室专科护理及技术操作 3. 具有对低年资护士进行工作指导能力并参与带教	1. 在护士执业注册有效期内 2. 理论、操作考试均≥80分 3. 临床实践能力达到优良 4. 综合评价合格 5. 完成N3临床专业培训,考核合格 6. 每月完成一例重症院外培训;护士每年完成60学时院内或院外培训,继教学分达到20分	1. 危重症病人的诊疗及护理 2. 护理质量管理及质量持续改进 3. 护理教学能力的培训
N3级 (高级责任护士)	N2岗位满2年的主管护师;综合能力较强的N2岗位工作满3年以上的护师	1. 具有承担重症病人护理的能力 2. 能够组织、实施危重症抢救、护理查房、疑难病例讨论及护理教学 3. 能承担本科内高风险、高难度护理及技术 4. 能参与护理科研及病房管理	1. 在护士执业注册有效期内 2. 理论、操作考试均≥80分 3. 临床实践能力达到优良 4. 综合评价合格 5. 完成N4临床专业培训,考核合格 6. 每月指导下级护士完成3例个案或重症护理报告 7. 主管以上技术职称每年完成60学时院内或院外培训,继教学分达25学分(I类学分15分,II类学分10分) 8. 专业期刊发表文章1~2篇	1. 特殊专科护理 2. 护理管理能力 3. 护理科研能力

续表

层级	资质要求	临床能力	晋级条件	专业能力培训重点
N4 级（专科护士）	副主任护师职称，N3 护理岗位满 3 年；获得专科护士资格证书，N3 级护理岗位工作满 3 年的主管护师	1. 具备危重病人护理及全院专科会诊的能力 2. 具有独立、准确评估、判断、处理本专业疑难、复杂护理问题的能力 3. 运用循证护理及专业知识修订并完善技术内涵、技术流程，不断提高专业技术水平 4. 能掌握本专业新技术、新业务的进展，具有较强的讲课能力 5. 具有科研教学能力，能够运用科学的管理方法指导病房质量持续改进	1. 在护士执业注册有效期内 2. 临床实践能力达到优秀 3. 综合评价合格 4. 承担及指导 1~2 个院级以上课题 5. 每年完成 60 学时院内或院外培训，继教学分达 25 学分（Ⅰ 类学分 15 分，Ⅱ 类学分 10 分） 6. 专业期刊发表文章≥3 篇	1. 护理管理能力 2. 专业发展能力

注明：专业能力培训重点是指各层级护士在承担相应级别护理工作期间，应接受该层级护士的专业能力培训，以便在该层级期满以后顺利晋升到高一层级。如 N0 护士准备晋升 N1 时，应具备 N1 护士的资质要求及临床能力，符合晋级条件，并接受 N1 级别标准的专业能力培训考核合格，方能晋升为 N1 级护士

则为 4 : 3 : 2 : 1,在临床工作中可根据医院及科室的实际情况酌情调整。

3. 护理部建立考核指标,对各层级护士进行综合考评及评定,以日常工作情况及临床护理实践能力为主要考评因素,并与考核结果相结合,真正做到多劳多得、优绩优酬,护士薪酬向临床一线风险高、工作量大、技术性强的岗位倾斜,实现绩效考核的公开、公平、公正。

二、岗 位 职 责

(一) 护理管理岗位职责

1. 护理部主任职责

(1)在院长及主管副院长的领导下,负责医院护理行政、护理质量及安全、护理教学、护理科研等管理工作。

(2)严格执行有关医疗护理的法律、法规及安全防范等制度。

(3)制订护理部的远期规划和近期计划并组织实施,定期检查总结。

(4)负责全院护理人员的调配,向主管副院长及人事部门提出聘用、奖惩、任免、晋升意见。

(5)教育各级护理人员培养良好的职业道德和业务素质,树立明确的服务理念,敬业爱岗,无私奉献。

(6)加强护理科学管理。以目标为导向,以循证为支持,以数据为依据。建立护理质量评价指标,不断完善结构-过程-结果质量评价体系。

(7)建立护士培训机制,提升专业素质能力。建立"以需求为导向,以岗位胜任力为核心"的护士培训制度。制定各级护理人员的培训目标和培训计划,采取多渠道、多种形式的业务技术培训及定期进行业务技术考核。

(8)负责护生、进修护士的教学工作,创造良好的教学条件和实习环境,督促教学计划的落实,确保护理持续质量改进。

（9）组织制订护理常规、技术操作规程、护理质量考核标准及各级护理人员的岗位职责。积极开展护理科研和技术革新，引进新业务、新技术。

（10）主持护理质量管理组的工作，使用现代质量管理工具、按照PDCA程序，做好日常质量监管。

（11）深入临床，督导护理工作，完善追踪管理机制，做到持续监测、持续分析、持续改进。

（12）定期召开护士长会议，部署全院护理工作。定期总结分析护理不良事件，提出改进措施，确保护理持续质量改进。

（13）定期进行护理查房，组织护理会诊及疑难疾病讨论，不断提高护理业务水平及护理管理质量。

（14）制定护理突发事件的应急预案并组织实施。

2. 护理部副主任职责

（1）在护理部主任的领导下，负责所分管的工作，定期向主任汇报。

（2）主任外出期间代理主任主持日常护理工作。

3. 科护士长职责

（1）在护理部、科主任领导下全面负责所属科室的临床护理、教学、科研及在职教育的管理工作。

（2）根据护理部工作计划制定本科室的护理工作计划，按期督促检查、组织实施并总结。

（3）负责督促本科各病房认真执行各项规章制度、护理技术操作规程。

（4）负责督促检查本科各病房护理工作质量，加强护理质量评价指标监测，利用管理工具对问题进行根本原因分析，制定对策，达到持续质量改善的效果。

（5）有计划地组织科内护理查房，疑难病例讨论、会诊等。解决本科护理业务上的疑难问题，指导临床护理工作。

（6）有计划地组织安排全科业务学习。负责全科护士培训和在职教育工作。

（7）负责组织并指导本科护士护理科研、护理改革等工作。

（8）对科内发生的护理不良事件按要求及时上报护理部，并进行根本原因分析、制定改进对策，做好记录。

4. 护士长职责

（1）门诊部护士长职责

1）在护理部、门诊部或科护士长领导下，负责门诊部及其管辖各科室的护理行政及业务管理。督促检查护理人员及保洁人员的岗位责任制完成情况。

2）负责制订门诊护理质量控制标准，督促检查护理人员严格执行各项规章制度和操作技术标准规程，认真执行各项护理常规。

3）根据医院和护理部总体目标，制定本部门的护理工作目标、工作计划并组织落实，定期总结。

4）负责护理人员的分工、排班及调配工作。负责组织护士做好候诊服务。

5）组织专科业务培训和新技术的学习，不断提高门诊护理人员的业务技术水平。

6）负责对新上岗医师、护士和实习生，进修人员介绍门诊工作情况及各项规章制度，负责实习、进修护士的教学工作。

7）落实优质护理措施，持续改进服务质量。

8）负责督促检查抢救用物、麻精药品和仪器管理工作。

9）负责计划、组织候诊病人健康教育和季节性疾病预防宣传。

10）严格执行传染病的预检分诊和报告制度，可疑传染病病人应及时采取隔离措施，防止医院感染。

11）制定门诊突发事件的应急预案，定期组织急救技能的培训及演练，保证安全救治。

12）加强医护、后勤及辅助科室的沟通，不断改进工作。

13）建立不良事件应急预案，加强不良事件的上报管理，并落实改进对策。

（2）急诊科护士长职责

1）在护理部主任和科主任领导下，负责急诊科护理行政管理及护理部业务技术管理工作。

2）制定和修订急诊护理质量控制标准，督促检查护理人员严格执行各项规章制度和操作技术标准规程，认真执行各项护理常规。组织实施计划，定期评价效果，持续改进急诊科护理工作质量。

3）根据医院和护理部总体目标，制定本部门的护理工作目标、工作计划并组织落实，定期总结。

4）负责急诊科护理人员的分工和排班工作。

5）督促护理人员严格执行各项规章制度和操作技术规范，加强业务训练，提高护士急救的基本理论和基本技能水平。复杂的技术要亲自执行或指导护士操作，防止发生不良事件。

6）负责急诊科护士的业务训练和绩效考核，提出考核、晋升奖惩和培养使用意见。组织开展新业务、新技术及护理科研。

7）负责护生的临床见习、实习和护士进修的教学工作，并指定有经验、有教学能力的护师或护师职称以上的人员担任带教工作。

8）负责各类物资的管理。如药品、仪器、设备、医疗器材、被服和办公用品等，分别指定专人负责请领、保管、保养和定期检查。

9）组织护士准备各种急救药品、器械，定量、定点、定位放置，并定期检查及时补充，保持急救器材物品完好率在100%。

10）加强护理质量评价指标监测及数据的分析、评价，建立反馈机制，达到持续改善的效果。

11）建立、完善和落实急诊"绿色通道"的各项规定和就诊流程，组织安排、督促检查护理人员配合医师完成急诊抢救任务。巡视观察病人，按医嘱进行治疗护理，并做好各种记录和交接班工作。

12）加强护理质量管理，及时完成疫情统计报告，检查监督消毒隔离，保证室内清洁、整齐、安静，防止医院感染。

13）建立不良事件应急预案，加强不良事件的上报管理，并落实改进对策。

（3）病房护士长职责

1）在护理部主任及科主任的领导下，负责病房的护理行政及业务管理。

2）根据医院和护理部的工作目标，确定本部门的护理工作目标、计划并组织实施，定期总结。

3）科学分工，合理安排人力，督促检查各岗位工作完成情况。

4）随同科主任查房，参加科内会诊、大手术和新开展手术的术前讨论及疑难病例的讨论。

5）认真落实各项规章制度和技术操作规程，加强医护合作，严防不良事件的发生。

6）参加并指导危重、大手术病人的抢救工作，组织护理查房、护理会诊及疑难护理病例讨论。

7）组织护理人员的业务学习及技术训练，引进新业务、新技术，开展护理科研。组织并督促护士完成继续医学教育计划。

8）加强护理质量评价指标监测及数据的分析、评价，建立反馈机制，达到持续改善的效果。

9）经常对护理人员进行职业道德教育，不断提高护理人员的职业素质和服务质量。

10）组织安排护生和进修护士的临床实习，督促教学老师按照教学大纲制定教学计划并定期检查落实。

11）负责各类物品、药品的管理，做到计划领取。在保证抢救工作的前提下，做到合理使用，避免浪费。

12）各种仪器、抢救设备做到定期测试和维修，保证性能良好，便于应急使用。

13)保持病室环境,落实消毒隔离制度,防止医院感染。

14)制定病房突发事件的应急预案并组织实施。

15)协调沟通医护患、后勤及辅助科室的关系,经常听取意见,不断改进工作。

16)建立不良事件应急预案,加强不良事件的上报管理,并落实改进对策。

(4)夜班总护士长职责

1)在护理部领导下,负责夜间全院护理工作的组织指导。

2)掌握全院危重、新入院、手术病人的病情、治疗及护理情况,解决夜间护理工作中的疑难问题。

3)检查夜间各病房护理工作,如环境的安静、安全,抢救物品及药品的准备,陪伴及作息制度的执行情况,值班护士的仪表、服务态度。

4)协助领导组织并参加夜间院内抢救工作。

5)负责解决临时缺勤的护理人员调配工作,协调科室间的关系。

6)督促检查护理人员岗位责任制落实情况。

7)督促检查护理人员认真执行操作规程。

8)书写交班报告,并上交护理部,重点问题还应做口头交班。

(二) 护理人员技术职称及职责

1. 主任/副主任护师职责

(1)在护理部主任或护士长的领导下,负责本专科护理、教学、科研等工作。

(2)指导制定本科疑难病人的护理计划,参加疑难病例讨论、护理会诊及危重病人抢救。

(3)经常了解国内、外护理发展新动态,及时传授新知识、新理论,引进新技术,以提高专科护理水平。

(4)组织护理查房,运用循证护理解决临床护理中的疑难问题。

(5)承担高等院校的护理授课及临床教学任务。

（6）参与编写教材,组织主管护师拟定教学计划。

（7）协助护理部主任培养教学、科研高级护理人才,组织开展新业务,参与护理查房。

（8）协助护理部主任对各级护理人员进行业务培训及考核。

（9）参与护理严重事故鉴定会,并提出鉴定意见。

（10）制定科研计划并组织实施,带领本科护理人员不断总结临床护理工作经验,撰写科研论文和译文。

（11）参与护理人员的业务、技术考核,审核、评审科研论文及科研课题,参与科研成果鉴定。

（12）参与护理技术职称的评定工作。

2. 主管护师职责

（1）在本科护士长的领导及主任(副主任)护师的指导下,参与临床护理、教学、科研工作。

（2）完成护士长安排的各岗及各项工作。

（3）参与复杂、较新的技术操作及危重病人抢救。

（4）指导护师(护士)实施整体护理,制订危重、疑难病人的护理计划及正确书写护理记录。

（5）参加科主任查房,及时沟通治疗、护理情况。

（6）协助组织护理查房、护理会诊及疑难病例讨论,解决临床护理中的疑难问题。

（7）承担护生、进修护士的临床教学任务,制订教学计划,组织教学查房。

（8）承担护生的授课任务,指导护士及护生运用护理程序实施整体护理,做好健康教育。

（9）参与临床护理科研,不断总结临床护理经验,撰写护理论文。

（10）协助护士长对护师及护士进行业务培训和考核。

（11）学习新知识及先进护理技术,不断提高护理技术及专科水平。

3. 护师职责

（1）在病房护士长的领导及主任护师、主管护师的指导下，进行临床护理及护理带教工作。

（2）参加病房临床护理实践，完成本岗任务，指导护士按照操作规程进行护理技术操作。

（3）运用护理程序实施整体护理，制订护理计划，做好健康教育。

（4）参与危重病人的抢救与护理，参加护理查房，协助解决临床护理问题。

（5）指导护生及进修护士的临床实践，参与临床讲课及教学查房。

（6）学习新知识及先进护理技术，不断提高护理业务技术水平。

（7）参加护理科研，总结临床护理经验，撰写护理论文。

4. 护士职责

（1）在护士长的领导和上级护师的指导下进行工作。

（2）认真履行各岗职责，准确、及时地完成各项护理工作。

（3）严格遵守各项规章制度，认真执行各项护理常规及技术操作规程。

（4）在护师指导下运用护理程序实施整体护理及健康教育并写好护理记录。

（5）参与部分临床带教工作。

（6）学习新知识及先进护理技术，不断提高护理技术水平。

三、绩效考核

绩效考核是人力资源管理中的重要环节，是指按照一定标准，采用科学方法评定各级护理人员对其岗位职责履行的情况，以确定其工作业绩的一种有效管理方法，其考核结果可作为续聘、晋升、分配、奖惩的主要依据。建立科学的绩效评价体系是开展绩效管理的前提与基础,根据不同护理岗位的特点,使绩效考核结合护士护理病人的数量、质量、技术难度和病人满意度等要素,以充分调动广大护士提高工作水平的主动性和积极性。

（一）绩效考核重点环节

绩效考核的目的不是考核护士,而是通过"评估"与"反馈"提升护士工作表现,拓宽职业生涯发展空间。绩效考核包括三个重点环节:

1. 工作内容和目标设定　护士长与护士就工作职责、岗位描述、工作标准等达成一致。

2. 绩效评估　护士的实际绩效与设定标准（目标）比较、评分过程。

3. 提供反馈信息　需要一个或多个信息反馈,与护士共同讨论工作表现,必要时共同制订改进计划。

（二）绩效考核步骤

绩效考核是一个动态循环的过程,是绩效管理中的一个环节。绩效考核的步骤包括:①绩效制度规划:包括明确绩效评估目标、构建具体评估指标、制定绩效评估标准、决定绩效评估方式;②绩效的执行:资料的收集与分析;③绩效考核与评价;④建立绩效检讨奖惩制度;⑤绩效更新修订与完善。

（三）绩效考核内容

绩效考核的内容包括德、能、勤、绩四个方面。

1. 德　即政治素质、思想品德、工作作风、职业道德等。

（1）事业心:具有强烈的事业心及进取精神,爱岗敬业、为人师表,模范地遵守各项规章制度,认真履行职责。

（2）职业道德:具有良好的职业道德,热心为病人服务,能认真履行医德、医风等各项规定。

（3）团结协作:能团结同志并能协调科室间、部门间、医护间的工作关系。

2. 能　即具备本职工作要求的知识技能和处理实际工作的能力。

(1)专业水平:精通本专业的护理理论,了解本专业国内护理现状和发展动态,有较强的解决实际问题能力和组织管理能力。

(2)专业技能:熟练掌握本岗技能,具有解决疑难问题的能力,并能指导护士的技术操作。

(3)科研能力:科研意识强,能独立承担科研课题的立项任务,开展或引进护理新技术、新业务。

(4)教学能力:具有带教或授课能力能胜任院内、外授课任务,及指导培养下级护士的能力。

3. 勤　工作态度、岗位职责完成情况、出勤及劳动纪律等。

4. 绩　工作效率、效益以及成果、奖励及贡献等。绩能综合体现德、能、勤三方面,应以考绩为主。

(四) 绩效考核类型

绩效考核不仅局限于管理者对下属绩效的评价,还应采取多种考核方式,以取得良好的评价效果。

1. 按层次分类,有以下五种:

(1)上级考核:较理想的上级考核方式是每位护理人员由上一级管理人员来考核其表现,即逐级考核。这种方式便于评价护理人员的整体表现,反映评价的真实性和准确性。

(2)同级评价:同级的评价是最可靠的评价资料来源之一,因为同级间工作接触密切,对每个人的绩效彼此间能全面地了解。通过同级评价可以增加护理人员之间的信任,提高交流技能,增加责任感。这种方式考评结果比较可信。

(3)下级评价:对管理者的评价可以直接由下级提供管理者的行为信息。为避免护理人员在评议上级时所产生的顾虑,可采取不记名的形式进行"民意测验",其结果比较客观、准确。

(4)自我评价:自我评价法是护理人员及管理人员根据医院或科

室的要求定期对自己工作的各方面进行评价。这种方式有利于他们自觉提高自己的品德素质、临床业务水平和管理能力、增强工作的责任感。其结果还可用来作为上级对下级评价的参考,从而减少被考评者的不信任感。

(5)全方位评价:全方位评价是目前较常采用的一种评价方法,这种方法提供的绩效反馈资料比较全面。评价者可以是护理人员在日常工作中接触的所有人,如上级、下级、同事、病人、家属等,但实施起来比较困难。

2. 按时间分类法,有以下两种:

(1)日常考核:护理人员个人和所在部门或科室均应建立日常考核手册。个人手册应随时记录个人业绩,包括业务活动、护理缺陷等情况。科室或部门应建立护理人员绩效考核手册,随时对员工的表现、护理质量、护理缺陷、突出的业绩予以记录。

(2)定期考核:定期考核为阶段性考核,可以按周、月、半年、年终等阶段进行考核,便于全面了解员工情况,激励员工的积极性。

(五)绩效考核方法

1. 表格评定法　表格评定法是绩效考核中最常见的一种方法。此方法是把一系列的绩效因素罗列出来,如工作质量、业务能力、团结协作、出勤率、护理不良事件等制成表格,最后可用优、良、中、差来表示。此方法利于操作,便于分析和比较。

2. 评分法　将考核内容按德、能、勤、绩的具体标准规定分值,以分值的多少计算考核结果。

3. 评语法　评语法是一种传统的考绩方法。指管理者对护理人员的工作效绩用文字表达出来,其内容、形式不拘一格,便捷易行。但由于纯定性的评语难免带有评价者的主观印象,因此难以做到准确评价和对比分析。

4. 专家评定法　专家评定法即外请专家与本单位的护理管理

者共同考评,采用此方法护理专家既能检查、指导工作,又可交流工作经验且比较公正、专业。

(六)绩效考评反馈

绩效考评反馈是绩效考评的一种非常重要的环节,它的主要任务是让被考评者了解、认可考评结果,客观地认识自己的不足,以改进工作,提高护理质量。

1. 书面反馈　即对考核结果归纳、分析,以书面报告或表格的形式反馈给科室或当事人。

2. 沟通反馈　即当面反馈,开始先对被评考人的工作成绩进行肯定,然后提出一些不足、改进意见及必要的鼓励。

(孙 玫)

第三节　护理人员职业素质

随着医学科学的迅速发展,护理工作内容和范畴的不断更新和扩大。护士在工作中必须具有良好的职业道德素养、全面的医学理论知识、娴熟的护理技术和良好的沟通协调能力,并在职业过程中不断提升自身综合素质,才能为病人提供高效、优质的护理服务,保证护理工作的健康可持续发展。

一、护士应具备的素质及能力

(一)职业道德素质

护理工作高尚而平凡,护士职业道德的核心是"利他"和"助人",护理人员要端正从业动机,具有高尚道德和高度责任心,严守工作岗位,自觉自愿竭尽全力地去为病人解除痛苦。在这种情感的支配下,护士才能够设身处地为病人着想,急病人之所急,想病人之所想,使热爱护理工作的愿望更具有稳定性、专一性和持久性。

（二）严谨的慎独精神

"慎独"精神是指护士在无人监督的情况下,仍能坚持医德理念,自觉地履行职责,严格执行操作规程,严格要求自己,对病人尽职尽责,杜绝医疗差错事故的发生。"慎独"精神主要取决于护士自身的修养,严谨的慎独精神是保障护士执业安全的基础,也是护士执业必须具备的条件。

（三）文化仪表素质

护士应当学习礼仪常识,使自己的言行举止、着装更得体、更有气质,提升自身形象。在工作中除了精通护理专业知识外,还要多学习一些语言学、哲学、社会公共关系学、人文医学等知识,丰富自己的知识内涵,提高自身文化修养,以应对各种问题和挑战。

（四）良好的心理素质

基于护理服务对象的特殊性和职业生活的特殊性,护士必须具备良好的心理素质。首先要有一个良好的精神面貌和健康的心理素质,有坚强的意志,坚持正确的行为准则,以高尚的人格忠实地维护病人的利益。其次在工作中还要不断优化自己的性格,给病人以温馨和信任。例如在抢救工作中,常常会遇到危重病人,这时候护士必须沉着冷静,保持头脑清醒,才能快速准确地实施抢救方案和护理措施。

（五）专业技术素质

专业技术素质包括扎实的专业理论知识和娴熟的护理操作技能。理论知识包括掌握各种常见病的症状、体征和护理要点,能及时准确地制定护理计划,实施护理措施。熟练的护理操作技术除了常见的医疗护理技术外,还要求护士精通现岗的专科护理技术,能稳、快、准、好地完成各项护理工作。另外,护士还应掌握急救技术和设备的使用,熟悉急救药品的应用,能熟练地配合医师完成急危重症病人的抢救。

（六）较强的法律意识

《医疗事故处理条例》实施、《护士条例》颁布，对医疗护理工作提出了更高的标准。在临床工作中，护士应掌握行业相关法律法规、规章制度，做到依法执业，规范自身的行为，降低职业风险，保障自身权益。因护理文书具有一定的法律效力，护理工作者应具有良好的书写和表达能力，规范书写，做到真实、及时、完整、准确、客观记录。

（七）批判性思维能力

由于长期生物医学模式的影响，护士在传统的护理模式中，更多的是"照顾者"和"医师助手"的角色，主动发现问题、分析问题、解决问题能力不足。在护理实践中，护士必须具备独立思考与解决问题的能力，运用批判性思维，把身心护理与健康教育运用于整个护理过程中，为病人提供高质量的护理。管理人员可以通过反思日记法、实践反思讨论法、护理程序、开展个案病例讨论和以问题为中心的学习，锻炼护士的批判性思维能力。

（八）敏锐的观察力和快速应急能力

护士要具备敏锐的观察力，在观察病情时，要做到目的明确，边观察边思考，透过现象抓住本质，及时总结不断提高。护士对病人可能出现的问题要有预见性，并做出快速准确的反应。尤其遇到危重病人抢救时，要做到沉着冷静、有条不紊、忙而不乱，为病人赢得最佳的抢救时机。

（九）良好的沟通协调能力

护士只有与病人良好交流沟通，才能获得更多有关病人病情的信息，了解病人的需要，及时解决病人的问题。护理工作涉及面广，繁杂多样，连续性、服务性强。因此，学会周密计划、疏通协调的工作方法是保证工作质量、提高工作效率的必要条件。

（十）创新科研和循证能力

科学研究对护理事业的发展至关重要，护士要在自己的工作岗位上不断积累经验,形成科研思路,进而将科研成果转化为临床实践。近年来,随着循证医学的发展,用循证依据支持临床、指导临床并带动临床证据转换的理念越来越被临床所接受,护士也需要不断学习和跟进,充实自己所在学科的循证知识,推动循证护理在临床工作的实践与应用。

二、新护士从接受教育到临床实践的角色转换

护理教育和护理实践是护理学科的两个重要组成部分,也是每一个护士成长历程中必须经历的两个阶段。新护士由学生到护士的角色转换,在其一生经历中占有十分重要的位置。新护士角色转换的成功与否直接影响着事业的成功与失败,如不能及时进行角色转换,在工作中会遇到诸多困难,甚至会影响自己的成长与发展。

(一) 从教育到实践承担的不同角色

在护理教育中,护生是接受教育的对象,更多的是处于被关心的地位。而在护理实践中,护士变成了病人的保护者,担当着促进病人健康、减轻痛苦、预防疾病的重任,由一个被关心者变成了关心者。角色发生了转变,对护士提出了不同的要求。面对不同的社会文化背景和素质,不同生理、心理、社会、文化等各方面的健康需求的病人,新护士若不能尽快从一个学生角色转变到一个健康保护者,则很难完成临床护理工作。护理院校毕业生只有正确认识自己,才能把握自己,才能找准发挥自己才能的最佳位置。

(二) 从接受教育到实践须经历的过程

新护士从毕业生到完全进入护士角色不是一蹴而就的,通常需要经历四个阶段:

1. 幻想期　刚从院校毕业的学生往往把未来生活理想化,对角色的期望值过高。他们满怀理想和抱负,渴望在实际工作中,一展所学。表现出工作热情高,喜欢表现自己,希望得到病人与同行的赞扬,自我感觉良好。

2. 冲突期 这是角色转变的关键时期。由于大学毕业生角色转换过程中自身的知识储备与社会需求之间的不同程度错位等原因,现实生活中的许多社会现象,很容易引起新护士的困惑,容易产生一种失落感,在工作中受到挫折后,主要表现为情绪不稳定,厌倦工作,有时会怀疑自己的职业选择是否正确。

3. 恢复期 在经历了冲突期以后,新护士通过自身的努力、调节,心理状态得到平衡,逐渐地对护士角色有了比较清晰的认识,对自己的职业和工作有所体会,逐步恢复自信心,对工作上的压力和困难有了一定的思想准备,获得承担护士角色的认可,表现出护士必需的社会品质和才能。

4. 解决期 通过一定临床工作经验的积累、社会经验的丰富和业务水平的提高,护士对护理工作兴趣逐渐增加,本能地或积极地从精神上和行为上完全地投入护士角色。

三、新护士快速进入角色的有效途径

(一)积极参与岗前培训,尽快融入角色

有目标、有计划、有针对性的入职教育和岗前培训不仅有利于新护士尽快适应医院环境、熟悉工作流程及岗位职责,规范巩固基础知识及操作技能,还能提高其法律意识及护理安全的认知水平。医院护理管理部门应当结合新护士特点及医院发展要求,执行详细的培训计划。新护士应高度重视医院为其设计的岗前培训,并最大限度地掌握所培训的知识和技能,才能在初入临床,面对繁杂的工作及病情复杂多变的病人时应对自如,避免护理不良事件的发生,尽快融入角色。新入职护士培训要求详见第一篇第三章第一节"新入职护士培训"内容。

(二)制定利于个人成长的职业规划

职业规划是指通过对职业的价值观、动手能力、社交能力、语言能力、个性、组织管理能力、个人职业兴趣等认真仔细了解后,用详细

的文案对个体所适应的工作环境、单位和职业类别进行确认的职业指导方式。职业生涯规划使自己能更清楚地认识到自身的缺陷和优点,从而有针对性地充实自己,是许多个人就业、发展、再就业必不可少的步骤。新护士在做职业规划以前,首先要充分认识和审视自己,并进行准确的自我评估,准确评估内外环境的限制和优势,规划出符合自身条件的可行、合理的发展方向;其次要明确目标,职业生涯规划的确定包含短期目标、中期目标、长期目标的制定。短期目标一定要可行、明确,中期目标应富有激情,同时应具备可实现性,长期目标要具备持续性;最后要结合目标规划职业路线并去努力实现。一般情况下,需从以下三个问题考虑职业生涯方向的选择:①自己哪个方面可以发展;②自己能向哪方面发展;③自己想向哪个方面发展。不同的发展路线,要求也不同。职业生涯路线的选择对日后职业发展至关重要。

（三）学会换位思考,建立良好的护患关系

面对不同病人的不同需求,新护士应多从病人的角度做角色互换。多对自己或同伴提出"假如你是病人,你最希望得到什么样的护士和怎样的护理?""假如你的亲人生病了,你会有什么反应? 你该如何应对?""你最希望护士什么样的表情、语言、行动?"等问题。通过这些问题的思考或小组讨论后,每个人都要做深刻的角色互换体会,并把自己的感想、感受记录下来,这样才会有深刻的认识和体会。这样的角色互换不但能培养新护士的独立思考能力,也能增强其主动服务的意识,真正做到想病人所想,服务于病人未开口之前。新护士的工作也会因此得到病人的肯定与理解,为建立良好的护患关系奠定基础,同时会极大地提高新护士的自信心和工作积极性。

（四）正视压力,学会情绪调节与自控

新护士入职会面临很大的职业压力,在正视压力的过程中,护士不但要了解压力与人的主观意识的关系,还应保持积极主动、自信坚持、自我控制的良好心态。护士必须具备良好的心理素质、良好的情绪调节与自控能力才能帮助病人。作为新护士应在遇到困难时不抱怨,取得成绩时也戒骄戒躁,尽可能用平和的心态对待工作,展现健康的精神风貌,维护职业形象。

总之,新护士对角色认识得越清晰,才能越顺利地实现角色的转换。新护士在刚刚步入临床时,除了要尽快适应环境,融入职业角色以外,还应最大限度地发挥自己的创新思维,用新的眼光、从新的角度为护士角色注入更多、更新的内容,为新时期的护理事业发展贡献出自己的力量。

(马 力)

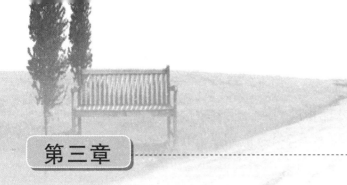

第三章

护理人员培训

护理人员培训是加强护理队伍建设、提高护士专业素质能力、规范护士执业行为的重要前提。护士培训要以岗位需求为导向、岗位胜任力为核心,突出专业内涵,注重实践能力,提高人文素养,适应临床护理发展的需要。护理人员培训包括新入职护士培训、继续医学教育培训、专科护士培训和护理管理培训。

第一节　新入职护士培训

新入职护士培训培训对象为院校毕业后新进入护理岗位工作的护士。培训目的主要是在规定的时间内对新毕业护士进行有计划的系统培训,帮助新护士从护生向能胜任临床工作能力的护士进行角色转变,明确护理职业发展规划,使其具备良好的职业道德素养、沟通交流能力、应急处理能力和落实责任制整体护理所需的专业照顾、病情观察、协助治疗、心理护理、健康教育等护理服务能力,掌握从事临床护理工作的基本理论、基本知识和基本技能,增强人文关怀和责任意识,能够独立、规范地为病人提供护理服务。

医院应遵照国家卫生计生委 2016 年《新入职护士培训大纲(试行)》制订院内培训计划。可采取理论知识培训和临床实践能力培训相结合的方式,采用课堂讲授、讨论、临床查房、情景模拟、个案护理等教学方法。内容主要包括基础培训和专业培训。

一、基 础 培 训

基础培训包括基本理论知识及常见临床护理操作技术培训，一般为 2 周~1 个月。

（一）基本理论知识培训

1. 法律法规规章　熟悉《护士条例》《侵权责任法》《医疗事故处理条例》《传染病防治法》《医疗废物管理条例》《医院感染管理办法》《医疗机构临床用血管理办法》等相关法律法规规章。

2. 规范标准　掌握《临床护理实践指南》《静脉输液操作技术规范》《护理分级》《临床输血操作技术规范》等规范标准。

3. 规章制度　掌握护理工作相关规章制度、护理岗位职责及工作流程。如病人出入院管理制度、查对制度、分级护理制度、医嘱执行制度、交接班制度、危重症病人护理管理制度、危急值报告及处置制度、病历书写制度、药品管理制度、医院感染管理制度、职业防护制度等。熟悉医院相关工作流程、规章制度等。

4. 安全管理　掌握病人安全目标、病人风险（如压疮、跌倒/坠床、管路滑脱等）的评估观察要点及防范护理措施、特殊药物的管理与应用、各类应急风险预案、护患纠纷预防与处理、护理不良事件的预防与处理等。

5. 护理文书　掌握体温单、医嘱单、护理记录单、手术清点记录单等护理文书的书写规范。

6. 健康教育　掌握病人健康教育的基本原则与方法。健康教育主要内容包括出入院指导、常见疾病康复知识、常用药物作用与注意事项、常见检验或检查的准备与配合要点等。

7. 心理护理　掌握病人心理特点、常见心理问题如应激反应、焦虑、情感障碍等识别和干预措施，不同年龄阶段病人及特殊病人的心理护理。护士的角色心理和角色适应、护士的工作应激和心理保健等。

8. 沟通技巧 掌握沟通的基本原则、方式和技巧,与病人、家属及其他医务人员之间的有效沟通。

9. 职业素养 熟悉医学伦理、医学人文、医德医风、护理职业精神、职业道德和职业礼仪等。

（二）常见临床护理操作技术培训

根据国家卫生计生委《新入职护士培训大纲(试行)》,新入职护士须掌握并熟练运用常用临床护理操作技术,具体名称见表1-3-1。

表1-3-1 常见临床护理技术操作

洗手法	雾化吸入技术	密闭式静脉输血技术
无菌技术	氧气吸入技术	静脉采血技术
生命体征测量技术	导尿技术	静脉注射法
标本采集法	心肺复苏术（CPR）	肌内注射技术
穿脱隔离衣技术	心电监测技术	皮内注射技术
物理降温法	除颤技术	皮下注射技术
血糖监测	口服给药法	病人约束法
口腔护理技术	胃肠减压技术	轴线翻身法
经鼻/口腔吸痰法	密闭式静脉输液技术	病人搬运法

二、专业培训

即专业理论与实践能力培训,包括各专科轮转培训,培训时间为24个月。其中内科系统、外科系统、急诊科和重症监护病房、其他科室(妇产科、儿科、手术室、肿瘤科等)分别为6个月(具体要求见表1-3-2)。

表 1-3-2 新入职护士理论与实践能力培训

项目	内容		时间	要求
专业培训	内科系统	心血管内科	6个月	任选1~2个专科,每个专科培训3~6个月
		呼吸内科		
		消化内科		
		血液内科		
		肾脏内科		
		内分泌科		
		风湿免疫科		
		感染科		
		神经内科		
	外科系统	普外科	6个月	任选1~2个专科,每个专科培训3~6个月
		骨科		
		泌尿外科		
		胸外科		
		心外科		
		血管外科		
		神经外科		
	急诊科、重症监护病房		6个月	医院可根据实际,进行具体安排
	妇产科、儿科、手术室、肿瘤科等其他科室		6个月	医院可根据实际,进行具体安排

三、培 训 考 核

新入职护士培训考核分为培训过程考核与培训结业考核。

(一)培训过程考核

对培训对象在接受规范化培训过程中各种表现的综合考评。考核内容主要包括医德医风、职业素养、人文关怀、沟通技巧、理论学习和临床实践能力的日常表现,基础培训结束后和专业培训的各专科轮转结束后的考核等。

（二）培训结业考核

对培训对象在培训结束后实施的专业考核，包括理论知识考核、临床实践能力考核。

1. 理论知识考核内容　包括法律法规、规范标准、规章制度、安全管理、护理文书、健康教育、心理护理、沟通技巧、医学人文、职业素养等基本理论知识和内、外、妇、儿、急诊、重症、手术等专业理论知识。

2. 临床实践能力考核内容　以标准化病人或个案护理的形式，抽取临床常见病种的病例。根据病人的病情及一般情况，要求护士对病人进行专业评估，提出主要的护理问题，从病情观察、协助治疗、心理护理、人文沟通及教育等方面提出有针对性的护理措施，并评估护理措施的有效性，同时考核护士对常见临床护理操作技术的掌握情况。

（强万敏）

第二节　继续医学教育培训

国际医学教育界把医学院校教育、毕业后规范化教育和继续医学教育三个互相联系的教育阶段称为医学教育的全过程。继续医学教育是继规范化专业培训之后，以学习新理论、新知识、新技术和新方法为主的一种终生教育。护理技术人员须按规定每年取得继续护理学教育的学分，才能作为再次注册、聘任及晋升专业技术职称的条件之一。

一、继续医学教育分级

1. 国家级　有以下三种：

（1）经全国医学教育委员会、国家中医药管理局、中医药继续教育委员会、学科组评审,由原卫生部、国家中医药管理局批准的项目。

(2)国家级继续医学教育基地、国家中医药管理局、中医药继续教育基地举办,由原卫生部、国家中医药管理局公布的项目。

(3)原卫生部、国家中医药管理局委托举办,向全国继续委员会、国家中医药管理局、中医药继续教育委员会备案的继续教育项目。

2. 省市级　有以下三种:

(1)经省市继续医学教育委员会学科组评审,并经省、市、卫生局批准公布的项目。

(2)省市继续教育基地、省市中医药继续教育基地举办由省市卫生局公布的项目。

(3)省市继续医学教育委员会组织的其他形式的继续医学教育活动。

3. 区、县、院级　经主管单位继续医学教育委员会审定、批准的项目。

二、学分授予要求

1. 初级护理人员,每年应当取得 20 学分,其中Ⅰ类、Ⅱ类学分所占的比例由各单位制订。

2. 中级、高级护理技术人员每年应当取得 25 学分,其中Ⅰ类学分 15 学分,Ⅱ类学分 10 学分。

(强万敏)

第三节　专科护士培训

专科护士是指以一定的临床及某专科工作经验为基础,经过系统化的该专科领域理论和实践的培训,并通过专科护士资格认证获得证书,具有较高专科护理水平的注册护士。

一、专科护士的职能和作用

1. 利用专科护士在某一领域的知识、专长和技术为病人提供护理服务,并为病人提供相应的教育,促进病人康复、提高病人自我护理的能力。

2. 为其他护理人员提供专科领域的信息和建议,共同提高护理质量。

3. 开展本专科领域的护理研究,并将研究的结果应用于临床护理。

4. 参与护理质量管理工作。

二、专科护士培养过程

专科护士的培养过程包括组织培训、资格审定、院内培养与管理、继续教育培训阶段。

1. 组织培训 专科护士的培训应当由各省市行政部门组织,除十二五规划纲要中提到的重症监护、手术室、急诊、器官移植、肿瘤 5 个专科护理领域以外,还可根据《全国护理事业发展规划(2016—2020 年)》要求选择部分临床急需、相对成熟的专科护理领域,逐步发展专科护士队伍。组织部门应建立专科护士管理制度,明确专科护士准入条件、培训要求、工作职责及服务范畴等。专科护士准入条件一般为具备 2 年以上专科领域工作经验的注册护士。培训时间一般 2~3 个月,其中 1 个月理论学习,1~2 个月临床实习。

2. 资格审定 专科护士参加理论与临床实习课程以后,均应有相应的考核。其中理论考核可以卷面形式进行,临床实践考核可以复杂个案病例为基础,延伸到理论知识、技能操作等内容。考核过程能够体现专科护士专业知识、技术操作、协调能力、临床思维能力、应急能力等综合水平。考核合格者由组织方授予专科护士资质证书。

3. 院内培养与管理　医院护理部应按照专科护士管理制度对专科护士进行使用和管理,并制定长期培养计划。一方面充分发挥专科护士作用,承担更多疑难病例会诊、护理教学、专业指导、专业标准制定等工作,体现专业价值、推进学科发展;另一方面建立专科护士激励机制,为专科护士提供更多学习、深造机会,并落实优先晋级、待遇提升等措施,保障专科护士职业发展动力。

4. 继续教育培训　对于取得专科护士资质证的护士,应由组织培训部门或医院提供多种形式的继续教育培训,并定期进行考核与评价。专科护士也要实时追踪本专业国内外最新进展,不断自学和研究,持续更新知识体系,以适应新的学科发展需求,为临床提供专业的护理服务。

三、专科护士职业发展路径

随着诊疗技术的发展、医学分科的不断细化和病人需求的不断增加,专科护士服务领域也从病房逐步走向门诊、家庭、社区,其职业发展路径也将向更高层次发展,因此"临床护理专家"也应运而生。专科护士是"临床护理专家"的储备力量,从专科护士到"临床护理专家"的发展也是专科护理实践到高级护理实践的演变过程。专科护士必须在本专业领域经过长期经验积累、知识培训与更新、持续能力提升才能成为"临床护理专家"。

与专科护士相比,"临床护理专家"的专业细化更加凸显,如肾病护理专家、糖尿病护理专家、伤口造口护理专家等。"临床护理专家"将在专业领域具备更加精湛的专业护理知识、更加丰富的实际临床经验,并能向病人提供最高质量的护理服务和教育。其在临床中将承担更加复杂和困难的工作,如护理顾问、护理会诊、疑难病例讨论、健康评估、指导制订危重病人护理计划等,并在专业护理发展中参与更多的决策。

从新入职护士到资深临床护士,再发展到专科护士,最终成为"临床护理专家",这一发展模式为护理人员提供了更加清晰、更具专业价值的职业发展路径。医院也更加需要培养高素质、高水平的护理专业人才专注于护理实践,并在专业领域发挥带头和引领作用,推动护理学科不断向专业化、精细化发展,逐步与国际接轨。

(强万敏)

第四节　护理管理培训

护理管理培训旨在通过对管理人员系统化、科学化、专业化的培训,提升管理者科学管理能力、思维拓展能力,以引导临床护理质量水平提升,保证病人安全。

一、培 训 对 象

与护理管理相关的各级管理人员,包括主管护理院长、护理部主任、护理部副主任、科护士长、护士长。

二、培 训 内 容

1. 管理培训　侧重管理能力的提升,如领导力培养、团队建设、人力资源管理、护理风险管理、成本核算、数据管理、效益分析、持续质量改进、循证护理实践等内容。

2. 专业培训　重点从各专业标准出发,对各专业管理要求进行培训。

3. 强制性培训　各行业发布的最新标准、指南以及国家行政部门下发的管理要求,均应作为强制性培训内容。

4. 实用性培训　例如质量管理工具的应用、质量改善专案项目的设计、品管圈活动应用等。

三、培 训 方 式

护理管理培训除集中授课外,还可采取实地演练、经验交流、现场观摩、外出学访、网上培训等方式开展管理人员培训。

医疗卫生发展整体趋势和护理专业发展的方向决定着护理管理人员培训的重点。随着医学模式的转变,新的医疗形势对护理管理人员能力提出新的要求,信息化技术、大数据医疗迅猛发展也给护理管理人员提出新的挑战。护理管理人员也要不断转变管理理念、创新管理思维,逐步从经验式管理向精益化、科学化管理转变,从偏重终末质量管理向结构-过程-结果全面质量管理转变,持续引导临床质量改善。因此,护理管理培训也需要与时俱进、及时更新,内容符合当前管理需求,培训方法形式多样,以培养一支高素质的护理管理人才队伍,促进护理事业更好、更快、健康发展。

（强万敏）

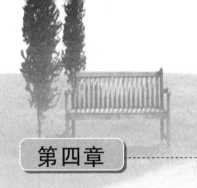

第四章

护理质量管理

第一节　护理质量管理原则

护理质量管理是指按照护理质量形成的过程和规律,对构成护理质量的各要素进行计划、组织、协调和控制,以保证护理服务达到规定的标准,满足和超越服务对象需要的活动过程。护理质量管理就是要管理好护理质量的每一个环节,并遵循 PDCA 持续改进原则,最终形成一套质量管理体系和技术方法,推动临床护理向着更加科学、规范、专业的方向发展。

一、护理质量管理的理论基础

追溯美国医疗机构质量管理,历经"质量控制""质量保证""质量促进"三个阶段。美国学者 Donabedian 1969 年提出以"结构-过程-结果"模式为理论框架的三维质量结构模式,该模式也在 20 世纪 80 年代和 90 年代初期成为各国建立护理质量标准与评价的主要理论基础。

1. 护理结构　包括护理部门的组织结构、管理层级、管理制度、护理人力配置、护理人员素质、护理培训、护理作业标准、护理技术手册及仪器设备等是否符合标准。

2. 护理过程　指护理人员执行护理工作时是否依标准执行、护理过程中有无监测机制,以确保护理措施的执行是否达到可接受的水平、对于未达理想的护理过程是否进行分析,找出与标准不一致的问题,依持续改进的步骤进行改善。

3. 护理结果　护理的最终目标是促进病人恢复健康状态或减轻痛苦、降低焦虑,包括病人现存或潜在的健康问题。护理结果的评价也包括病人疼痛减轻、健康护理知识提升、自我护理技能提升、减轻焦虑状态、病人对护理的满意度以及对与健康有关的行为改变。

二、护理质量管理的原则

(一)以病人为中心原则

病人是医院赖以生存和发展的基础,是医院存在的前提和决策的基础。因此,临床护理工作必须以病人为中心,为其提供基础和专业的护理服务,正确实施各项治疗和护理措施,为病人提供健康指导,并保证病人安全,把满足病人需求甚至超越病人期望作为质量管理的出发点。

(二)预防为主的原则

预防为主就是质量管理要从根本抓起。首先,必须从护理质量的基础条件也就是结构层面进行控制,把好质量输入关,不合质量要求的人员不聘用,不合质量要求的仪器设备、药品材料不使用,未经质量教育培训的人员不上岗。其次是在过程层面把好每一个环节质量关,预见可能会出现的问题,防患于未然。

(三)系统管理原则

医院是一个系统,由不同的部门和诸多过程组成,它们是相互关联、相互影响的。理解医院体系内各过程和诸要素之间的相互关系以及在实现组织目标过程中各自的作用和责任,并尽力关注关键过程,可以提高组织的协调性和有效性。只有将护理质量管理体系作为一个大系统,对组成管理体系中的各个要素加以识别、理解和管理,才能实现护理质量管理的目标要求。

（四）标准化原则

质量标准化是护理质量管理的基础工作,只有建立健全质量管理制度才能使各级护理人员有章可循。护理质量标准化包括建立各项规章制度、各级人员岗位职责、各种操作规程以及各类工作质量标准等。在质量活动中,只有遵循各项标准,才能使管理科学化、规范化,这也是结构面管理的范畴。

（五）数据化管理原则

一切让数据说话是现代质量管理的要求。通过完善的数据统计的数据分析体系,进行明确计量、科学分析并记录。管理者做决策时要求"以数据说话",因为这样可以避免主观臆断。护理结构、过程、结果质量均可量化为护理质量指标,再用具体数据来表达,用于反映真正的护理质量。从指标的特征来看,构建和应用指标开展管理工作,给管理者提供了一个落实数据化管理的切入点。

（六）全员参与原则

组织内的各级人员都是组织之本,只有所有成员都充分参与到目标的实现过程中,才能充分发挥他们的价值,为组织带来效益。各级护理人员都是组织的一分子,只有他们积极参与并充分发挥其潜能,才能为组织带来收益。为了有效激发全体护理人员参与质量管理的积极性,护理管理者必须重视人的作用,应重视培训,增强质量意识,引导他们自觉参与护理质量管理,充分发挥其主观能动性和创造性,不断提高护理质量。

（七）持续改进原则

持续改进是指在现有水平不断提高服务质量、过程及管理体系有效性和效率的循环活动,是全面质量管理的精髓和核心。持续改进没有终点,只有不断进取、不断创新,在原有质量基础上不断定位更高标准,才能使护理质量始终处在一个良好的循环轨道。

（八）实事求是原则

质量管理应从客观实际出发,确保数据和信息的精确性和可靠性,并使用正确的方法分析数据,使做出的决策是在基于充分的数据和事实分析的基础上,减少决策不当和避免决策失误。因此,护理质量管理要求管理者对护理服务过程进行监控和测量,从得到的数据和信息中分析病人要求的符合性以及护理服务过程的进展情况和变化趋势,增强对各种意见、决定的评审和改变的能力。

(九) 双赢原则

以企业管理为例,一个组织难以做到从原材料开始加工直至形成最终产品,而往往是由好几个组织一起协作完成。同理,护理只有与医疗、医技、后勤等部门在"双赢"的基础上共同合作,才能为病人提供更好的服务。另外还要考虑成本效益,在满足病人需求的前提下,不应盲目追求高质量,而应根据病人的需求为其提供适度质量的医疗服务。在对医疗质量进行评价时,不仅要求其技术上具备科学性和先进性,而且要求其经济上也是合理的。

(金 奕)

第二节　护理质量管理内容

科学质量管理须以目标为导向,以数据为依据。护理部应强化质量改进意识,建立护理质量管理组织,制定护理质量目标、完善护理质量标准、进行相关人员培训、落实过程质量监管并及时评价效果进行持续改进。在质量管理过程中还应充分调动临床护士积极性,主动参与质量管理过程,使全员参与、持续改进。

一、建立护理质量管理组织

护理部应下设护理持续质量改进委员会(质量管理组),人员构成合理,由护理院长、护理部主任、科护士长、病房护士长及护理骨干等组成,形成持续质量改进网络结构,对全院护理质量进行全员、全过程监控。委员会组长必须由护理部主任担任并参加护理质量检查,以便掌握全院护理质量动态、改进工作。护理质量持续改进委员会可根据实际情况下设护理质量监控委员会、护理质量标准修订委员会、护理质量保证委员会,并从病房管理、护理文件书写、护理安全、护理技术操作等方面设立相应的小组。

二、制订护理质量目标

护理质量目标是护理质量管理工作的核心,应以书面形式体现。护理质量目标应与医院质量方针、目标一致。质量目标必须满足以下要求:①切实可行;②在规定时间内可以达到;③可测量或可定性;④目标之间按优先次序排列,不可以相互矛盾;⑤护理管理者应该随时根据政策、法规和竞争环境等方面的变化修订其质量目标。各管理部门可对总体目标进行分解,并且量化成具体的指标进行衡量,让各个组织成员的工作能够有的放矢。

三、完善护理质量标准

护理质量标准包括与护理工作相关的执行标准、流程、制度、规范等。护理质量标准是进行质量管理和规范护理人员行为的依据,是保证护理工作正常运行和提高护理质量水平的重要手段。护理活动过程的各个环节若没有科学的质量标准,没有标准化的质量管理,护理工作将不能连续而有秩序地进行。

(一)制订护理质量标准的原则

1. 可衡量性原则 没有数据就没有质量的概念,因此在制定护理质量标准时,要尽量用数据来表达,对一些定性标准也尽量将其转化为可计量的指标。

2. 科学性原则 制订护理质量标准不仅要符合法律法规和规章制度要求,而且要能够满足病人的需要,有利于规范护士行为、提高护理质量和医院管理水平,有利于护理人才队伍的培养,促进护理学科的发展。

3. 先进性原则　因为护理工作对象是病人,任何疏忽、失误或处理不当,都会给病人造成不良影响或严重后果。因此,要总结国内外护理工作正反两方面经验和教训,在充分循证的基础上,按照质量标准形成的规律制定标准。

4. 实用性原则　从客观实际出发,掌握医院目前护理质量水平与国内外护理质量水平的差距,根据现有人员、技术、设备、物资、时间、任务等条件,定出质量标准和具体指标,制定标准时应基于事实,略高于事实,即标准应是经过努力才能达到的。

5. 严肃性和相对稳定性原则　在制定各项质量标准时要有科学的依据和群众基础,一经审定,必须严肃认真地执行,凡强制性、指令性标准应真正成为质量管理法规,其他规范性标准,也应发挥其规范指导作用。因此,需要保持各项标准的相对稳定性,不可随意更改。

（二）制订护理质量标准的方法和过程

制定护理标准的方法和过程可以分为三个步骤:

1. 调查研究,收集资料　调查内容包括国内外有关标准资料、标准化对象的历史和现状、相关方面的研究成果,实践经验和技术数据的统计资料和有关方面的意见和要求等。调查方法要实行收集资料与现场考查相结合,典型调查与普查相结合,本单位与外单位相结合。调查工作完成后,要认真地分析、归纳和总结。

2. 拟定标准并进行验证　在调查研究的基础上,对各种资料、数据进行统计分析和全面综合研究,编写关于标准的初稿。初稿完成后发给有关单位、个人征求意见,组织讨论、修改形成文件,再通过试验验证,以保证标准的质量。

3. 审定、公布、实行　对拟定的标准进行审批,须根据不同标准的类别经有关机构审查通过后公布,在一定范围内实行。

在明确的目标指引下,有了完善的质量标准做基础,质量管理组应围绕目标,以标准为依据建立质量管理相关指标,也就是将目标"具体化"的过程,不仅可以帮助管理者确定哪些是核心的行动步骤,还可以在管理者评估行动有效性时,让指标成为管理者判断的标尺。管理者通过指标值的优劣可以直观判断行动有没有偏离目标。

四、进行护理质量培训

质量培训是质量管理一项重要工作,是为提高护理人员的质量意识,传授质量管理的思想、理论、方法和手段等科学知识,获得保证服务质量的技能,而对不同年资、不同专业背景的护士进行专业能力的培训,对护理质量管理组成员进行质量管理方法和技术的培训等。通过培训可以提高全体护理人员的质量参与意识,使护理人员认识到自身在提高护理质量中的责任和价值,唤起他们自觉参与质量管理的积极性、主动性和创造性,从而提高整体护理质量,满足病人对护理服务的要求。质量培训的方法可依据培训对象、培训内容而定,可采用集中理论培训、远程视频会议、观摩交流、现场指导等多种形式增强培训效果。

五、实施全面质量管理

全面质量管理即把单位质量管理看成一个完整系统,对影响护理质量的各要素、各过程进行全面的监控,保证护理工作按标准的流程和规范进行,及时发现可能存在的隐患,并采取纠正措施。涉及范围包括护理人员素质、护理技术管理、专科护理质量、护理服务质量、环境质量、各项护理指标的管理、设备管理、护理信息管理等。

六、进行护理质量评价

护理质量评价是验证护理质量管理效果的必要手段。护理质量管理组应设专人负责质量评价。根据评价时间和内容分为定期评价和不定期评价,定期评价又分为综合性全面评价和专题对口评价两种,前者按月、季度或半年、一年进行,由护理部统计组织全面检查评价,但要注意掌握重点单位、重点问题。后者则根据每个时期的薄弱环节,组织对某个专题项目进行检查评价,时间根据任务内容而定,由质量管理人员按质量标准定期检查。不定期评价主要是各级护理管理人员、质量管理人员深入实际随时按护理质量标准要求进行检查。根据评价主体不同分为医院外部评价、上级评价、同级评价、自我评价和服务对象评价,多维度的评价更能客观、全面衡量质量管理的效果。

随着护理专业和循证医学快速发展,在落实质量管理的过程中,应充分使用现代质量管理工具,依托循证证据支持,推动证据向实践转化,用更多证据、更多改善、更多实践推动护理质量向更高水平发展。

（金 奕）

第三节　护理质量管理方法

随着护理专业的不断发展,护理质量管理也逐步引入一些现代化、企业化管理模式,形成了很多成熟、规范、实用的管理方法。科学、适宜的管理方法不仅可以提高管理效率,还可以为质量管理积累经验和数据,为未来管理向信息化发展提供支持,现列举几种常用质量管理方法。

一、PDCA 循环管理

PDCA 循环又称戴明环,是美国质量管理专家戴明博士提出来的,由计划(Plan)、实施(Do)、检查(Check)、处理(Action)四个阶段组成。它是全面质量管理所应遵循的科学管理工作程序,反映质量管理的客观规律,可以使管理人员的思想方法和工作步骤更加条理化、系统化、科学化。PDCA 包括的阶段和步骤:

1. 计划阶段　包括制定质量方针、目标、措施和管理项目等计划活动。这一阶段包括四个步骤:①分析质量现状,找出存在的质量问题,并对问题进行归类、整理;②分析产生质量问题的原因或影响因素,对上一个步骤列出的问题,进行详细分析,找出各种问题存在的原因以及影响护理质量的主要因素和次要因素;③找出影响质量的主要因素,根据工作任务,结合具体实际情况,对各种资料及问题进行分类,确定本次循环的质量管理目标;④针对影响质量的主要原因研究对策,制定相应的管理或技术措施,提出改进行动计划,并预测实际效果。计划要详尽、指标要具体、责任要明确、奖惩要分明。

2. 实施阶段　按照预定的质量计划、目标、措施及分工要求付诸实际行动。按照要求将工作落实到各个部门和人员,按时、按量、按质地完成任务。

3. 检查阶段　根据计划要求把执行结果与预定的目标对比,检查拟定计划目标的执行情况。在检查阶段,应对每一项阶段性实施结果进行全面检查、衡量和考查所取得的效果,注意发现新的问题,总结成功的经验,找出失败的教训,并分析原因,以指导下一阶段的工作。

4. 处置阶段　对检查结果进行分析、评价和总结。具体分为两个步骤进行:首先把成果和经验纳入有关标准和规范之中,巩固已取得的成绩,进行总结和记录,失败的教训也要总结防止不良结果再次发生;然后把没有解决的质量问题或新发现的质量问题转入下一个PDCA循环,为制订下一轮计划提供资料。

PDCA是一个不断循环、螺旋式上升、周而复始的运转过程,也是不断发现质量问题,不断改进质量,不断提高质量的过程。每转动一周就实现一个具体目标,使质量水平上一个新台阶,以实现质量持续的不断改进(图1-4-1)。

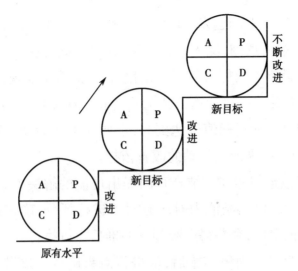

图 1-4-1　PDCA 循环螺旋式上升

二、品　管　圈

品管圈(quality control circle,QCC)是由同一现场工作人员或工作性质相近的人员,自下而上发起,利用团队成员主动自发的精神,并运用简单有效的品管方法与理念,对临床工作存在的问题进行持续改善。

（一）品管圈主要步骤

品管圈活动步骤分为组圈、选定主题、现状分析、目标设定、对策拟定、对策实施、效果确认、标准化等步骤(图 1-4-2)。

1. 组圈　品管圈一般由同部门、同场所的人员组成圈,一个圈以5~10 人为宜。除圈长、圈员以外,还应有专业人员或管理人员做辅导员,指导小组解决困惑的问题。圈长除组织会议、开展活动以外,还应总体把控活动进度,使活动按照计划有序进行。

2. 选定主题　选择主题时应从迫切性、可行性、重要性、效益性几方面考虑,并依据医院目标管理的方向、方针或指引等综合而定,目标值应有客观数据做考量,包含动词、名词、衡量指标三个元素,通过活动效果评价能够判断问题是否改善。

3. 现状分析　应组织圈员到现场对现物做现实观察,充分掌握现行工作内容,并对问题发生的相关原因进行解析,即对产生原因进行充分讨论、解析透彻,深入追查真因,找出关键所在。

4. 目标设定 目标必须要数据化,目标的设定与现况值、改善重点与圈能力有关。一般计算公式为目标值=现况值-(现况值×改善重点×圈能力)。如目标值未达到时,也要在本次活动结束时说明原因,也可作为下一周期圈活动的改善依据。

5. 对策拟定与实施 结合真因提出可能的解决方案,全体圈员依据可行性、经济性、圈能力对所有对策进行评分,确定最终采纳的对策。对策拟定后,须获得上级领导核准后方可执行。

6. 效果确认 对策实施后,应进行效果确认。效果分为有形效果和无形效果。有形效果包括目标达成情况、直观的经济效益、流程改造等,无形效果包括团队的协作能力、圈员的个人能力提升,科室文化氛围形成等,最终形成的标准流程、作业规范等可以标准化推行。

(二)品管圈注意事项

1. 品管圈提倡团队全员参与和自由发言,圈长应该以轻松愉快的管理方式,使护理人员主动自发地参与管理活动,开会时尊重不同意见,通过指名发言或反问等方式引导全体圈员发表自己的见解。

2. 开展品管圈时应正确、合理使用查检表、柏拉图、甘特图等质量管理工具,提高工作效率,并使改善过程更加科学、可信。此过程可充分使用品管工具,如现况分析时使用流程图列出与主题相关的作业流程,用查检表进行现场观察记录,用柏拉图归纳本次主题的重点,用鱼骨图分析问题相关的原因等。

3. 品管圈是以数据为基础的临床质量改善活动,因此收集的数据要充分、客观,能反映变化的程度,在数据整理、收集、分析过程中,也要采用正确的数据处理方法,保证数据的准确性。

4. 品管圈需要改进的问题往往不是护理一个专业能够独立完成的,应结合不同主题活动,与相关科室工作人员共同协作,通过专业合作共同推进临床质量改进。

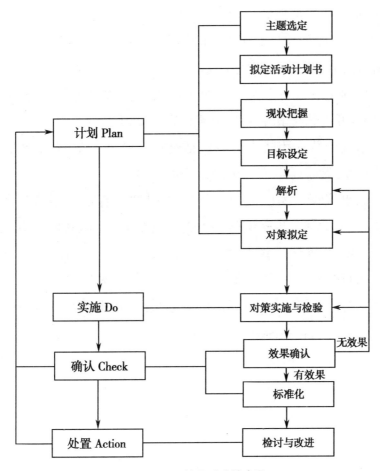

图 1-4-2 品管圈活动的步骤

（三）失效模式与效应分析

失效模式与效应分析法（failure mode and effect analysis，FMEA）是系统性、前瞻性的分析法。用来评估系统和流程中容易发生失效的原因和将造成的后果，找出系统和流程中最需要改变的环节，以预防失效的发生，而不是等到失效发生造成不良后果才行动的方法。

将 FMEA 运用在护理管理工作时，可通过 FMEA 小组成员的集体讨论研究，分析护理工作流程中每一个环节或步骤，所有可能产生的不良后果及其对整个流程造成的可能影响，找出护理过程中的高危、高风险环节,着重预防,做到在不良事件发生之前采取相应护理措施,从而有效降低风险,确保护理质量。

FMEA一般分为订立主题、组成团队、画出流程、执行分析、计算RPN值、评估结果、拟定改善计划7个步骤:

1. 订立主题 可以选择一个没有太多流程的主题来分析,如果流程太多,可以选择其中一个子流程来做FMEA。

2. 组成团队 团队成员应包括流程中牵涉到的每一个人,如果是跨科流程,就需要组成一个跨部门的团队。

3. 画出流程 团队成员一起将流程的所有步骤用流程图的方式列出来,并将每个步骤编号。值得注意的是,团队对所有列出的步骤要达成共识,确认这些步骤可以正确地描述整个流程。

4. 执行分析 团队对流程中的每一个步骤都要列出所有可能的失效模式,然后针对每个列出的失效模式,找出所有可能原因。

5. 计算危机值(risk priority number, RPN) 即计算问题的风险顺序数。包括发生可能性、被发现的可能性和严重性3个维度。每个维度在1~10分间选择一个数字代表其程度,如发生的可能性:1表示"不可能发生",10表示"发生的可能性很大",以此类推。3个数值相乘即为该失效模式的RPN值。RPN值最低分是1分,最高分数是1000分。计算RPN值不但可以帮助团队找出需要优先注意的问题,而且通过比较可改善前后RPN,能够帮助评估改善的程度。

6. 评估结果 找出RPN值中排在前几位的失效模式,团队应该优先考虑改善这些失效模式。因为高RPN值的失效模式是最需要改善的部分,低RPN值的失效模式对流程的影响最小,应该把它们列在最后考虑。

7. 拟定改善计划 包括重新设计流程,以预防失效模式的发生;分析及测试新流程以及监测和追踪流程改善的效果。

(四)根本原因分析

根本原因分析法(root cause analysis, RCA)是一种回顾性不良事件分析工具,是一个系统化的问题处理过程。采用 RCA 的方法分析护理质量,能够了解造成不良事件的过程及原因,找出系统和流程中的风险和缺点并加以改善。

1997 年美国首先引用 RCA 的方法在医院调查不良事件,目前国内许多医院护理部门用此方法分析护理不良事件,从人员、机器(设备)、材料、方法、环境 5 个方面,确定近端原因,逐步找出问题的根本原因并加以解决。RCA 的主要步骤包括确定和分析问题原因,找出问题解决办法,并制定预防措施。

RCA 常用于分析与医疗护理相关的不良事件,目标是发掘 5 "W"1"H"。What:发生了什么不良事件,造成了什么样的结果。Who:在哪个病人身上发生的,当事人是谁。When:发生的时间是什么时候。Where:在哪里发生。Why:为什么会发生。How:怎么样才能杜绝此类事情再发生。

在 RCA 的分析过程中,分析者着眼于整个护理质量体系及过程层面,而非护士个人执行行为的咎责。为了避免同类事件的发生,找出事件根本原因,产出可行的"行动计划",为护士创造安全的工作环境。RCA 步骤包括四个阶段:

第一阶段　进行 RCA 前的准备:主要包括组成团队、情境简述、收集事件相关信息。事件相关信息包括与事件当事人的谈话记录、病历记录、检验报告、与病人护理及病情相关的文件等。此外,相关使用器材的状况或物品、物证也应一并收集。

第二阶段　找出近端原因:以更细节具体的方式叙述事情的发生始末(包括人、时、地、如何发生)。画出时间线及流程图,确认事件发生的先后顺序,并列出可能造成事件的护理程序及执行过程是否符合规范,医院也许有制定与此事件有关的护理流程和指引,列出事件近端原因,收集测量资料以分析近端原因,针对近端原因及时采取干预措施。即使分析过程未完成,若已先找出近端原因,便可针对近端原因快速或马上做一些处理,以减少事件造成的进一步影响。

第三阶段 确定根本原因:列出与事件相关的组织及系统分类,从系统因子中筛选出根本原因。确定根本原因时可询问:①当此原因不存在时,问题还会存在吗?②原因被矫正或排除后,此问题还会因相同因子而再发生吗?③原因矫正或排除后还会导致类似事件发生吗?答"不会"者为根本原因,答"会"者为近端(促成)原因。确认根本原因之间的关系,避免只排除其中一个根本原因,而其他原因仍相互作用造成不同类型、但程度相当的事件发生。

第四阶段 制订改善计划和措施:首先找出降低风险的策略制定整改措施。制定整改措施的成员包括原小组成员,也可纳入相关方面的专家;拟定的解决方案经常是需要跨部门且是多学科的。从可能性、风险性、护士接受程度、成本等角度评估所拟定的整改措施。然后设计整改行动,遵循 PDCA 循环原则执行,并适时评价改善措施的成果。

(金 奕)

第四节 护理质量指标管理及应用

科学、合理、可测的护理质量指标是有效评价护理质量的主要工具。在向管理目标前进的过程中,管理者通过指标监测,可以及时了解前行的方向是否与目标保持一致。管理者完成了既定工作任务后,可以通过指标值的变化程度和方向来评价目标的达成情况。统一的医院护理质量指标不仅可以帮助判断护理质量的优劣,更重要的是可以帮助鉴别护理工作中存在的差距和问题,从而有的放矢地加以改进,推动护理质量的不断提高。

受到时间和精力的限制,每个管理者能够关注的内容都是有限的。为此,管理人员可在众多指标中首要抓住"敏感指标"进行管理。每当管理目标或管理结果发生微弱的变化,管理者都会在某个指标的指标值上看到明显的反应,这个指标便是"敏感性指标"。敏感质量指标分为共通指标和专科指标。前者是全院都要监测的指标,如护患比、压疮、跌倒、医院感染等;后者可依照医院单位或专业科别划分,包括监护室、门诊、急诊、产房、骨科、手术室等指标。

一、护理质量敏感指标特点

敏感性指标的作用就是让管理人员通过指标数据的变化了解到了整个管理面上的异动,达到见微知著、以点带面的效果。护理质量敏感指标筛选和制定主要从以下几个特点进行判断:①客观性,即指标的筛选和制定应从临床实际出发;②特异性,即指标能反映护理活动的重要方面;③灵敏性,即指标能反映护理活动的实际质量;④可操作性,即指标在实际运用中应易于测量和观察;⑤简易性和层次性,即指标结构简单明了,量化方法简单,各级指标间体现概括与解释的关系,同层次指标相互独立又相互依存。

二、护理质量管理敏感性指标的筛选原则

敏感指标筛选首先要突出护理工作特点,否则难以筛选出对护理工作特异性高、有指导意义的指标;其次要突出质量管理的要求;再次要突出少而精的特点,即能够为护理质量管理带来"以点及面"的效果。为了达到指标管理同质化,每个指标都应该明确定义、计算公式、意义、采集方法等,只有采用相同方法和途径采集的数据才能做后期同质化比较和分析。

三、护理质量敏感指标应用

国家卫生计生委医院管理研究所护理中心 2016 年出版了《护理敏感质量指标手册》,公布 13 个护理质量敏感指标,并对指标定义、意义、测量方法、使用方法进行详细阐述(表1-4-1)。

在国家敏感指标指导下,各级护理管理者均应建立相应的护理质量敏感指标,并逐级开展敏感指标监测、上报、分析和反馈。在客

表 1-4-1 《护理敏感质量指标手册（2016 版）》发布的 13 项敏感指标

序号	指标名称	指标定义	基本公式
1	床护比	统计周期内提供护理服务的单位实际开放床位与所配备的执业护士人数比例，反映平均每张开放床位所配备的执业护士数量	床护比 = 1 : $\dfrac{\text{同期执业护士人数}}{\text{统计周期内实际开放床位数}}$
2	护患比	统计周期内当班责任护士人数与其负责照护的住院患者数量之比	护患比 = 1 : $\dfrac{\text{同期每天各班次患者数之和}}{\text{统计周期内每天各班次责任护士数之和}}$
3	每住院患者 24 小时平均护理时数	指统计周期内平均每天每位患者所获得的护理时数，或每位患者所需全部护理项目活动的时间总和	每住院患者 24 小时平均护理时数 = $\dfrac{\text{同期内执业护士实际上班小时数}}{\text{统计周期内实际占用床日数}}$
4	不同级别护士的配置	指在医疗机构或其部门中，不同能力级别护士中所占的比率	某级别护士的比率 = $\dfrac{\text{同期某级别护士人数}}{\text{统计周期内护士总人数}} \times 100\%$
5	护士离职率	指在一定统计周期内，某医疗机构中护士离职人数与累计统计周期内护士在职人数之和）的比率，是反映医疗机构内护理人员流动性和稳定性的重要指标	护士离职率 = $\dfrac{\text{同期护士离职人数}}{\text{统计周期末护士在职人数+统计周期内护士离职人数}} \times 100\%$

续表

序号	指标名称	指标定义	基本公式
6	住院患者跌倒发生率	统计周期内住院患者跌倒发生例次数（包括造成或未造成伤害的）与统计周期内住院患者总人日数的千分比	住院患者跌倒发生率＝$\dfrac{住院患者中发生跌倒例次数}{同期住院患者中发生跌倒例次数}\times 1000‰$
7	院内压疮发生率	统计周期内住院患者压疮新发病例数与周期内住院患者总数的百分比	院内压疮发生率＝$\dfrac{院内压疮新发病例数}{同期住院患者中压疮新发病例数}\times 100\%$
8	住院患者身体约束率	统计周期内住院患者约束具使用天数占统计周期内住院患者总人日数的百分率	住院患者身体约束率＝$\dfrac{住院患者身体约束日数}{同期住院患者身体约束日数}\times 100\%$
9	插管患者非计划拔管发生率	统计周期内住院患者发生的某导管 UEX 例数占该周期内该导管留置总日数的比例，或者是该同期内导管置管总例数的比例	非计划拔管发生率＝$\dfrac{非计划性拔管例次数}{同期某导管非计划性拔管例次数}\times 1000‰$ 非计划拔管发生率＝$\dfrac{非计划性拔管例次数}{同期某导管内该导管置管总例数}\times 100\%$
10	ICU 导尿管相关尿路感染发生率	统计周期内监测场所患者发生尿路感染的例次数与同期监测该场所导尿管插管总日数的千分比	ICU 导尿管相关尿路感染发生率＝$\dfrac{ICU 留置导尿管患者中尿路感染例次数}{同期留置导尿管患者导置留尿管导管总日数}\times 1000‰$

续表

序号	指标名称	指标定义	基本公式
11	ICU 中心导管相关血流感染发生率	统计周期内监测场所 CLABSI 发生例次数与同期该监测场所中心导管插管留置的千日数的百分比	ICU 中心导管相关血流感染发生率 = $\dfrac{\text{同期中心导管相关血流感染例次数}}{\text{统计周期内中心导管插管总日数}} \times 1000\permil$
12	ICU 呼吸机相关性肺炎发生率	统计周期内监测场所 VAP 发生例次数与同期该监测场所所有创机械通气总日数的千分比	ICU 呼吸机相关性肺炎发生率 = $\dfrac{\text{同期呼吸机相关性肺炎感染例次数}}{\text{统计周期内有创机械通气总日数}} \times 1000\permil$
13	护士执业环境	指促进或制约护理专业实践的工作场所的组织因素,包括护士工作的物理和组织环境	测量工具:《护士执业环境测评量表》

观的指标数据基础上,发挥敏感指标的测量、横评、指引作用:①通过日常数据收集直观掌握本单位护理质量的现状,通过数据分布与趋势分析结果,进行自身历史性、阶段性质量纵向变化趋势的比较;②根据本医疗机构或病房在质量排序位点,与国家、地区或标杆质量水平进行同行间横向比较,判断质量可提升和改善的空间;③探索某项护理措施与病人结局的因果关系,进而确定影响质量的因素,提前预防和改善;④通过长期数据监测总结质量管理内部规律,从而有的放矢地进行预防性改进和干预。

鉴于结构、过程、结果相互影响、相互关联的因素,进行某项护理活动改善时不能仅考虑单一因素的影响,而是从结构、过程及结果三个层面整体分析。特别是当结果指标发生变异时,应从结构、过程层面进行追溯,最终确定影响结果重点环节加以改进。可以说,结果指标是对结构、过程质量管理的客观反映,结构和过程质量的优劣直接关系到结果指标数据的高低。只有用客观、科学、量化的指标去衡量质量管理现况,判断可提升的空间,明确可采取的措施,评价改善的效果,才能引领护理质量持续改善。

（张华甫）

第五节　护理质量管理评价工具及应用

护理质量评价的结果主要表现形式是各种数据,必须对这些数据进行统计分析,才能对护理质量进行客观判断。常用的护理质量评价结果分析方法有很多,本节主要介绍几种常用分析方法和工具。

一、统　计　表

统计表是原始数据的一种整理结果,应用最广,用途最大。统计表通常采用表格形式,清晰、对比强烈,便于阅读,是一种非常适用的质量管理工具。统计表的构成通常包括标题、标目、格式、线条、数字、备注等(表1-4-2)。

表 1-4-2 护理质量实施层级管理前后对比

护理质量指标	实施前	实施后	χ^2	P
病人对护士的满意度	81.7	95.9	12.06	<0.01
医师对护士的满意度	75.0	91.7	12.00	<0.01

二、因 果 图

因果图是分析和表示某一结果与其原因之间关系的一种工具。通过分层次列出各种可能的原因,最终找出和识别与某种结果有关的真正原因,进而寻找解决问题的措施。因果图因其形状像鱼刺,故又称鱼骨图(图1-4-3)。因果图包括原因和结果两个部分,原因部分又根据对质量问题造成影响的大小分大要因、中要因、小要因、终末要因。其绘制步骤如下:

1. 明确要解决的质量问题,用一条主干线指向结果。

2. 将影响质量的原因分类,先从人员、机器(设备)、材料、方法、环境几方面分析大要因,然后再到中要因、小要因依次细分,一直到可以直接采取措施的终末要因为止,并用箭头表示到图上。

3. 判断真正影响质量的主要原因(即真因),可采用评分法、现场确认等方法进行真因确认,对起决定作用的因素可用重线或醒目标记。

三、柏 拉 图

柏拉图又称巴雷特图法或主次因素分析图法(图1-4-4),其重点在于采用80/20原则发现重要、关键问题,进而集中力量加以解决,也可用于多个原因进行真因确认。绘制时可以针对某事件或护理质量问题的各种原因,分别统计其发生的频次,原因按频次高低排序,统计各个问题的累计百分比,找出导致80%问题发生的关键少数原

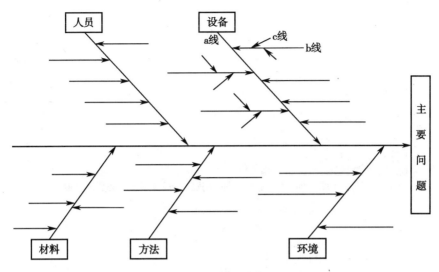

图1-4-3 因果图基本格式

a线为大要因,b线为中要因,c线为小要因

因进行改进。柏拉图有左右两个纵坐标、一个横坐标、多个直方柱和一条折线构成。左边纵轴表示质量问题频数,右边纵轴表示累计频率,横轴表示影响质量的各项因素,按其影响大小,从左至右依次排列。

应用柏拉图时应注意几点事项:①主要因素不要太多,一般3~5个左右,否则就失去寻找主要原因的意义;②影响因素小于5%的因素可以归为其他类,并统一放在横轴最后;③针对主要原因采取措施后,应再收集改善后的数据,重新画出柏拉图,以评价措施落实的效果。

四、控 制 图

控制图是质量管理最基本的、应用最广泛的工具,是通过日常的监测来判断质量是否处于稳定状态的一种图表(图1-4-5)。控制图由中心线(CL)、上控制线(UCL)和下控制线(LCL),以及按时间顺序抽取的样本统计量数值的描点序列构成。上、下控制线一般以均值±不同倍数标准差为准。不同的控制图有其不同的适用范围,其标

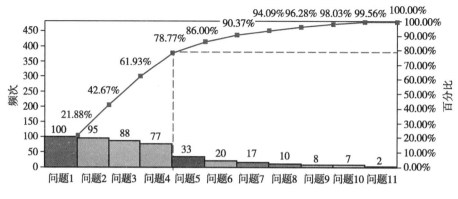

图 1-4-4 柏拉图基本格式

准差倍数掌握情况也不一样。

当多数点都集中在 CL 附近时说明情况是稳定的。异常情况的判定包括以下几种情况:①连续 3 点中有 2 点接近控制线;②连续 7 点落在中心线的一侧;③连续 7 点有上升或下降的趋势。对于出现的异常情况,首先要先分析其测量方法或工具是否存在问题,排除其他情况时才可以当作异常点来处理。对于异常点处理,往往需要找出问题的根本原因加以改进,并采用适宜的质量管理工具,通过持续监测、分析与改进使控制图回归正常。

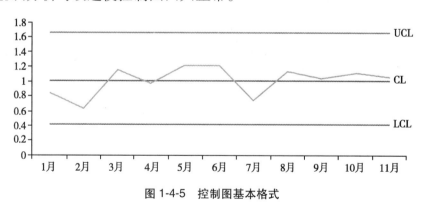

图 1-4-5 控制图基本格式

(张华甫)

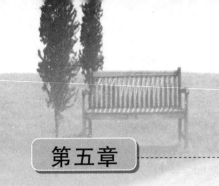

第五章

护 理 查 房

护理查房是医院护理质量管理中的重要内容,是各级护理管理者的职责之一,抓好护理查房是促进护理管理和提高护理业务水平的重要措施。查房有多种类型,按组织形式可分为护理部主任查房、科护士长查房和护士长查房;按查房目的可分为质量查房、个案查房、教学查房、观摩查房;按查房时间又可分为常规查房(定期)和随机查房(不定期查房)。

第一节 质 量 查 房

一、质量查房的目的

1. 实施护理管理,强化质量意识,了解所查科室实施目标管理的进程和完成目标的情况并对存在的问题和所制订的计划进行协调控制,保证护理目标的完成。逐步建立护理质量 PDCA 循环管理体系,促进护理管理。

2. 促进病房标准化管理,通过质量查房使病房达到管理科学化、制度化、工作程序化、陈设规范化、技术操作常规化,从而达到提高护理质量管理的目的。

3. 有利于护理模式的转变和实施,强化护理程序的应用。

4. 培养和提高护理管理人员的管理素质、管理能力和管理水平。

5. 有利于改善护理人员的服务态度,从而提高服务质量和临床护理质量。

6. 协助解决临床护理管理中的疑难问题。

7. 交流经验、相互学习、取长补短,从而提高护理管理和业务技术水平。

二、质量查房内容

(一)护理管理质量

1. 护理人员基本素质如护士仪表、服务态度及文明用语。

2. 目标管理的实施情况。

3. 各项规章制度的落实及病房标准化管理的实施情况(岗位责任、物品及药品保管、消毒隔离、抢救、出入院等制度)。

4. 护理人员的质量意识及病房质量管理组活动情况。

(二)临床护理质量

1. 基础护理及危重症护理质量。

2. 护理基础理论及技术操作熟练程度,技术操作规程和疾病护理常规执行情况及护理文件书写质量等。

3. 责任制整体护理及护理程序的实施情况,责任护士职责落实情况,评价责任护士工作质量及护理文书书写质量。

4. 业务学习及新业务、新技术开展情况和带教情况。

5. 健康教育开展和落实情况。

三、质量查房方法

护理部主任及科护士长质量查房,采用查、问、考、评议、评价等方法。

1. 查 如检查病室环境是否符合十字要求(清洁、整齐、安静、舒适、安全)、各项制度的落实等情况。

2. 问 如询问责任护士对所负责病人的病情、治疗、护理、心理及社会支持系统等情况及掌握药物的作用及副作用等程度。

3. 考　如抽考护士掌握护理技术操作的熟练程度。

4. 评议　采取汇报、讨论、总结的方法,以护理部主任质量查房为例:

(1)由护士长汇报以下内容,包括本周期工作计划及完成任务的情况、护理指标达标率、质控情况、开展护理研究及教学情况、本科存在的问题及下一周期工作计划。

(2)由质量管理组成员分别汇报预查房结果,预查房由护理部质量管理组负责,每月对各病房进行一次全面质量检查及考评。

护理部主任结合上述汇报组织讨论并总结,根据查房中发现的问题,提出改进意见。

5. 评价　采取现场考评的方法综合评价本次查房质量,总分可以百分计算,其中预查房占50%,护理部主任质量查房占50%,将得分分为不同等级,如90分以上为优,80~89分为良,70~79分为中,69分以下为差。最后由主查人员(护理部主任或科护士长)填写质量查房记录并签名留档。

四、查房后质量持续改进

针对质量查房中存在的问题提出下一个循环周期的改进计划,作为循环管理体系中的计划阶段,包括质量改进项目主题、下一周期目标、有关对策及措施。由被查科室护士长向病房全体护理人员传达并贯彻护理部主任或科护士长质量查房结论和要求,并负责落实下一步质量改进计划和实施方案,及时进行改善效果评价,以达到持续质量改进的目的。

科室护士长在组织开展质量查房时应注意:每月质量查房不同于每日检查的常规事项,应当结合科室当前重点工作或行政部门下达的标准、规范、制度执行情况以及上一周期质量持续改进的问题等制定本次查房重点。查房过程体现以病人为中心的理念,针对查房重点选择重点病人,利用追踪方法进行质量查房,既要突出重点,又要对日常质量管理项目进行整合。

(陈荣秀)

第二节 个案查房

一、个案查房目的

1. 提高临床护理质量,针对个案病例在护理过程中尚未解决以及可能发生的问题,从理论上和实际护理过程中分析其原因并提出正确的处理和预防措施,从而提高护理质量。

2. 提高护理人员的业务能力,指导下属解决临床护理工作中的疑难问题。通过护理查房提高护理人员的业务水平和解决临床实际问题的能力。

3. 促使护理人员看书学习,不断更新知识,提高专科知识水平。

二、个案查房内容

个案查房以疑难病和危重病人为主要对象。其内容包括:

1. 检查责任护士掌握病情的程度(如病人姓名、职业、病情、治疗、护理、饮食、心理、经济、社会及家庭支持系统等)。

2. 了解护理程序实施情况,评估是否全面、护理问题有无遗漏、护理计划是否符合病人实际情况、护理措施是否恰当、依据是否科学、效果评价是否满意。

3. 检查基础护理及专科护理质量。

4. 指导并解决护理中存在的问题。

5. 提出预防性的护理措施,防止并发症的发生。

6. 介绍有关新知识、新技术,提高护理人员业务技术水平。

三、个案查房程序和方法

（一）查房前

1. 由护士长根据病情选择病例。

2. 查房前三天通知应参加查房人员，必要时可发放病历摘要。

3. 参加人员应提前了解病人情况，查看病人，查阅有关资料。

（二）查房时

1. 护士长讲明查房的目的，责任护士汇报病例。

2. 至床旁评估病人症状、体征，由护士长/责任护士进行与个案病例相关的护理查体。

3. 集中讨论

（1）由责任护士根据病例及评估情况提出相关的护理问题，有针对性地采取的护理措施，并进行效果评价。

①现存问题：通过评估病人的症状、体征及实验室检查结果，确定病人目前存在的需要护士给予解决的问题。如便秘、腹泻、体温过高、患侧肢体功能障碍等。

②潜在问题：护士评估病人病情及存在的高危因素，有针对性的提出可能发生的问题：

a. 根据疾病的病理、生理变化，需要护理人员进行病情观察的有关护理问题。如对于脑出血颅内压增高的病人提出"有发生脑疝的危险"。

b. 在疾病治疗和护理过程中可能发生的并发症，需护士采取相关措施去预防的问题：如长期留置导尿管的病人提出"有尿路感染的危险"，长期留置导管的病人提出"导管滑脱或感染的危险"。

c. 由于药物的药理作用或副作用可能引起的机体反应需要护士观察或采取应急措施的相关护理问题，如长期使用胰岛素的病人提出"有低血糖危险"。

（2）护士长可结合本病例存在的主要护理问题、与本疾病相关的护理进展知识,采取启发式的提问方式,促使大家深入讨论,在查房过程中培养护理人员对病人全面观察、综合分析和独立思考的能力。

(3)护士长进行总结发言。

(4)护理部主任做查房的总体效果评价并提出改进意见。

病房个案查房程序可参照护理部个案查房程序酌情安排。

(陈荣秀)

第三节　教 学 查 房

一、教学查房目的

1. 结合典型病例,在直观视觉下使学生理论联系实际,进一步强化课堂知识。

2. 指导学生正确运用护理程序,通过教学查房提高学生的分析问题和处理问题的能力。

3. 督促学生读书学习,巩固课堂知识,增添临床新知识。

二、教学查房内容

以个案查房的形式,通过典型病例、典型症状、体征,以直观的方法进行示范教学。

三、教学查房方法

查房前准备与个案查房相同(应选择典型病例)。

查房时:

1. 由带教老师或护士长主持。

2. 由一名学生(责任护士)报告病情。

3. 老师结合病人疾病诊断讲解发病原因、诊断、治疗及护理原则。对某些阳性体征,通过查体进行示教,给学生以直观视觉,加深印象,如蜘蛛痣及杵状指的特点,常见于哪些病人。老师在查房中还应特别注意对护理程序的应用,从评估、护理问题、护理措施、依据到护理效果的评价,结合病情进行具体讲解、分析,并运用启发式的教学方法启发学生思考问题,鼓励学生积极回答问题,引导学生提出有关的潜在护理问题及预防性护理措施和依据。

4. 由教学老师或护士长总结,提出该病人在疾病转归过程中可能出现的问题及下一步的护理重点,予以必要的指导,并对本次查房的优、缺点进行总结。

（陈荣秀）

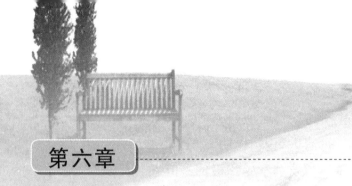

护理安全管理

随着国家医疗法律法规的逐渐健全和完善,护理科学技术的迅速发展和护理专业范畴的不断拓展,公众对护理服务的需求不断提高,法制观念和自我保护意识不断增强,医疗护理承担的风险也越来越大,医疗安全问题已成为医疗卫生保健体系和社会大众关注的焦点问题。因此,风险管理在护理管理中的作用越显重要。护理安全已成为衡量护理工作质量的重要工作指标,护理管理也应当从保证病人安全着手,加强护理安全管理,促进护理质量不断提升。

第一节　护理风险管理与护理安全管理

医疗护理风险是一种职业风险。即从事医疗护理服务职业,具有一定的发生频率并由该职业者承受的风险。风险包括经济风险、政治风险、法律风险、人身风险。因此,现代医院管理者必须对风险因素进行安全管理及有效控制。

一、护理风险管理与护理安全管理

(一)护理风险与护理安全的概念

护理风险指病人在医疗护理过程中,由于风险因素直接或间接影响导致可能发生的一切不安全事件。除具有一般风险的特征外,尚具有风险水平高、风险客观性、不确定性、复杂性及风险后果严重等特征。

护理安全是服务质量的首要特征,是指在医疗服务过程中,既要保证病人的人身安全不因医疗护理失误或过失而受到危害,又要避免因发生事故和医源性纠纷而造成医院及当事人承受风险。

护理风险是与护理安全相并存的概念,二者是因果关系,即在医疗护理风险较低的情况下,医疗护理安全就会得到有效的保障。因此护理管理者首先要提高护理人员护理风险意识,才能确保护理安全。

（二）护理风险管理与护理安全管理的概念

1. 护理风险管理是指对病人、医务人员、医疗护理技术、药物、环境、设备、制度、程序等不安全因素进行管理的活动。即采用护理风险管理程序的方法,有组织、有系统地消除或减少护理风险事件的发生及风险对病人和医院的危害及经济损失,以保障病人和医务人员的安全。

2. 护理安全管理是指为保证病人身心健康,对各种不安全因素进行有效控制。通过护理安全管理可以提高护理人员安全保护意识,最大限度降低不良事件的发生率,是护理质量管理中的重要组成部分。

因此,安全管理强调的是减少事故及消除事故,而风险管理是为了最大限度地减少由于各种风险因素而造成的风险损失,其管理理念是提高护理风险防范意识,预防风险的发生。风险管理不仅包含了预测和预防不安全事件的发生,而且还延伸到保险、投资甚至政治风险等领域,以此达到保证病人及医务人员的人身安全。由于护理风险管理与安全管理的着重点不同,也就决定了它们控制方法的差异。

（三）护理风险管理的理念

护理风险管理的理念即将发生不良事件后的消极管理变为事件发生前的前馈控制。瑞士奶酪模式已经用于临床风险的管控,其理论也被称为"累积行为效应"(图1-6-1)。该理论认为在一个组织中，事件的发生有四个层面(四片奶酪)的因素，包括组织的影响、不安全监管、不安全行为先兆、不安全的操作行为。每一片奶酪代表一层防御体系，每片奶酪上的孔洞代表防御体系中存在的漏洞和缺陷。这些孔的位置和大小都在不断变化，当每片奶酪上的孔排列在一条直线上时，风险就会穿过所有防御屏障上的孔，导致风险事件的发生。如果每个层面的防御屏障对其漏洞互相拦截，系统就不会因为单一的不安全行为导致风险事件的发生。因此，加强护理风险防范和管理则需要不断强化护理人员的风险防范意识，加强过程质量中各环节质量监管，人人强化质量第一、预防为主、及时发现安全问题，通过事前控制将可能发生的风险事件进行预警，防止不良事件的发生，保证病人安全。

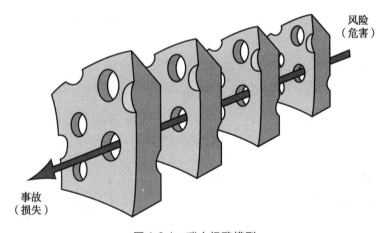

图1-6-1 瑞士奶酪模型

二、护理风险管理程序

护理风险管理程序是指对病人、工作人员、探视者等可能产生伤害的潜在风险进行识别、评估，采取正确行动的过程。

(一)护理风险的识别

护理风险的识别是对潜在的和客观存在的各种护理风险进行系

统地、连续地识别和归类,并分析产生护理风险事件原因的过程。常用的护理风险识别方法有以下几种:

1. 鼓励护理人员、护士长及时上报风险事件,掌握可能发生风险事件的信息,以利于进一步监控全院风险事件的动态,制定回避风险的措施,以杜绝类似事件的发生。

2. 通过常年积累的资料及数据分析掌握控制风险的规律,使管理者能抓住管理重点,如各类风险事件过程质量中的高发部门、高发时间、高发人群等,针对薄弱环节加强质量控制,规避风险事件。

3. 应用工作流程图,包括综合流程图及高风险部分的详细流程图,了解总体的医疗护理风险分布情况,全面综合地分析各个环节的风险,以预测临床风险。

4. 采用调查法,通过设计专用调查表调查重点人员,以掌握可能发生风险事件的信息。

(二)护理风险的评估

护理风险的评估是在风险识别的基础上进行的。评估的重点是识别可能导致不良事件的潜在危险因素。即在明确可能出现的风险后,对风险发生的可能性及造成损失的严重性进行评估,对护理风险进行定量、定性地分析和描述并对风险危险程度进行排序,确定危险等级,为采取相应风险预防管理对策提供依据。风险评估方法可参照第四章第三节"护理质量管理方法"的内容。

(三)护理风险的控制

护理风险控制是护理风险管理的核心,是针对经过风险的识别衡量和评估之后的风险问题所应采取的相应措施,主要包括风险预防及风险处置两方面内容。

1. 风险预防　在风险识别和评估基础上,对风险事件出现前采取的防范措施,如长期进行风险教育、加强新护士规范化培训、举办医疗纠纷及医疗事故防范专题讲座等,强化护理人员的职业道德、风险意识及法律意识,进一步增强护理人员的责任感,加强护理风监控。

2. 风险处置 包括风险滞留和风险转移两种方式。

(1)风险滞留是将风险损伤的承担责任保留在医院内部,由医院自身承担风险。

(2)风险转移是将风险责任转移给其他机构,最常见的风险控制方式如购买医疗风险保险,将风险转移至保险公司,达到对医护人员自身利益的保护。

（四）护理风险的监测

护理风险的监测是对风险管理手段的效益性和适用性进行分析、检查、评估和修正。如通过调查问卷、护理质控检查、理论考试等方法获得的数据进行分析和总结,评价风险控制方案是否最佳,所达效果如何,以完善内控建设,进一步提高风险处理的能力并为下一个风险循环管理周期提供依据。

（陈荣秀）

第二节　护理安全文化与护理行为风险管理

在护理活动中,存在诸多影响安全的因素,其中人的护理行为是最重要的因素之一。因此,安全文化建设是护理人员安全意识和行为的导向,只有在医院中建立一种积极的安全文化,才能营造以人为本的安全氛围,不断提高护理安全文化素质,促使安全护理成为自觉的行为,以将护理风险降到最低限度。

一、安全文化概念

（一）安全文化

早在 1986 年,国际原子能机构的国际和安全咨询组在前苏联切尔诺贝利核电站核泄漏事故报告中,首次提出"安全文化",即实现安全的目标必须将安全文化渗透到所要进行的一切活动中,进一步树立了安全管理的新理念。

安全文化即借助一种文化氛围,将"以人为本"的理念渗透在安全管理的过程中,通过潜移默化的教育、影响塑造良好的安全素质,营造一种充满人性、互为尊重、关爱的人文氛围,使之形成一种安全高效的工作环境,以建立起安全可靠的保障体系。

(二) 护理安全文化

护理人员在护理实践中通过长期的安全文化教育和培养,进一步强化其质量意识、责任意识、法规意识、风险意识,并通过潜移默化的渗透使外在教育与影响,自觉渗透到内心之中,变为内在信念,形成能够约束个人思想和行为,凝聚其道德规范、价值观念为准则的精神因素的总和,以此激发护士内在的潜能,将安全第一、预防为主的理念转化为自觉的行为,使其从"要我做"变为"我要做"的自律行为,保障护理安全。

二、安全文化和安全法规在规范护理行为中的作用

2003 年,由 Singer 等提出:安全文化可以理解为将希波格拉底的格言"无损于病人为先"整合到组织的每一个单元,注入每一个操作规程之中,就是将安全提升到最优先地位的一种行为。

安全行为的建立可受多种因素影响,包括内因及外因的作用,其中安全文化和安全法规、规章对安全行为的影响最为重要。

(一) 安全文化对安全行为的影响

安全文化是无形的制度,它是依赖于内在的约束机制,发挥作用的自律制度。因此,安全文化有助于员工建立并形成自觉的安全行为准则、安全目标及安全价值观,使护理人员在护理实践中,逐步认识到自己对社会所承担的责任,并将个人的价值观和维护生命与健康重任统一起来,建立关爱病人、关爱生命的情感及良好的慎独修养,以高度的敬业精神不断完善自我行为,更好地履行安全法规、规范、操作规程,规避风险的发生。

（二）安全法规规章对安全行为的影响

安全法规规章均为由国家制定并强制实施的行为规范，护理制度、护理常规均是在长期的护理实践中总结的客观规律，是指导护理行为的准则。两者均为有型的、并依赖外在约束发挥作用的他律制度，使其逐步形成护理人员所遵循的工作规范，因此具有强制性的管理作用。

安全行为的产生既要依赖于安全、法规、规章、制度，又要依赖于安全文化，两者之间是互补的关系。因为任何有形的安全制度都无法深入到护理过程的细枝末节中，也无法完全调动护理人员的安全创造力，因此安全文化只有与安全法规相结合，才能达到规范安全护理行为的效果。

（三）营造非惩罚的安全文化

构建安全文化首先需要护理管理者更新观念，积极倡导安全文化，建立不良事件自愿报告系统。安全文化的重要标志之一是针对"系统+无惩罚环境"，调动护理人员积极性，主动报告不良事件，并不受惩罚，畅通护理缺陷的上报系统，使被动的事后分析模式转变为主动汇报潜在隐患，有利于尽早发现不安全因素，调动护理人员主动参与护理安全管理，从根源上分析原因，并对系统加以改进，使护理人员从发生事件中得到启示，以有效预防护理风险的发生。

三、护理行为风险的防范措施

1. 建立健全风险管理组织，使其风险管理活动有系统、有计划、有目的、有程序，以此形成长效、稳固的风险管理体系，保证临床护理工作的有效监管及控制护理风险的发生。

2. 护理管理者应根据行业标准要求，制定并及时修订相关的工作制度、操作规范、操作流程及各项护理风险预案，抓好安全管理的环节，并在其预案制定的基础上，进一步完善事件发生后的应急处理措施，使护理风险降至最低水平。

3. 各级护理管理人员应加强质量改进意识,在牢固树立"预防为主、强化一线、持续改进"等原则的基础上,充分运用现代护理安全管理工具和方法,针对临床质量问题建立院内护理质量评价体系,以此发现问题,聚焦重点,把握要因,落实对策,促进临床护理质量的持续改进。

4. 合理配置护理人力资源,使护理人员数量与临床实际工作相匹配,并根据护士资质、专业水平、工作经历等,合理构建人员梯队,使护理人员最大限度地发挥专长,进一步增强责任心和竞争意识,减少和避免护理行为不安全因素的发生。

5. 加强护理专业技术培训和继续医学教育,护理管理者需要有计划、有目的的结合专业需求,组织护士业务学习,选送护理骨干参加专科护士培训或外出进修,不断更新知识,以适应护理学科的发展。

6. 护理人员在工作中,要建立良好的护患关系,加强与病人的沟通,及时将可能发生的风险因素告知病人及家属,并在进行特殊治疗、检查、高风险的护理操作时,要认真履行告知义务,征得病人及家属的同意,并执行知情同意的签字手续,以将职业风险化解到最低限度。

7. 构建安全文化,将安全文化视为一种管理思路,运用到护理管理工作中,使安全文化的理念不断渗透在护理行为中,培养和影响护理人员的安全管理的态度及信念,并使护理人员能够从法规的高度认识职业的责任、权利和义务,规范安全护理行为,以建立安全的保障体系。

（陈荣秀）

第三节　病人安全目标管理规范

随着医疗领域高科技设备在临床的广泛应用和药品更新的不断

加快,医疗过程中的不安全因素日益凸显出来。病人安全和医疗护理过程中潜在的风险已成为世界各国医院质量管理关注的焦点。因此病人安全目标的制定对于进一步加强医疗安全管理、强化病人安全意识是至关重要的。

一、严格执行查对制度,正确识别病人身份

病人身份确认是指医务人员在医疗护理活动中,通过严格执行查对制度对病人的身份进行核实,使所执行的诊疗活动过程准确无误,保证每一位病人的安全。

1. 对门诊就诊和住院病人执行唯一标识(医保卡、新型农村合作医疗卡编号、身份证、病案号等)管理,制定准确确认病人身份的制度和规程,并在全院范围内统一实施。

2. 建立使用腕带作为识别标识的制度,作为操作前、用药前、输血前等诊疗活动时识别病人的一种有效手段。

(1)住院病人应佩戴腕带,特别是对手术部、重症监护病房(ICU、CCU、SICU、RICU)、急诊抢救室、新生儿科/室、意识不清、抢救、输血、不同语言、交流障碍及无自主能力的重症病人使用腕带识别病人身份。

(2)腕带标识清楚,须注明病人姓名、性别、出生年月日、病案号等信息,有条件的医院建议使用带有可扫描自动识别的条码腕带识别病人身份。对于传染病、药物过敏、精神病等特殊病人,应有明显的识别标识(腕带、床头卡等)。

(3)腕带佩戴前护士应根据病历填写腕带信息,双人核对后逐一与病人或其家属进行再次核对,确认无误后方可佩戴。若腕带损坏或丢失时,仍需要双人按以上方法核对后立即补戴。

(4)病人佩戴腕带应松紧适宜,保持皮肤完整、无损伤,手部血供良好。

(5)病人出院时,须将腕带取下。

3. 在诊疗活动中,严格执行查对制度,确保对正确的病人实施正确操作。

(1)在标本采集、给药或输液、输血或血制品、发放特殊饮食等各类诊疗活动前,必须严格执行查对制度,应至少同时使用两种病人身份识别方法(如姓名、年龄等病人信息,禁止仅以房间或床号作为识别的唯一依据)。如确认床号后,操作者持执行单核对床头卡/腕带相关病人信息并核对病人姓名,特别是在采血、药物治疗或输血操作时,操作者采用询问病人姓名方式,经核对无误后方可执行。

(2)实施任何介入或有创诊疗活动前,操作者应亲自向病人或家属进行告知,作为最后确认手段,以确保对正确的病人实施正确的操作。

(3)完善各转科关键流程的病人识别措施,健全转科交接登记制度。

1)病人转科交接时执行身份识别制度和流程,尤其急诊、病房、手术部、ICU、产房、新生儿室之间转接的关键流程中,应建立并执行对病人身份确认的具体措施、交接程序及双方交接项目的记录文书,由双方签字。

2)对新生儿、意识不清、语言交流障碍等原因无法向医务人员陈述自己姓名的病人,由病人陪同人员陈述病人姓名。

4. 职能部门应落实其督导职能并有记录。

二、强化手术安全核查、手术风险评估制度及工作流程,防止手术病人、手术部位及术式发生错误

1. 多部门共同合作制定与执行"手术部位识别标识制度""手术安全核查"与"手术风险评估制度"以及其工作流程。

2. 择期手术病人在完成各项术前检查、病情和风险评估以及履

行知情同意手续后方可下达手术医嘱。

3. 手术医师应在术前对病人手术部位进行体表标识,并主动请病人参与认定,避免错误手术的发生。

4. 接病人时将手术病人确认单与病历核对,确认后,手术室工作人员、病房护士与手术病人或家属共同核对病人信息、手术部位及标识三方核对无误并签字,确认手术所需物品及药品均已备妥,方可接病人。

5. 认真执行安全核查制度,手术医师、麻醉医师、手术室护士应共同合作实施三步安全核查流程,并进行三方确认签字。

第一步:麻醉实施前,由麻醉医师主持,三方根据手术安全核查单的内容,依次核对病人身份(姓名、性别、年龄、病案号)、手术方式、知情同意情况、手术部位与标识、麻醉安全检查、皮肤是否完整、术野皮肤准备、静脉通道建立情况、病人过敏史、抗菌药物皮试结果、术前备血情况、假体、体内植入物、影像学资料等内容。局部麻醉病人由手术医师、巡回护士和手术病人共同核对。

第二步:手术开始前,由手术医师主持,三方共同核查病人身份(姓名、性别、年龄)、手术方式、手术部位与标识,并确认风险预警等内容。手术物品准备情况的核查由手术室护士执行并向手术医师和麻醉医师报告。

准备切开皮肤前,手术医师、麻醉医师、巡回护士共同遵照"手术风险评估"制度规定的流程,实施再次核对病人身份、手术部位、手术名称等内容,并根据手术切口清洁程度、麻醉分级(ASA分级)、手术持续时间判定手术风险分级(NNIS)并正确记录。

第三步:病人离开手术室前,由巡回护士主持,三方共同核查病人身份(姓名、性别、年龄)、实际手术方式,术中用药、输血的核查,清点手术用物,确认手术标本,检查皮肤完整性、动静脉通路、引流管,确认病人去向等内容。

6. 手术安全核查项目填写完整。

三、加强医务人员之间有效沟通程序,完善医疗环节交接制度,正确、及时传递关键信息

1. 建立规范化信息沟通程序,加强医疗环节交接制度,包括医疗护理交接班、病人转诊转运交接、跨专业团队协作等。

2. 规范医嘱开具、审核、执行与监管程序及处理流程。

(1)正确执行医嘱

1)在通常诊疗活动中医务人员之间应进行有效沟通,做到正确执行医嘱。对有疑问的医嘱护士应及时向医师查询,严防盲目执行,除抢救外不得使用口头或电话通知医嘱。

2)只有在对危重症病人紧急抢救的特殊情况下,对医师下达的口头医嘱护士应复诵,经医师确认后方可执行,并在执行时实施双人核对,操作后保留安瓿,经二人核对后方可弃去。抢救结束后督促医师即刻据实补记医嘱。

3)开具医嘱后,护士必须分别将医嘱打印或转抄至各类长期医嘱治疗单或执行单上,并由两人核对无误后在医嘱执行单上双人签名。

4)医嘱执行后,执行护士在医嘱执行单上的执行栏内注明执行时间并签名。

(2)病人"危急值"处理:护士在接获信息系统、电话或口头通知的病人"危急值"或其他重要的检验/检查结果时,必须规范、完整、准确地记录病人识别信息、检验结果/检查结果和报告者的信息(如姓名与电话),进行复述确认无误后及时向主管医师或值班医师报告,并做好记录。

3. 严格执行护理查对制度

(1)严格执行服药、注射、输液查对制度

1)执行药物治疗医嘱时要进行三查七对,即操作前、中、后分别

核对床号、姓名、药名、剂量、浓度、时间、用法。

2）清点药品时和使用药品前，要检查药品质量、标签、有效期和批号，如不符合要求不得使用。

3）给药前注意询问有无过敏史；使用麻、精、限、剧药时要经过反复核对；静脉给药要注意有无变质，瓶口有无松动、裂缝，给予多种药物时，要注意配伍禁忌。

4）摆药后必须经二人分次核对无误方可执行。

（2）严格执行输血查对制度：要求在取血时、输血前、输血时必须经双人核对无误，方可输入。输血时须注意观察，保证安全。

（3）严格执行医嘱查对制度

1）开医嘱、处方或进行治疗时，应查对病人姓名、性别、床号、病案号。

2）医嘱下达后，办公室护士按要求处理并做到班班查对和签字。

3）对有疑问的医嘱必须与医师进行核实，确认无误后方可执行。

4）在紧急抢救的情况下，对医师下达的口头医嘱护士应清晰复诵，经医师确认后方可执行，并在执行时实施双人核对，操作后保留安瓿，经二人核对后方可弃去。抢救结束后督促医师即刻据实补记医嘱。

5）整理医嘱单后，须经第二人查对。

6）办公室护士及夜班护士每天各查对一次医嘱。

7）护士长每日查对，每周组织大查对。

8）建立医嘱查对登记本，办公室护士、夜班护士每日查对医嘱、护士长每周查对医嘱后应在登记本上记录医嘱核实情况并注明查对时间及查对者双签名。

4. 建立跨专业有效沟通的培训机制，减少医务人员之间沟通方式的差异，提供多种沟通方式，确保沟通准确、通畅、便捷。

四、减少医院感染的风险

1. 严格执行手卫生规范,落实医院感染控制的基本要求。

(1)按照手卫生规范正确配置有效、便捷的手卫生设备和设施,为执行手部卫生提供必需的保障与有效的监管措施。

(2)医务人员在临床诊疗活动中,应严格遵循手卫生相关要求,尽可能降低医院内医疗相关感染的风险。

(3)对医务人员提供手卫生培训,要求医务人员严格掌握手卫生指征,提高手卫生的依从性,正确执行六步洗手法,确保临床操作的安全性。

2. 医务人员在无菌操作过程中,应严格遵循无菌操作规范,确保临床操作的安全性。

3. 各临床科室应使用在有效期内的、合格的无菌医疗器械(器具、耗材)。

4. 有创操作的环境消毒,应当遵循医院感染控制的基本要求。

5. 各部门的医疗废物处理应当遵循医院感染控制的基本要求。

五、提高用药安全

(一)严格执行药品管理制度

1. 认真执行诊疗区药品管理规范。

2. 认真执行特殊药品管理制度/规范。

(1)高浓度电解质(如超过 0.9% 的氯化钠溶液)、氯化钾溶液、磷化钾溶液、肌肉松弛剂、细胞毒化疗药等特殊药品必须单独存放,禁止与其他药品混合存放,且有醒目标识。

(2)有麻醉药品、精神药品、放射性药品、医疗用毒性药品及药品类易制毒化学品等特殊药品的存放区域、标识和贮存方法的相关规定。

(3)对包装相似、听似、看似药品、一品多规或多剂型药物的存放有明晰的"警示标识",并且临床人员应具备识别能力。

(4)药学部门应定期提供药物识别技能的培训与警示信息,规范药品名称与缩写标准。

(二)严格执行服药、注射、输液安全用药原则

1.转抄和执行医嘱均应严格执行核对程序,由转抄者或执行者签名。

2.严格执行三查七对制度,保证病人身份识别的准确性。

3.执行医嘱给药前认真评估病人病情,如发现病人不宜使用该药物时,应告知医师停止医嘱,保证病人安全。

4.用药前仔细阅读药品说明书,开具与执行注射剂的医嘱时要注意药物的配伍禁忌,熟悉常用药物用量、给药途径、不良反应、处理方法等。

(三)严格执行输液操作规程与安全管理制度

1.医院应设有集中配置或病区配置的专用设施。

2.护士应掌握配制药物的相关知识 静脉输液用药要合理按照输液加药顺序,分组摆药,双人核对;静脉输液时不可将两瓶以上液体以串联形式同时输入;评估病人并根据药物作用机制调节静脉输液速度,密切观察用药过程中输液反应,并制定其应急预案。

3.药师应为医护人员、病人提供合理用药方法及用药不良反应的咨询。

六、建立临床实验室"危急值"报告制度

危急值即某项危急值检验结果出现时,说明病人可能处于危险状态,此时临床医师如能及时得到检验信息,迅速给予病人有效的治疗措施,即可能抢救病人生命,否则失去最佳的抢救时机。

1.医院应制定出适合本单位的"危急值"报告制度、流程及项目表。

2."危急值"报告应有可靠途径且医技部门(含临床实验室、病

理、医学影像部门、电生理检查与内镜、血药浓度监测等)能为临床提供咨询服务。"危急值"报告重点对象是急诊科、手术室、重症监护病房及普通病房等部门的急危重症病人。

3. 对"危急值"报告的项目实行严格的质量控制,尤其是分析前对标本的质量控制措施,如建立标本采集、储存、运送、交接、处理的规定并认真落实。

4. "危急值"项目可根据医院实际情况认定,至少应包括有血钙、血钾、血糖、血气、白细胞计数、血小板计数、凝血酶原时间、活化部分凝血活酶时间等,是表示危及生命的检验结果。

七、防范与减少病人跌倒、坠床、压疮等事件发生

(一)防范与减少病人跌倒、坠床等意外事件的发生

1. 有防范病人跌倒、坠床的相关制度,并体现多部门协作。

2. 对住院病人跌倒、坠床风险评估及根据病情、用药变化再评估,并在病历中记录。

3. 主动告知病人跌倒、坠床风险及防范措施并有记录。

4. 医院环境有防止跌倒安全措施,如走廊扶手、卫生间及地面防滑。

5. 对特殊病人,如儿童、老年人、孕妇、行动不便和残疾等病人,主动告知跌倒、坠床危险,采取适当措施防止跌倒、坠床等意外,如警示标识、语言提醒、搀扶或请人帮助、床栏等。

6. 建立并执行病人跌倒/坠床报告与伤情认定制度和程序。

(二)防范与减少病人压疮发生

1. 建立压疮风险评估与报告制度和程序。

2. 认真实施有效的压疮防范制度与措施。

3. 制定压疮诊疗与护理规范实施措施,并对发生压疮案例有分析及改进措施。

4. 护理部建立对上报压疮的追踪、评估及评价系统。

八、加强全员急救培训,保障安全救治

1. 建立全员急救技能培训机制,确定必备急救技能项目,并有相关组织培训机构。

2. 对过敏性休克、火灾、地震、溺水、中暑、电梯事故、气管异物、中毒等进行应急培训和演练,对相关人员进行高级生命支持的培训。

3. 医院建立院内抢救车及药品规范管理制度,在规定的地点部署并实施统一的管理。

4. 定期对员工急救技能及应急能力进行考评,建立考评标准及反馈机制。

5. 加强员工急救时自身防护意识及自身救护能力评估,保障员工安全。

九、鼓励主动报告医疗安全(不良)事件, 构建病人安全文化

1. 建立主动报告医疗安全(不良)事件与隐患缺陷的制度与工作流程。

2. 建立多种上报途径,鼓励护理人员主动向上级部门(护理部、护理质控中心等)报告不良事件,提高不良事件上报率。

3. 进行不良事件上报相关制度和流程的全员培训,确保员工明确上报范畴、上报途径和上报流程。

4. 有医疗安全(不良)事件反馈机制,对重大不安全事件有根本原因分析,从医院管理体系、运行机制与规章制度等方面有针对性地制定持续改进对策,及时反馈并有记录。

5. 营造病人安全文化氛围,包括领导重视、组织承诺、管理参与、医务人员授权。

十、鼓励病人参与医疗安全

1. 针对病人的疾病诊疗信息,为病人(家属)提供相关的健康知识的教育,协助患方对诊疗方案的理解与支持。

(1)医院有为病人(家属)提供有关的健康知识教育及保护病人隐私的制度。

(2)护理部对护理人员进行健康知识教育的技能培训。

2. 邀请病人主动参与医疗安全管理,尤其是病人在接受介入或手术等有创诊疗前,或使用药物治疗前,或输液输血前,有具体措施与流程。

(1)病人在接受手术前告知病人手术目的与风险,邀请病人参与手术部位的确认。

(2)病人在接受介入诊疗或有创性操作前告知病人诊疗目的与风险,邀请病人参与诊疗或操作部位的确认。

(3)病人在接受药物治疗时,告知病人用药目的与可能发生的不良反应,邀请病人参与用药时的查对。

(4)针对病人病情,向病人及其近亲属提供相应的健康教育,提出供其选择的诊疗方案。

(5)病人在接受辅助检查时,要告知病人如何配合检查,邀请病人参与检查部位的确认。

3. 教育病人在就诊时应提供真实病情和真实信息,并告知其诊疗服务质量与安全的重要性。护士应及时与病人进行有效沟通,告知病人如何配合治疗的重要性。

十一、加强医学装备及信息系统安全管理

1. 建立医学装备安全管理及监管制度,遵从安全操作使用流程,加强对装备警报的管理。完善医学装备维护和故障的及时上报、维修流程。

2. 建立医学装备安全使用的培训制度,为医务人员提供相关培训,确保设备仪器操作的正确性和安全性。

3. 规范临床实验室的安全管理制度,完善标本采集、检测、报告的安全操作流程,建立相关监管制度,确保临床实验室及标本的安全。

4. 落实医院信息系统安全管理与监管制度。

（陈荣秀）

第四节　医疗事故的管理

自 2002 年 9 月 1 日起新的《医疗事故处理条例》(以下简称《条例》)开始实施,并对医疗事故作了明确界定,对规范护理行为起到了督促的作用。护理人员的法律意识不断增强,使从业人员知法、懂法并用法律规范个人行为,以保证护理工作安全有序地进行。

一、医疗事故分级

医疗事故是指医疗机构及其医务人员在医疗活动中,违反医疗卫生管理法律、行政法规、部门规章制度和诊疗护理规范、常规或发生过失造成病人人身损害的事故。

根据对病人人身造成的损害程度,医疗事故分为四级。

一级医疗事故:造成病人死亡、重度残疾者。

二级医疗事故:造成病人中度残疾,器官组织损伤导致严重功能障碍者。

三级医疗事故:造成病人轻度残疾,器官组织损伤导致一般功能障碍者。

四级医疗事故:造成病人明显人身损害的其他后果者。

二、医疗事故中医疗过失行为责任程度的标准

由专家鉴定组综合分析医疗过失行为在导致医疗事故损害后果中的作用,病人原有疾病状况等因素,判定医疗过失行为的责任程度。医疗事故中医疗过失行为责任程度分为:

1. 完全责任　指医疗事故损害后果完全由医疗过失行为造成。

2. 主要责任　指医疗事故损害后果主要由医疗过失行为造成,其他因素起次要作用。

3. 次要责任　指医疗事故损害后果绝大部分由其他因素造成,医疗过失行为起次要作用。

4. 轻微责任　指医疗事故损害后果绝大部分由其他因素造成,医疗过失行为起轻微作用。

三、医 疗 纠 纷

病人或其他家属亲友对医疗服务的过程、内容、结果、收费或服务态度不满而发生的争执,或对同一医疗事件医患双方对其原因及后果、处理方式或轻重程度产生分歧发生争议,称为医疗纠纷。

四、医疗护理事故或纠纷上报及处理规定

随着《条例》的颁布与实施,对医疗事故、纠纷处理已逐渐向法制化、规范化发展,对维护医患双方合法权益,保持社会稳定起到积极的作用。

(一)医疗护理事故与纠纷上报程序

1. 在医疗护理活动中,一旦发生或发现医疗事故及可能引起医疗事故或纠纷的医疗过失行为时,当事人或知情人应立即向科室负责人报告;科室负责人应当及时向本院负责医疗服务质量监控部门及护理部报告;护理部接到报告后应立即协同院内主管部门进行调查核实,迅速将有关情况如实向主管院领导汇报。

2. 一旦发生或发现医疗过失行为,医疗机构及医务人员应当立即采取有效抢救措施,避免或减轻对病人身体健康的损害,防止不良后果。

3. 如果发现下列重大医疗护理过失行为,导致病人死亡或可能二级以上医疗事故者、导致 3 人以上人身损害后果者,医院应将调查及处理情况报告上一级卫生行政部门。

（二）医疗护理事故或纠纷处理途径

1. 处理医疗事故与纠纷首要途径是立足于化解矛盾,即经过医患双方交涉,多方联系沟通,进行院内协商解决,避免矛盾激化。

2. 院内协调无效时,可申请由上级机构,即医学会医疗事故技术鉴定专家组进行医疗鉴定或医疗纠纷人民调解机构解决医疗纠纷。

3. 通过法律诉讼程序解决。

（三）纠纷病历的管理规定

1. 病历资料的复印或者复制　医院应当由负责医疗服务质量监控的部门负责受理复印或者复制病历资料的申请。应当要求申请人按照下列要求提供有关证明:

（1）申请人为病人本人时,应提供其有效身份证明。

（2）申请人为病人代理人时,应提供病人及其代理人的有效身份证明、申请人与病人代理人关系的法定证明材料。

（3）申请人为死亡病人近亲属时,应当提供病人死亡证明、申请人是死亡病人近亲属的法定证明材料。

（4）申请人为死亡病人近亲属代理人时,应提供病人死亡证明、死亡病人近亲属及其代理人的有效身份证明、死亡病人与其近亲属关系的法定证明材料、申请人与其死亡病人近亲属代理关系的法定证明材料。

（5）申请人为保险机构时,应当提供保险合同复印件、承办人员的有效身份证明、病人本人或者其代理人同意的法定证明材料。

2. 紧急封存病历程序

(1)病人家属提出申请后护理人员应及时向科主任、护士长汇报,同时向医务部门或专职人员汇报。若发生在节假日或夜间应直接通知医院行政值班人员。

(2)在各种证件齐全的情况下,由医院管理人员或科室医护人员、病人家属双方在场的情况下封存病历(可封存复印件)。

(3)封闭的病历由医院负责医疗服务质量监控部门保管,护理人员不可直接将病历交给病人或家属。

3. 封存病历前护士应完善的工作

(1)完善护理记录,要求护理记录要完整、准确、及时,护理记录内容与医疗记录一致,如病人死亡时间、病情变化时间、疾病诊断等。

(2)检查体温单、医嘱单记录是否完整,医师的口头医嘱是否及时记录。

4. 可复印的病历资料　门(急)诊病历和住院病历中的住院志(入院记录)、体温单、医嘱单、化验单、医学影像检查资料、特殊检查同意书、手术同意书、手术及麻醉记录单、病理报告、护理记录、出院记录。

(四) 纠纷实物的管理

1. 疑似输液、输血、注射、药物等引起不良后果的,医患双方应共同对现场实物进行封存和启封,封存的现场实物由医院保管;需要检验的,应当由双方共同指定的、依法具有检验资质的机构进行检验;双方无法共同指定时,由卫生行政部门决定。

2. 疑似输血引起不良后果,需要对血液进行封存保管的医院应当通知提供该血液的采供血机构派专人到场。

(陈荣秀)

第五节 《护士条例》《侵权责任法》与护理安全

《护士条例》和《侵权责任法》分别于 2008 年 5 月 12 日和 2010 年 7 月 1 日起正式颁布与实施。因此必须加强护理队伍的法制教育,树立正确法制观念,使之能够从法制的高度认识职业的责任、权利和义务,做到知法、守法、用法、依法施护,规范护理行为,防止医疗纠纷和事故的发生。

一、护士权利和义务相关的法规

1.《护士条例》第 16 条规定 护士执业,应当遵守法律、法规、规章和诊疗技术规范的规定。这是护士职业的根本原则,既涵盖了相关法律、法规、规章等对护士职业的基本要求和对病人及其家属以及社会的各项义务,又包含了诊疗技术规范、行业标准等所规定的护士执业过程中应当遵守的具体规范。

2.《护士条例》第 17 条规定 护士在执业活动中,发现病人病情危急,应当立即通知医师;在紧急情况下为抢救垂危病人生命,应当先行实施必要的紧急救护。

护士发现医嘱违反法律、法规、规章或者诊疗技术规范规定的,应当及时向开具医嘱的医师提出;必要时,应当向该医师所在科室的负责人或者医疗卫生机构负责医疗服务管理的人员报告。

(1)关于紧急救护:当病人病情处于危急情况时,护士应当立即通知医师,并实施必要的紧急救护。当护士实施必要的抢救时,必须依照诊疗规范,根据病人实际情况以及自身的能力水平,征得病人及家属同意后,正确实施救护,以避免对病人造成伤害。

(2)执行医嘱是护士在护理活动中应当履行的一项重要职责。在执行医嘱过程中,如果发现医嘱有违反法律、法规、规章和临床技术规范等,怀疑医嘱存在错误时,提示护士应及时和医师沟通,提出质疑,修改医嘱。不可以执行错误医嘱,否则酿成严重后果,护士将与医师共同承担所引起的法律责任。

3.《护士条例》第18条规定　护士应当尊重、关心、爱护病人,保护病人的隐私。

(1)关爱病人:护士最根本的职业特征是体现人本观和人文精神,在工作中体现对病人人格、尊严的尊重。对病人关心和关爱体现在对病人生命与生存质量的关注。因此,护士应具有良好的职业精神,规范护理行为,提供优质的护理服务。

(2)尊重病人的隐私:隐私权是指每个公民应享有对个人信息在私人活动和私有领域进行支配的人格权。护士在工作中能够获悉病人的病史、症状、体征、家族史、个人生活习惯、嗜好等隐私。因此,护士有义务保护病人隐私,避免因泄露病人隐私而造成病人不良影响以及产生严重后果。同时,《侵权责任法》第62条中明确提出:医疗机构及其医务人员应当对病人隐私保密,泄露病人隐私或者未经病人同意公开其病例资料,造成病人损害时,应当承担侵权责任。

4.《护士条例》第19条规定　护士有义务参与公共卫生和疾病预防控制工作。发生自然灾害、公共卫生事件等严重威胁公众生命健康的突发事件,护士应当服从县级以上人民政府卫生主管部门或者所在医疗卫生机构的安排,参加医疗救护:

(1)参与公共卫生和疾病预防控制工作:公共卫生和疾病预防控制领域中的大量工作与护士工作有关,如传染病与地方病的预防与控制、精神病防治、母婴保健、儿童计划免疫等。护士作为卫生专业技术人员,有义务参与并应严格执行与其相关的法律、法规及技术操作规范,保障病人安全。

(2)发生突发事件:护士应当服从卫生主管部门或医疗卫生机构的安排,该项义务是护士的一项社会义务,在发生自然灾害、公共卫生突发事件时,护士的个人利益要服从社会和国家利益。如接到灾情报告或救援指示后,医务人员都要主动、及时到达现场,组织参加医疗救护。《护士条例》第 31 条规定：对于发生自然灾害、公共卫生事件等严重威胁公众生命健康的突发事件，不服从安排参加医疗救护的，根据情节给予相应处理。

二、与护士执业注册相关的法规

1.《护士条例》第 21 条规定　医疗卫生机构不得允许未取得护士执业证书的人员、未依照护士条例第 9 条的规定办理执业地点变更手续的护士、护士执业注册有效期届满未延续执业注册的护士在本机构从事诊疗技术规范规定的护理活动。

（1）未取得护士执业证书的人员不能在医疗卫生机构从事诊疗、技术规范规定的护理活动。从事护理专业活动的人员必须具备护士执业资格。护士资质是护理专业从业人员具备的基本理论和护理实践、能力水平的标志。因此，《护士条例》第 7 条规定：护士执业，经执业注册取得《护士执业证书》者，方能在医疗卫生机构从事护理工作。

（2）按照《护士条例》第 9 条规定：护士在其执业注册有效期内变更执业地点时，应当向拟执业所在地的卫生主管部门报名并办理变更手续。如果护士在本地区医院进行调动，均需办理执业变更手续。未依照该规定办理执业地点变更手续的护士不能在医疗卫生机构从事诊疗技术规范规定的护理活动。

（3）《护士条例》第 8 条、第 10 条规定：护士执业注册有效期为 5 年，有效期满需要继续执业的，应当向本地区卫生主管部门申请延续注册。收到申请的卫生主管部门对具备本条例规定条件的，准予延续，延续执业注册有效期仍为 5 年；对不具备本条例规定条件的，不予延续，并书面说明理由。护士执业注册有效期满未延续执业注册的护士不能在医疗卫生机构从事诊疗技术规范规定的护理活动。

2.《护士条例》第 28 条规定　如果医疗卫生机构违反条例规定，允许上述人员从事诊疗技术规范规定的护理活动，均由其卫生主管部门依据职责分工给予相应处分。

3. 在《侵权责任法》第 54 条规定 病人在诊疗活动中受到损害,医疗机构及其医务人员有过错的,都存在违法行为。因此如果未能根据《护士条例》第 2 章中护士执业注册要求,未办理执业注册手续,未准予从事特定的护理活动而致病人在诊疗活动中受到损害,即判定医疗机构及当事人有过错,即为违法行为。

三、与法律责任相关的法规

1. 《护士条例》第 31 条规定 护士在执业活动中有下列情形之一的:①发现病人病情危急未立即通知医师的;②发现医嘱违反法律、法规、规章或者诊疗技术规范的规定,未依照本条例第 17 条的规定提出或者报告的;③泄露病人隐私的;④发生自然灾害、公共卫生事件等严重威胁公众生命健康的突发事件,不服从安排参加医疗救护的。均由所在地卫生主管部门依据职责分工给予相应处理,情节严重的吊销其护士执业证书。

2. 依据《侵权责任法》第 58 条 即病人有损害,因违反法律、行政法规、规章以及其他有关诊疗规范的规定,推定医疗机构有过错,即为违法行为。

3. 《侵权责任法》第 57 条规定 医务人员在诊疗活动中,未尽到当时的医疗水平相应的诊疗义务,造成病人损害,应承担赔偿责任。因此护理人员必须遵循《护士条例》第 24 条:医疗卫生机构应当制定、实施本机构护士在职培训计划,并保证护士接受培训。护士培训应当注重新知识、新技术的应用,根据临床专科护理发展和专科护理岗位的需要,开展对护士的专科护理培训,以为病人提供与当时的行业标准及技术规范相符合的护理技术。

4. 《侵权责任法》第 58 条规定 病人有损害,因隐匿或者拒绝提供与纠纷有关的病历资料,伪造、篡改或者销毁病历资料,推定医疗机构有过错。因此护理人员必须遵循病历书写相关要求,护理记录书写应遵循客观、真实、准确、及时、完整的原则,抢救病人应及时、据实记录,不得随意伪造、篡改病历,否则即为违法行为,并承担责任。《侵权责任法》第61条:医疗机构及其医务人员应当按照规定填写并妥善保管住院志、医嘱单、检验报告、手术及麻醉记录、病理资料、护理记录、医疗费用等病历资料。病人要求查阅、复制的病历资料,医疗机构应当提供。因此护理人员应按规定书写记录,并妥善保管病历资料。在病人提出要求时,应遵循医疗事故处理条例中有关病历纠纷管理规定复印。

5.《侵权责任法》第59条规定 因药品、消毒药剂、医疗器械的缺陷,或者输入不合格的血液造成病人损害的,病人可以向生产者或者血液提供机构请求赔偿,也可以向医疗机构请求赔偿。病人向医疗机构请求赔偿的,医疗机构赔偿后,有权向负有责任的生产者或者血液提供机构追偿。因此,护士在执行药物治疗过程中,必须严格执行技术操作规范。如查对药品及溶媒名称、剂量、浓度、性质、批号、有效期等药品质量。使用医疗器具、器材时必须检查产品是否合格,如包装有无破损、产品是否在有效期内等,对不合格者及时通知主管部门。疑似输血引起病人不良后果,需要对血液进行封存保管,应由主管部门通知提供该血液的供血机构派专人到现场处理。

(陈荣秀)

第六节 护理不良事件的管理

不良事件是指在诊疗护理活动中,因违反医疗卫生法律、规章和护理规范、常规等造成的任何可能影响病人的诊疗结果、增加病人痛苦和负担并可能引发护理纠纷或事故的事件。医院应积极倡导、鼓励医护人员主动报告不良事件,通过对"错误"的识别能力和防范能力,使医院在质量管理与持续改进活动过程中,提升保障病人安全的能力。

一、护理不良事件的分级

护理不良事件按照事件的严重程度分为四个等级。

Ⅰ级(警讯事件)　非预期的死亡,或是非疾病自然进展过程中造成永久性功能丧失。

Ⅱ级(不良后果事件)　在疾病医疗过程中因诊疗活动而非疾病本身造成的病人机体与功能损害。

Ⅲ级(未造成后果事件)　虽然发生了错误事件,但未给病人机体与功能造成任何损害,或虽有轻微后果但不需任何处理可完全康复。

Ⅳ级(临界错误事件)　由于及时发现,错误事件在对病人实施之前被发现并得到纠正。

二、护理不良事件的分类

1. 药物事件　即给药过程相关的不良事件,如医嘱开立、配液、输液过程相关的不良事件。

2. 输血事件　与输血过程相关的不良事件,如自医嘱开立、备血、输血过程相关的不良事件。

3. 手术事件　在手术前、手术中、手术后过程中的不良事件。

4. 医疗处置事件　与医疗护理措施及治疗处置相关的不良事件。

5. 院内非预期心跳、呼吸骤停事件　即发生在院内,非原疾病病程可预期的心脏呼吸骤停事件。

6. 管路事件　任何管路滑脱、自拔、错接、阻塞、未正常开启等事件。

7. 跌倒/坠床事件　因意外跌倒/坠床而造成不良事件。

8. 组织损伤事件　因手术、卧床等因素而致压疮、烫伤、静脉注射因药物外渗而致组织损伤等不良事件。

9. 检查、检验病理标本事件 与检查、检验等病理标本等过程相关的不良事件。

10. 其他事件 除上述类型以外的导致病人损伤的事件。

三、护理不良事件报告系统

(一) 报告护理不良事件的原则

根据所报告事件的种类可分为强制性报告系统和自愿报告系统两种。

1. 强制性报告系统 针对Ⅰ级警讯事件、Ⅱ级不良后果事件,即因不良事件造成病人严重伤害或死亡事件,要求必须遵循主动、及时上报原则,有助于分析事件原因,不良事件上报程序详见本章第四节"医疗事故的管理"的内容。

2. 自愿报告系统 针对Ⅲ级未造成后果事件、Ⅳ级临界错误事件鼓励自愿报告不良事件,遵循保密、非惩罚、自愿上报原则,充分体现了护理安全质量管理的人性化特点。

(二) 不良事件自愿报告系统的特点

1. 非惩罚性 报告者不用担心因为报告而受到责备和处罚。

2. 保密性 为病人、报告者和报告科室保密,不将有关上报信息泄露。

3. 独立性 报告系统应独立于任何有权处理报告者和组织的报告部门。

4. 时效性 上报事件应由临床专家及时分析,从而迅速提出改进建议,以为临床反馈准确而有指导价值的信息,有助于借鉴和防范相关事件的发生。

5. 系统性 能够针对系统将上报的不良事件进行深入分析,如对工作流程、管理体系、仪器、人、环境等问题提出改进建议,以避免事件再次发生。

（三）不良事件报告系统途径

1. 匿名报告 发生事件的个人或他人通过电话、书面报告等形式报告至相关部门。

2. 建立不良信息网络上报系统 通过网络上报系统使不良事件上报更为规范化、系统化，同时简化了上报流程。目前系统上报护理不良事件主要包括给药事件、管路滑脱、跌倒、坠床、压疮、药物外渗、组织损伤、输血错误、手术核查等，报告内容主要包括事件名称、性质、发生时间、发生部门、涉及人员、事件结果、原因分析、采取对策等，内容简洁，便于上报及汇总分析。

（四）SHEL 模式在不良事件分析中的应用

国外学者认为个体犯错误的背后大多存在某种产生错误的条件和环境，并主要由系统缺陷所造成，并非仅由个人的因素所致。个人仅是一系列环节中最后一道关口，因此采用多角度的临床事件系统分析有助于安全体系的完善。本节仅介绍 SHEL 模式事故分析法。

S(Soft) 为软件部分：包括医疗、护理人员的业务素质和能力，具体包括医德素质、专业素质、技术素质、身体素质等。

H(Hard) 为硬件部分：指医疗护理人员工作相关的设备、材料、工具等硬件。

E(Environment) 为临床环境：是指医疗护理人员工作的环境。

L(Litigant) 为当事人及他人：从管理者及他人的因素（病人的违医行为等）分析，找出管理者存在的问题。

应用 SHEL 模式对临床护理不良事件分析发现，不良事件容易发生在以人为中心的与硬件、软件、环境等相关作用的界面上。因此，从系统观分析其事件的发生，是由上述因素相互作用的结果，很少由单一因素形成。对于所发生的不良事件，应从管理者及他人因素中进行分析，从而发现管理环节存在的问题及护理质量管理体系的缺陷并加以改善。

（陈荣秀）

第七章

临床护理服务质量管理

第一节　优质护理服务管理

优质护理服务即深化"以病人为中心"的服务理念，紧紧围绕"改革护理模式、实施岗位管理、履行护理职责、提供优质护理服务、提高护理水平"的工作宗旨，充分调动临床广大护理工作者的积极性，以贴近病人、贴近临床、贴近社会为重点，进一步加强护理专业内涵建设，为人民群众提供全程、全面、优质的护理服务，保证医疗安全，改善病人就医体验，促进医患和谐，达到病人满意、社会满意、护士满意、政府满意。

一、加强护理工作领导，加大支持保障力度

1. 医院要充分认识改善护理服务对于提高医疗服务质量和医院运行效率、促进医院健康可持续发展的重要意义。

2. 要切实加强对护理工作的领导，实行在护理副院长领导下的护理部主任—科护士长—护士长三级垂直管理体系，建立并落实岗位责任制。

3. 要建立人事、财务、医务、护理、后勤、药学等多部门联动机制，采取有效措施提高护士福利待遇，改善护士工作条件。建立医护合作机制，规范临床用药行为。

二、加强护理人力配备，满足临床护理服务需求

1. 医院要高度重视护士人力资源的配备，优先保证临床护理岗位护士数量，并根据科室疾病特点和护理工作量，合理配置护士。

2. 医院可以聘用并合理配备一定数量、经过规范培训并取得相应资质的护理员，在责任护士的指导和监督下，对病人提供简单生活护理等。要求医院对护理员实施规范管理，严禁护理员代替护士从事治疗性护理专业技术工作，保证护理质量和医疗安全。

三、加强护士规范培训，提升护理服务能力

医院要加强护士岗位规范化培训，完善以岗位需求为导向、以岗位胜任力为核心的护士规范培训机制，结合责任制整体护理要求，制订有针对性的培训内容，提高护士对病人的评估、病情观察、康复指导和护患沟通等能力。

四、加强护理科学管理，充分调动护士工作积极性

1. 医院要按照开展护士岗位管理的有关要求，结合实际情况，科学设置护理岗位，明确护理岗位任职条件和工作职责。

2. 责任护士分管病人的原则

（1）在实施责任制整体护理的基础上，根据病人病情、护理难度和技术要求等要素，对责任护士进行合理分工，分层管理，体现能级对应、分层不分等。危重病人护理由年资高、专业能力强的高级责任护士担任，病情稳定的病人可由低年资护士负责。

（2）责任护士分管病人应相对固定，每名责任护士分管病人数量平均为6~8人，在此基础上可根据病人病情及护士能力做适当调整。

（3）责任护士在全面评估分管病人病情及自理能力基础上，侧重危重及自理能力缺陷病人的护理，兼顾其他病人，保证按需服务及病人安全。

（4）兼顾临床需要和护士的意愿实施合理排班,减少交接班次数,以利于责任护士对病人提供全程、连续的护理服务。

3. 护理部应根据护理人员的工作数量、质量、病人满意度,结合护理岗位的护理难度、技术要求等要素,建立绩效考核制度及考核方案,并将考核结果与护理人员评优、晋升、奖金分配等结合,实现优劳优酬、多劳多得,调动护理人员的积极性。

五、深化优质护理、改善护理服务

1. 明确门(急)诊护理服务职责,创新服务形式

（1）医院要建立门(急)诊护理岗位责任制,明确并落实护理服务职责。

（2）优先安排临床护理经验丰富、专业能力强的护士承担分诊工作,做好分诊、咨询、解释和答疑。

（3）对急、危重症病人要实行优先诊治及护送入院。

（4）对候诊、就诊病人要加强巡视,密切观察病人病情变化,给予及时、有效处置。

（5）要采取各种措施加强候诊、输液、换药、留观等期间的病人健康教育。

2. 规范病房病人入、出院护理流程,改善服务面貌

（1）医院要健全并严格落实病人入、出院护理服务工作制度和服务流程(医院病人入、出院护理服务流程详见本章附1、附2。)

（2）责任护士应当按照要求为病人提供入、出院护理服务,不得交由进修护士和实习护生代替完成。

（3）有条件的医院,应当明确专(兼)职人员为出院病人提供有针对性的延续性护理服务,保证护理服务连续性,满足病人需求。

3. 落实病房责任制整体护理,规范护理行为

（1）强化病房落实责任制整体护理,根据病人的疾病特点,生理、心理和社会需求,规范提供身心整体护理。责任护士全面履行护理

职责,为病人提供医学照顾。协助医师实施诊疗计划,密切观察病人病情,及时与医师沟通。对病人开展健康教育、康复指导,提供心理支持。采用评判性的思维方法提高护理质量及水平。责任护士根据重症病人需求制定护理计划或护理重点,护理措施落实到位。

(2)要严格落实护理分级制度,按照病情对病人实施全面评估,并予以必要的专业照护。

(3)根据病人病情及护理级别要求定时巡视病人,及时观察病情变化、用药及治疗后反应,发现问题及时与医师沟通,并采取有效措施。

(4)临床护理服务充分体现专科特色,丰富服务内涵,将基础护理与专科护理有机结合,保障病人安全,体现人文关怀。

(5)要求责任护士在具有专业能力的基础上,对病人实施科学、有效的个性化健康教育,注重用药、检查、手术前后注意事项及疾病相关知识等指导。

(6)中医类医院要广泛应用中医特色护理技术,优化中医护理方案,创新中医护理服务模式,增强中医护理服务能力,充分体现中医护理特色优势。

4. 强化人文关怀意识,加强护患沟通

(1)护士要增强主动服务和人文关怀意识,深化“以病人为中心”的理念,尊重和保护病人隐私,给予病人悉心照护、关爱、心理支持和人文关怀。

(2)要加强与病人的沟通交流,关注病人的不适和诉求,并及时帮助解决。

(3)树立良好的护理服务形象,持续改善护理服务态度,杜绝态度不热情、解释没耐心、服务不到位等现象,防止护理纠纷的发生。

5. 不断丰富护理服务内涵,在各部门广泛开展优质护理服务,手术室、门急诊等各部门结合实际开展优质护理服务,充分体现岗位特色,注重人性化关怀。优化服务流程,加强与病人的沟通,为病人提供整体护理服务,保障病人的安全。

6. 提高病人的满意度,病人知晓自己的责任护士,对护理服务满意。定期开展第三方病人满意度评价,了解病人对护理工作的反映,根据反馈意见采取可持续性的护理措施,不断提高病人满意度。

(陈荣秀)

第二节　基础护理及危重护理质量管理

一、基础护理质量管理要求

基础护理是指满足病人生理、心理和治疗需要的基本护理技能,是护理工作中最常用的,也是提高护理质量的重要保证。基础护理包括对床单位、皮肤、口腔、头发、各种导管、出入院等护理内容,其标准是病人达到清洁、整齐、舒适、安全。

1. 病人在住院期间,医护人员根据病人病情和生活自理能力进行综合评定,确定并实施不同级别的护理。分级护理与医嘱、病情、病人生活自理能力相符,标识明确。护理人员根据病人病情,正确实施基础护理和专科护理,如口腔护理、压疮护理、气道护理及管路护理等,操作过程注意保护病人隐私。

2. 病室环境　保持病室环境清洁、整齐、安静、舒适、安全。室内温度保持在 18~22℃ ,相对湿度保持在 50%~60% 为宜。病室定时通风,保证室内空气新鲜。保持床单位清洁、干燥、平整、美观、舒适,病人均穿病人服装。病室物品摆放整齐,床旁桌清洁,床上床下无杂物,病人通行安全。

3. 病人清洁与皮肤护理　做好病人生活护理,晨晚间护理质量合格,保证病人"三短",即病人指(趾)甲、头发、胡须短,甲端光洁;"四无",即床上无臭味、褥垫无潮湿、床单位无皱褶,皮肤无压疮;"六洁",即病人面部、口腔、皮肤、手、足、会阴清洁。长期卧床病人,根据病情适时温水擦浴,头发每周清洗,如有异味或不适随时清洗,并梳理整齐。对于压疮高危病人采用定时翻身、垫软枕、体位垫、减压床垫、减压贴等方法做好压疮预防。

4. 卧位护理　根据病情取舒适体位,协助病人翻身、坐起或床上移动,进行有效咳嗽,有伤口时注意伤口保护,特殊病人根据病情需要保持功能位。

5. 管路护理　管路标识清晰,妥善固定,防止滑脱、扭曲、打折和受压,保持引流通畅,严密观察引流液颜色、性质及量,预防管路滑脱的发生。

6. 饮食护理　指导病人合理饮食,切实落实治疗饮食。保持进餐环境清洁,根据病人的需要协助病人进食、进水。

7. 排泄护理　协助卧床病人床上使用便器,注意会阴部皮肤清洁,有失禁的病人采取相应措施,如留置尿管或男病人采用尿套。尿管及尿袋妥善固定,定期更换,及时观察尿液颜色、性状及量,及时倾倒尿液。

8. 睡眠护理　夜间拉好窗帘,定时熄灯,为病人创造良好的睡眠环境。

9. 巡视病房　护士根据护理级别巡视病房,严密观察病人病情、输液情况、有无输液反应等,了解病人需求,如有特殊情况及时给予相应处理。

二、危重病人护理质量管理

危重病人是指病情严重,随时可能发生生命危险的病人。危重病人的护理是指用现代监测、护理手段解决危及病人生命和健康的各种问题。面对病情复杂的危重病人,高质量的护理是保证病人生命和健康的前提,也是反映医院护理水平的重要指标。危重病人护理质量在达到基础护理质量标准的同时,还应达到以下要求:

1. 保证病人安全

（1）危重病人应进行各项高危评估，包括压疮、跌倒坠床、管道滑脱等评估并实施相应预防措施。

（2）危重或昏迷病人加床栏，防止坠床。

（3）抽搐病人使用牙垫。

（4）双眼不能闭合的病人，应采用生理盐水潮湿纱布遮盖。

（5）危重病人避免佩戴首饰，贵重物品应交与家属保存。

2. 病情观察

（1）护士掌握病人姓名、诊断、病情、治疗、护理、饮食、职业、心理状态、家庭情况、社会关系等，汇报病例应层次清楚、简洁、重点突出。

（2）能运用护理程序密切观察病人病情变化，护理措施具体。准确记录生命体征，详细记录病情变化，即症状、与疾病相关的阴性及阳性体征、特殊检查、治疗性医嘱、出入量等。

（3）静脉输液通畅，根据病人病情、年龄及药物性质合理调整滴速，密切观察用药后反应，及时准确做好记录。

（4）管路标识清晰，妥善固定，防止滑脱、扭曲、打折和受压，保持引流通畅，严密观察引流液颜色、性质及量，预防管路滑脱的发生。

（5）保证病人呼吸道通畅，协助病人排痰，吸痰方法正确，符合操作规程。

（6）严格执行交接班制度和查对制度，对病情变化、抢救经过、用药情况等要做好详细交班并及时、准确记录危重症病人护理记录。

（马雪玲）

附1：病人入院护理服务流程

1. 入院病人需持相关科室医师签署的住院证，按规定办理入院手续。入院时根据病人不同情况选择轮椅、平车或步行将病人送入病房。病房护士主动迎接并将病人送至病室。

2. 病房接到入院通知后，应备好床单位及用品。对急诊、危重病人应根据情况做好相应的抢救准备,根据病人病情确定责任护士并给予妥善安排。

3. 责任护士主动向病人做自我介绍,认真检查新入院病人的住院信息,做好入院介绍,包括病房环境、设施、主管医师、住院规则和探视陪伴、安全管理、膳食管理等规章制度。

4. 责任护士及时评估病人,收集有关资料如病人生命体征、意识状态、自理能力、皮肤、饮食、睡眠、清洁情况、潜在护理风险等,并做好护理记录。

5. 责任护士根据评估情况为病人提供医学照顾、心理支持等,护理措施落实到位。针对病人特殊情况应与医师及时沟通并予以相应处理。

6. 要遵照医嘱及时完成入院病人标本采集、预约检查并协助医师为入院病人实施及时、有效的治疗性措施。

7. 针对精神疾病、智力低下、有自杀和自伤倾向、儿童等病人入院,应做好防止跌倒等预防措施。入院后,应向家属讲解注意事项,如告知病房床栏及呼叫装置的使用,防止意外的发生。

8. 如接诊即将分娩的产妇,由接诊工作人员立即采用平车或轮椅护送至产科,情况紧急时由产科护士直接送入产房,保障产妇安全。

附2:病人出院护理服务流程

1. 责任护士根据出院医嘱,提前通知病人及家属,并详细指导其做好出院准备工作,告知出院流程及注意事项。

2. 出院前停止治疗医嘱,通知住院处办理出院手续,整理病历。如病人出院后仍需服药治疗时,责任护士领取药物后,告知病人及家属服药方法及注意事项。

3. 要结合出院病人的健康情况和个体化需求,做好出院指导和健康教育工作,健康教育主要内容包括:饮食、用药指导,运动和康复锻炼,复诊时间及流程,居家自我护理及注意事项等,必要时提供书面健康教育材料。

4. 要为出院病人提供必要的帮助和支持,确保病人安全离院。

5. 清理消毒床单位,铺好备用床。

6. 有条件的医院应当为出院病人提供延续性护理服务,通过电话、短信、上门服务等多种形式提供随访服务。

7. 做好护理文件的处理,注销各项治疗、护理单,将病历按出院顺序整理好,由病案室保存。

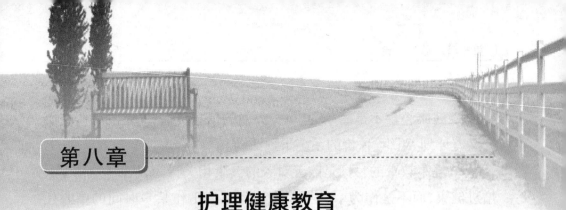

第八章

护理健康教育

随着医学模式的改变,护理人员的职能与角色定位发生很大的变化。健康教育作为新的职业拓展进入护理人员的视野并逐渐被重视及应用。越来越多的实践证明,健康教育不仅可以帮助病人提升健康行为,增强病人战胜疾病的信心,同时可拉近护患距离,增进护患感情。

第一节 概 述

一、健康教育的基本概念

(一)健康教育的概念

健康教育是通过信息传播和行为干预,帮助个人和群体掌握卫生保健知识,树立健康观念,合理利用资源,采纳有利于健康行为和生活方式的教育活动与过程。其目的是消除或减轻影响健康的危险因素,预防疾病,促进健康,提高生活质量。它是一种有计划、有组织,有评价的系统干预活动,以调查研究为前提,以传播健康信息为主要措施,以改善对象的健康相关行为为目标,从而达到预防疾病,促进健康,提高生活质量的最终目的。

(二)健康教育与"卫生宣教"的联系与区别

我国当前的健康教育是在过去卫生宣教的基础上发展起来的,

卫生宣教是健康教育发展的基础。二者的区别在于:

1. 健康教育不是简单的、单一方向的信息传播,而是既有调查研究又有计划、组织、评价的系统干预活动。

2. 健康教育的目标是改善对象的健康相关行为,从而防治疾病,增进健康,而不是作为一种辅助方法为卫生工作某一时间的中心任务服务。

3. 健康教育在融合医学科学、行为科学、传播学、管理科学等学科理论知识的基础上,已初步形成了自己的理论和方法体系。

二、健康教育的目的及意义

(一) 健康教育的目的

健康教育是一种有效的病人管理方法和手段,在临床护理实践过程中其目的是通过评估、计划、干预、评价等过程有目标性的改善病人行为,提高或维护健康,增强自我管理及保健能力,预防非正常死亡、疾病和残疾的发生。

(二) 健康教育的意义

1. 健康教育是医疗服务的组成部分和有效易行的治疗手段。作为医疗服务的组成部分,教育可贯穿于三级预防,提高病人健康意识和自我保健能力,改善从医行为。

2. 健康教育可提高病人对医护人员的信任感和依从性。信任是医患关系的重要基础,也是病人形成健康理念,产生从医行为的必要前提。通过沟通和交流可使病人和家属建立对医护人员的信任,遵从医嘱,主动配合治疗,从而促进康复提高医疗质量。

3. 健康教育可实现对病人的心理保健。它可在一定程度上满足病人心理需求,消除由于相关疾病知识缺乏而导致的心理恐惧及焦虑,帮助他们建立战胜疾病的信心。

4. 健康教育可以改变医护人员的知识结构,提升医护人员的综合素质。

5. 树立医院形象,提高医院声誉,可在一定程度上减少医患纠纷的发生率。

三、健康教育的基本原则

健康教育是一项系统工程,涉及内容广、难度大,特别是在医疗机构中需要极强的专业性。因此在实施健康教育的过程中要明确应遵循以下基本原则,以便在实施教育的过程中能够很好地体现。

(一)优先满足病人需要原则

对急诊、病情危重或急性发作期的病人,教育的原则是首先考虑满足病人生存、休息、睡眠等基本的生理需要,待病情允许时,可做简短的、必要的说明。

(二)因人施教原则

由于病人所患疾病种类、所处疾病状态、年龄、受教育程度等不同,因此在制定教育计划和实施教育过程中要体现出"个体化"原则,有针对性地落实教育需求。

(三)以目标为导向原则

目标设定是健康教育程序中的重要环节,其本质是希望健康教育能够达成预定的效果。因此在实施健康教育的过程中不论是教育内容设置还是教育方式的选择都应积极围绕目标达成为原则,设置在住院期间能够实现的目标,并考虑目标的现实性和可测量性。

(四)实用原则

在学习过程中,病人最感兴趣的是与自身疾病特征直接相关的健康知识,如外科病人最关心的是术后疼痛的处理、并发症的预防、功能的恢复和出院后的饮食、活动等。因此,确定教学目标时应遵循实用、切题的原则,尽量满足病人的学习需要。

(五)病人与家属参与原则

病人是被教育的主体,但是由于病人自身能力和疾病状态所限,实现自身管理往往有一定的难度,特别在慢性病管理中,家庭支持与配合至关重要,因此鼓励家庭成员参与教育非常必要,一方面为病人提供必要的支持与帮助,另一方面可借助获得的知识起到监督指导的作用。

(六)循序渐进原则

任何健康教育内容的讲解都不是一朝一夕能完成的。为了使受教育者更好地掌握教育内容,阶梯式教育是非常有效的一种方法,即遵循"由简到繁""由易到难"的原则开展教育工作。

(七)直观性原则

许多医学知识对病人来说都是陌生的、抽象的。护士可通过床边演示、录像以及图文并茂的教育手册和现场观摩等教学手段,使病人教育效果更加有效,直接,提高学习效果。

(八)科普化原则

健康教育不同于学校教育,专业性弱于后者,主要目的是传播健康信息,改善病人的健康行为。由于教育对象多为普通居民,因此教育内容及使用的语言应做到通俗化以便于病人理解和接受。

(九)激励原则

激励教育是最抓住病人心理,为病人提供教育享受的一种手段,在激励教育过程中,病人常会增强学习的动力,提高学习的兴趣,特别是对已取得的成绩有很强的心理满足,这些都是激发病人再学习、取得最佳学习效果的必备条件。

(十)动机导向原则

该原则与目标导向原则有异曲同工之处,本质都是希望健康教育能够达成预定的效果。只是在教育过程中更加体现目的性,也可称为目的导向原则。如围术期的外科病人,其术前、术后、出院前的护理有明显的阶段性和目的性。

四、健康教育的组成要素

健康教育需要诸多因素组成,每个因素都在教育的过程中发挥着自身的作用。尤其是人员和工具。二者是教育所需的基本要素缺一不可。

（一）人员组成要素

1. 教育者　教育者是实施健康教育工作的主体和核心,是教育项目设计的重要成员,对整个教育活动起领导作用。

2. 教育对象　覆盖面很广,可以是城镇居民、病人或病人家属等。往往与教育内容、教育目的、社会需要等有关。在面对不同疾病、不同环境时,每个人都有机会成为被教育对象。

3. 专业人员　是教育效果保障的关键,专业人员可以提供最先进、最专业的技术支持,可和教育者配合共同解决教育对象存在的一些专业问题。

4. 相关人员和组织　正如前面概念中所提到的教育不是简单地宣教,而是有目的、有计划、有组织、有干预、有效果评价的项目活动,因此仅靠教育者和专业人士是远远不够的,需要有协调、组织人员的参与,保障教育活动的多个环节能够紧密的结合,保证教育效果的顺利达成。

（二）教育工具的配置与应用

教育工具是实施教育必不可少的组成要素,好的教育工具能够为教育者带来极大的便利,引导病人积极地参与教育,使教育达到事半功倍的效果。

1. 基础教育工具的配置　计算机、投影仪、幕布、教育场地、激光笔等工具。

2. 示教型教育工具　可根据教育的目的、内容合理配置,如在讲述胰岛素注射技术时可将胰岛素笔、笔用针头、模拟注射部位、消毒物品等配置齐全便于被教育者在学习时有直观的感受甚至可以现场亲自操作。

3. 信息教育平台　是当今社会非常便捷及实用的教育工具,其优点是覆盖面广,受众人数多而且获取信息及反馈及时,是满足多层次需求理想的工具。在传统大众传媒,广播、电视、报纸、网络、传播材料,小折页、墙报、标语等形式基础上,互联网的加盟更加体现优势,可以利用微信、QQ 等平台更加便利传播知识,获取、反馈信息满足教育的实际需要。

五、教育者应具备的能力

教育者是健康教育的核心,在教育过程中起主导作用。作为教育者其能力的高低将直接影响教育效果的取得,因此教育者能力建设至关重要。

(一)学习能力

学习是教育者获取新知识和技能的重要手段,学习能力的高低与否对于教育者专业水平的提高至关重要。

(二)教育能力

教育能力是教育者从事教育工作最基本和最重要的能力。教育能力的高低直接影响教育效果,教育能力强可以调动病人及家属的学习动力,激发他们积极参与学习的热情,从而达到理想的教育效果。

(三)沟通能力

沟通能力是教育者必备的重要能力之一,好的沟通能力可以及时发现病人存在的问题,建立良好的护患关系,取得对方的信任,对于达成好的效果至关重要。

(四)专业技能

专业技能是教育者应具备的基本能力。专业技能强才能保障传授知识的准确,使受教育者获得正确的信息,保障教育的效果。

(五)科研能力

科研能力是发现问题、分析问题、解决问题,或在解决问题时有所创造的能力。科研能力的取得对于教育者而言能够使他们更能细致地发现问题,理性全面地分析问题,及时总结教育中的经验从而保障教育的科学实施。

（邢秋玲）

第二节　护理人员在健康教育中的作用

随着医学模式的转变，实施"以病人为中心"的整体护理已全面展开。整体护理工作不仅需要护理人员做好病人的身心照护，更要在实施照护的过程中融入健康教育，不仅为病人住院期间的生活质量提供保障，更为延续护理奠定良好基础。

一、护理人员在健康教育中的作用

（一）桥梁作用

护理健康教育是一种特殊的教学活动，护理人员作为教育者不同于一般意义上的教师。其所体现的教育职能之一就是在病人不健康行为与健康行为之间架起一座传授知识和矫正态度的桥梁。这种桥梁作用要求护理人员必须把教学重点放在帮助病人建立健康行为上。

（二）组织作用

护理人员是护理健康教育的具体组织者和实施者。护理健康教育计划的制定、教育内容、教育方法的选择和教学进度的调控都由护理人员来策划和决定。有目的、有计划、有评价的教育活动就是通过护理人员的组织来实现。因此护理人员必须掌握护理健康教育的基本原则和基本技能，创造性地做好病人护理健康教育的组织工作。

（三）协调作用

护理健康教育是一个完整的教育系统，虽然护理健康教育计划由护理人员来制定，但在实施护理健康教育计划的过程中需要各类人员的密切配合。护理人员在与各类人员的组织协调中处于十分重要的位置，扮演着举足轻重的角色。护理人员作为联络者应担负起与医师、专职教育人员、营养师、物理治疗师等相关人员的协调作用以满足病人对护理健康教育的需求。

（四）教育作用

护理人员是健康教育的主要实施者,在实施过程中承担主体责任,不仅为病人提供科学有效的健康管理信息,而且指导病人如何实践健康行为。

二、护理健康教育与整体护理的关系

护理健康教育是整体护理的重要组成部分,其在临床实践中的具体实施丰富了整体护理的内涵,使护理人员和病人有机的联系在一起,通过健康教育使病人更加理解护理工作的内涵,提高配合护理工作的质量,使整体护理更加落实到位。而且健康教育还可作为整体护理向纵深发展的抓手,提供进一步发展的可操作性平台。

三、健康教育实施中应注意的法律问题

（一）保持医护健康教育的一致性

在医院健康教育义务往往由医护共同承担,虽然教育内容侧重不同,但在开展教育的过程中,有许多知识涉及疾病的病生理变化和转归。因此,医护教育应保持一致,避免引发医患、护患纠纷。

（二）掌握语言沟通的技巧

沟通解释不当容易导致病人的误解,因此在健康教育的过程中适当地使用解释性语言十分重要。除了应用通俗易懂的大众化语言外,更要掌握婉转修饰的语言艺术,切忌说话生、冷、硬,引发不必要的纠纷。

（三）正确处理好病人知情同意权和保护性医疗制度之间的关系

对实施保护性医疗的病人,护理人员不应对保密的内容进行讲解,以免加重病人的心理负担导致病情加重等不良后果的出现。

（四）明确职责范围

正确对待健康教育中医护分工协作问题。随着医疗纠纷的增加,医疗护理的责任及风险也在不断增加,作为护理人员应准确了解其工作职责的法律范围,明确哪些教育工作自身可以独立完成,哪些须有医嘱或在医师指导下进行,防止发生法律纠纷。

（邢秋玲）

第三节　护理健康教育的程序与常见类型

健康教育是一项系统工作,它与简单的宣教工作有着本质的不同,高水平的教育工作有着科学的流程,严谨、规范教育程序的落实是教育效果取得的关键,因此对于护理人员而言以下的程序是需要掌握的,以便在教育活动的实施中能够很好地应用。

一、护理健康教育的程序

（一）评估教育需求

评估是健康教育工作的起点,是教育者发现问题、了解病人需求的有效环节。此阶段工作的重点包括:明确病人急需解决的问题、病人最重要的需求、病人是否做好了接受教育的准备、病人学习的能力如何、目前具备的条件如何等内容。

（二）确定教育目标

健康教育目标是希望教育活动后病人能够达到的健康状态或行为的结果,也是评价教育效果的一种标准。教育目标的制定应遵循"SMART"原则,即 S（special,特异性）、M（measurable,可测量）、A（achievable,经过努力能达到的或是能完成的）、R（reliability,可靠性）、T（time bound,在明确规定时间内完成）等特征。

（三）制定教育计划

教育计划的制定是一个非常缜密的环节,涉及内容比较全面,是健康教育落实达到教育目标的基础,对教育者而言是很好的能力考验。

1. 教育计划应包含教育时间、地点、受教育对象、主要教育者、教育重点内容、教育方法及应用辅助工具、评价方法等要素及内容。

2. 教育计划制定应体现遵循目标导向原则、鼓励病人积极参与原则、可行性及灵活性等原则。

(四)实施教育计划

教育计划是健康教育的核心环节。此环节除了考验教育者专业技能外,沟通能力也在此环节得以充分展现,特别是一些重要的技巧也会用到。如教育过程中应注重教育信息的双向沟通,给病人提问的机会;适当重复重点内容加深病人的记忆,可以采用不同方式加以强化;使用适宜的教育辅助材料,调动病人参与的热情,同时增加直观性和趣味性;根据疾病特点教育可以设计成不同的形式,以提高健康教育的效果。

(五)评价教育效果

教育效果评价是考核教育效果及目标是否达成的关键环节,是完善和修改教育计划更有针对性满足病人健康需求的必备过程。评价过程可根据教育内容在不同时间完成,可进行阶段性评价,也可进行结果评价或过程评价。

二、健康教育常见类型

(一)门诊教育

门诊教育是指在门诊就诊期间对病人实施的教育。由于病人所患疾病特点不同,教育方式可灵活选择。

1. 教育处方 受就诊时间、空间限制,对于就诊时间短、疾病知识极度缺乏或者记忆能力降低的老年病人,教育处方可以以医嘱的形式对病人的行为和生活方式予以指导。

2. 候诊教育 在一些条件较好或候诊区相对独立的门诊区域,

可针对候诊知识及该科的常见疾病的防治进行相关教育,不仅可以缓解病人就诊等待焦虑的情绪,而且可增加相关疾病的防控知识。

3. 随诊教育与管理　随诊教育与管理是非常有效的一种教育管理方式,它具有连续性、延续性特点。在随诊过程中不仅可根据发现的问题及时给予必要的教育指导,而且还可以做好阶段性评价工作。

4. 设立教育门诊　教育门诊是一种新型的教育管理方式,其特点是可为门诊就诊病人提供个体化、有针对性的健康教育。目前它是健康教育系统模式的一种典型代表,也是教育效果最佳的表现形式。

(二)住院教育

住院教育主要目的是提升病人对自身疾病、治疗与护理的认识程度从而提高依从性,巩固住院治疗的效果,提高病人自我管理能力,进一步促进机体康复。

1. 入院教育　是住院教育的起点,其目的在于使住院病人积极调整心态,尽快适应医院环境从而配合治疗和护理。主要内容涉及病房环境、相关制度、与疾病相关的一些风险等。

2. 在院教育　指医护人员在病人住院期间进行的教育。此阶段教育的内容较系统,教育内容往往是循序渐进根据病人健康需要的轻重缓急、治疗护理特点有针对性地选择和实施。涉及内容主要包括疾病的病因、发病机制、症状、并发症、治疗原则、饮食、心理作用等,其主要目的是提高病人的依从性更好地配合治疗。

3. 术前及术后教育　是保证手术效果有效的途径之一。术前教育可有效缓解病人心理压力减少神秘感所带来的焦虑,为手术实施做好相应的准备。术后教育对术后康复、减少并发症意义重大。

4. 出院教育　是延续护理的起点,为病人院外能够实施自我管理奠定良好的基础。出院教育涉及的内容较为广泛,包括病人自身行为管理、药物管理、疾病随诊、家庭支持、社会支持等诸多方面。

(王美君)

第四节　护理健康教育的内容及常用方法

护理涉及健康教育的内容与方法与通常意义上的健康教育其内容会因教育目的不同略有差异，前者更有针对性，特殊性更加突出，而后者普适性更为明显，因此在教育内容的选择上侧重点会有所不同。

一、护理健康教育的内容

（一）疾病的防治知识

疾病的防治知识是护理健康教育的基本内容。护理人员面对的教育对象多为病人，这些受教育对象往往多患有不同的疾病，为了取得病人的配合提高疾病治愈的速度，做好相关疾病防治知识教育内容的选择至关重要。

（二）各种仪器及器械治疗的知识

随着医学的发展和进步，越来越多的仪器设备应用于临床，为临床带来更多的诊治手段。但是由于病人对一些仪器设备的作用和功能缺乏了解，常常会出现不同程度的问题对病人和仪器本身造成负面的影响。因此做好仪器使用方面的健康指导，不仅能使病人了解仪器使用的意义，同时可减少使用风险产生的不良后果。

（三）各种检查化验的知识

化验检查是临床常用的一种诊查手段，是体现病人病情状态的客观依据。然而很多病人并不知晓所做化验指标所代表的意义，忽视甚至拒绝医师的建议，因此通过各种检查化验知识的教育一方面使病人对检验指标意义有所认识，另一方面可通过指标对自身疾病有正确的认识，配合治疗，主动根据自身病情需要完成相关检验为合理治疗提供依据。

（四）合理用药的知识

药物治疗是最重要的治疗手段,是医护患三方均关注的医疗问题。药物的合理使用是保证病人用药安全取得最佳治疗效果的基础。合理用药知识的教育可使病人掌握自身用药的作用、意义,积极配合治疗,同时减少病人在院外用药不当造成的风险,提高治疗的安全性。

（五）有利于健康行为与行为训练的知识

健康行为是预防各种疾病保障生命健康的基础。然而随着经济的发展人们的生活方式发生了巨大的变化,使得健康行为渐渐被人们所忽视甚至远离,随之而来各种急慢性疾病的暴发。然而很多人包括病人对健康行为对疾病影响的意义并不了解或知之甚少,因此开展这方面的教育意义重大,它可切断疾病发生的根源,减少疾病的再发。

二、健康教育常用的方法

（一）一对一教育

一对一教育目前是临床中非常有效的一种教育手段。它可以根据病人实际需求进行"量身定制",目的性强,在征集病人存在健康问题的基础上,能够根据病人意愿确定优选问题并与病人共同制定教育计划、干预措施及目标,有的放矢解决病人存在的问题。

（二）小组教育

小组教育是目前在临床中常用的一种教育模式,与一对一教育相比既能节省教育者人力同时又能覆盖较多的被教育者。在教育过程中可以将大家感兴趣的同一主题或内容进行讨论达成共识并分享经验。

（三）集体教育

常见的形式多为大课堂教育,它可覆盖更多更广的人群,有一定的声势会产生较大的影响力。

（四）同伴支持教育

同伴支持教育是近年来比较有影响力的一种教育模式，其特点是将有相似或相同病情或疾病经历的病人组织在一起，相互之间无等级，他们可将共同的疾病经历和感受进行分享，做到彼此聆听、自由讨论，进而产生共鸣。

由于健康教育所处的环境不同，面对的教育对象也各有差异，因此健康教育方法的选择也应因人而异、因地制宜。健康教育的方法也不是单一的，必要时可以评估病人具体情况和需求将几种方法结合在一起使用，达到互相弥补、取长补短的作用，使健康教育的效果达到最大化。

（王美君）

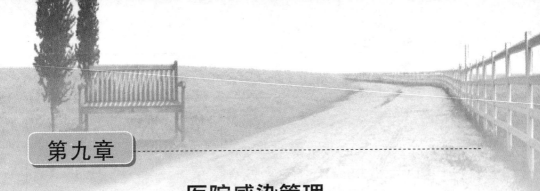

第九章

医院感染管理

第一节　医院环境管理

医院环境卫生管理是医院管理的重要部分,其作用是减少或控制污染源的扩散,保障医院病人、工作人员、社会人群免受有害因素的侵袭和影响,保证医院安全。

一、医院环境感染危险度分类及管理

医院内部环境感染危险度分区,应依据是否有病人存在以及是否存在潜在的被病人血液、体液、分泌物、排泄物等污染的可能而进行划分,并针对不同环境感染危险度采取相应的环境清洁卫生等级管理。一般按风险等级划分为低度风险区域、中度风险区域和高度风险区域。不同风险区域相应等级的环境清洁与消毒管理具体要求见表1-9-1。

表 1-9-1 不同等级风险区域的日常清洁与消毒管理

风险等级	环境清洁等级分类	定义及范围	方式	频率/(次/d)	标准
低度风险区域	清洁级	基本没有病人或病人只作短暂停留的区域。病人血液、排泄物、分泌物等体液对环境或物表的污染主要以点污染为主。如行政管理部门、图书馆、会议室、病案室等	湿式卫生	1~2	要求达到区域内环境干净、干燥、无尘、无污垢、无碎屑、无异味等
中度风险区域	卫生级	有普通病人居住,病人体液、血液、分泌物、排泄物对环境表面存在潜在污染可能性的区域。如普通住院病人、门诊科室、功能检查室等	湿式卫生,可采用清洁剂辅助清洁	2	要求达到区域内环境表面菌落总数≤10CFU/cm^2,或自然菌减少1个对数值以上
高度风险区域	消毒级	有感染或定植病人居住的区域以及对高度易感病人采取保护性隔离措施的区域,如感染性疾病科、手术室、产房、重症监护病区、移植病房、烧伤病房、新生儿室、导管室、腔镜室、血液净化中心及普通病房的隔离病房等	湿式卫生,可采用清洁剂辅助清洁	≥2	要求达到区域内环境表面菌落总数I、II类环境≤5CFU/cm^2 III、IV类环境≤10CFU/cm^2
			高频接触的环境表面,实施中、低水平消毒	≥2	

注 1. 各类风险区域的环境表面一旦发生病人体液、血液、分泌物、排泄物等污染时应立即实施污点清洁与消毒

2. 凡开展侵入性操作、吸痰等高度危险诊疗活动结束后,应立即实施环境清洁与消毒

3. 在明确病原体污染时,可参考 WS/T367 提供的方法进行消毒

二、医院治疗环境类别及管理

依据 GB15982 的规定,医院治疗环境分为四个类别,对不同类别的治疗环境应制定相应的管理方法及卫生学标准,以达到医院感染

控制管理的要求。

（一）Ⅰ类环境管理要求

1. Ⅰ类环境　采用空气洁净技术的诊疗场所,分洁净手术部和其他洁净场所。

2. Ⅰ类环境卫生标准　应符合 GB50333 规定,空气平均菌落数空气采样器法检测≤150CFU/m^3,平板暴露法检测≤4.0CFU/(皿·30min),物体表面平均菌落数≤5CFU/cm^2。

3. Ⅰ类环境的空气消毒方法　按照 GB50333 要求,采用空气净化技术,把手术环境空气中的微生物粒子及微粒总量降到允许水平,达到Ⅳ级及以上洁净度要求。

（二）Ⅱ类环境管理要求

1. Ⅱ类环境　包括非洁净手术部(室),产房,导管室,血液病病区、烧伤病区等保护性隔离病区,重症监护病区,新生儿室等。

2. Ⅱ类环境卫生标准　要求空气平均菌落数≤4.0CFU/(皿·15min),物体表面平均菌落数≤5CFU/cm^2。

3. Ⅱ类环境的空气消毒方法　依据 WS/T368-2012 选择适宜的方法。室内应定时清洁、通风换气,必要时可采用下述空气消毒方法:

(1)循环风紫外线空气消毒器:适用于有人状态下室内空气的消毒。这种消毒器由高强度紫外线灯和过滤系统组成,可有效地杀灭进入消毒器空气中的微生物,并有效地滤除空气中的尘埃粒子。使用方法应遵循产品的使用说明,在规定的空间内正确安装使用。消毒时应关闭门窗,进风口、出风口不应有物品覆盖或遮挡。

(2)静电吸附式空气消毒器:适用于有人状态下室内空气的净化。这类消毒器采用静电吸附和过滤材料,消除空气中的尘埃和微生物。使用方法应遵循产品的使用说明,在规定的空间内正确安装使用。消毒时应关闭门窗,进风口、出风口不应有物品覆盖或遮挡,消毒器的循环风量(m^3/h)要大于房间体积的 8 倍以上。

（3）紫外线空气消毒:适用于无人状态下的室内空气消毒。紫外线灯采用悬吊式或移动式直接照射。安装时紫外线灯（30W 紫外线灯,在 1.0m 处的强调应>70μW/cm²）应≥1.5W/m³,照射时间≥30分钟,室内温度<20℃ 或>40℃时,或相对湿度>60%时,应适当延长照射时间。应保持紫外线灯表面清洁,每周用 75%（体积比）的酒精纱布擦拭一次,发现灯管表面有灰尘、油污应及时清除。

（4）化学消毒方法

①超低容量喷雾法:适用于无人状态下的室内空气消毒。将消毒液雾化成 20μm 以下的微小粒子,在空气中均匀喷雾,使之与空气中微生物颗粒充分接触,以杀灭空气中微生物。采用 3%过氧化氢、5000mg/L 过氧乙酸、500mg/L 二氧化氯等消毒液,按照 20~30ml/m³ 的用量加入到电动超低容量喷雾器中,接通电源,即可进行喷雾消毒。消毒前关好门窗,喷雾时按先上后下、先左后右、由里向外,先表面后空间,循序渐进的顺序依次均匀喷雾。作用时间:过氧化氢、二氧化氯为 30~60 分钟,过氧乙酸为 60 分钟。消毒完毕,打开门窗彻底通风。喷雾时消毒人员应做好个人防护,佩戴防护手套、口罩,必要时戴防毒面具,穿防护服。喷雾前应将室内易腐蚀的仪器设备,如监护仪、显示器等物品盖好。

②熏蒸法:适用于无人状态下的室内空气消毒。利用化学消毒剂具有的挥发性,在一定空间内通过加热或其他方法使其挥发达到空气消毒。采用 0.5%~1.0%（5000~10 000mg/L）过氧乙酸水溶液（1g/m³）或二氧化氯（10~20mg/m³）加热蒸发或加激活剂;或采用臭氧（20mg/m³）熏蒸消毒。消毒剂用量、消毒时间、操作方法和注意事项等应遵循产品的使用说明。消毒前应关闭门窗,消毒完毕,打开门窗彻底通风。消毒时房间内温度和湿度应适宜,盛放消毒液的容器应耐腐蚀,大小适宜。

（三）Ⅲ类环境管理要求

1. Ⅲ类环境　包括母婴同室,消毒供应中心的检查包装灭菌区和无菌物品存放区,血液透析中心(室),其他普通住院病区等。

2. Ⅲ类环境卫生标准 要求空气平均菌落数≤4.0CFU/(Ⅲ·5min),物体表面平均菌落数≤10CFU/cm²。

3. Ⅲ类环境的空气消毒方法 室内应定时清洁、通风换气,必要时可采用上述空气消毒方法。

(四)Ⅳ类环境管理要求

1. Ⅳ类环境 包括普通门(急)诊及其检查、治疗室,感染性疾病科门诊和病区。感染性疾病科的设置要相对独立,内部结构做到布局合理,分区清楚,便于病人就诊,并符合医院感染预防与控制要求。二级综合医院感染性疾病科门诊应设置独立的挂号收费室、呼吸道(发热)和肠道疾病病人的各自候诊区和诊室、治疗室、隔离观察室、检验室、放射检查室、药房(或药柜)、专用卫生间;三级综合医院感染性疾病科门诊还应设置处置室和抢救室等。感染性疾病科门诊应配备必要的医疗、防护设备和设施。设有感染性疾病病房的,其建筑规范、医疗设备和设施应符合国家有关规定。

2. Ⅳ类环境卫生标准 要求空气平均菌落数≤4.0CFU/(Ⅲ·5min),物体表面平均菌落数≤10CFU/cm²。

3. Ⅳ类环境的空气消毒方法 加强环境的卫生清洁和通风换气,必要时可采用上述空气消毒方法。呼吸道传染病病人所处场所宜采用负压隔离病房。条件受限制的医院可采用通风包括自然通风和机械通风,宜采用机械排风。或选用安装空气净化消毒装置的集中空调通风系统。

三、医院环境感染与控制管理要求

医院环境、物体表面污染已成为各种病原体储存的空间。人们可以通过诊疗、生活接触等方式成为感染的传播来源,因此,医院环境、物体表面的清洁与消毒应作为医院感染预防与控制的重要环节。地面和物体表面应保持清洁,当遇到明显污染时,应及时进行消毒处理,所用消毒剂应符合国家相关要求。

1. 地面的清洁与消毒 地面无明显污染时,采用湿式清洁。当地面受到病人血液、体液等明显污染时,先用吸湿材料去除可见的污染物,再清洁和消毒。

2. 物体表面的清洁与消毒 室内用品如桌、椅、床旁桌等的表面无明显污染时,采用湿式清洁。当地面受到明显污染时,先用吸湿材料去除可见的污染物,然后再清洁和消毒。

(1)环境物体表面根据手的接触频率分为手低频率接触表面和手高频率接触表面。对于高频率接触的物体表面如门把手、床栏、床旁桌椅、遥控器、设备开关、调节按钮和卫生间的环境表面等,应更加频繁地进行清洁与消毒。对高频接触、易污染、难清洁与消毒的表面,可采取屏障保护措施,如使用塑料薄膜、铝箔等覆盖物,并实行一用一更换。邻近病人诊疗区域手高频接触的物体表面,建议采用目测法、化学法(荧光标记法、荧光粉剂法、ATP 法)、微生物法等清洁质量监测方法,确保环境控制持续有效。

(2)实施环境表面清洁单元化,指在终末及日常清洁时,以邻近病人区域内所有高频接触的环境物体表面作为独立区域进行清洁,要求湿式打扫避免扬尘,擦拭物体表面的布巾不同病人之间和洁污区域之间应更换,擦拭地面的地巾不同病房及区域之间应更换。用后集中清洗、消毒、干燥保存。清洁剂/消毒剂应按单元使用,现用现配,使用后立即更换。对于接触隔离的病人,宜每一位病人为清洁单元,若接触隔离预防的病人处于同一病区,视该病区为清洁单元。

推荐使用一次性消毒湿巾,避免交叉传播。一次性使用消毒湿巾用后按医疗废物处置。

(3)清洁病房或诊疗区域时,应有序进行,由上而下,由里到外,由轻度污染到重度污染;有多名病人共同居住的病房。应遵循清洁单元化操作。

(4)环境物体表面如有少量血液、体液、分泌物、排泄物等感染性物质小范围污染时,应立即进行清洁和消毒处理,避免污染物因干燥而凝固在物体表面而形成生物膜。如污染量较大时,应使用吸湿材料进行清理后,再行清洁与消毒,以此减少清洁过程被感染的危险,使用后按医疗废物处置。

（5）医疗设备表面清洁与消毒:是指各种医疗仪器、设备,如血液净化机、X 线机、仪器车和牙科治疗椅等的手柄、监护仪、呼吸机、麻醉机、血压计袖带、听诊器等物体表面,这些仪器通常直接或间接地与健康完整的皮肤相接触,因此属于低度危险性物品,使用后立即清洁或低水平消毒。接触隔离病人的低度危险设备宜专人专用。

（6）使用中的新生儿床和保温箱内表面,日常清洁应以清水为主,不应使用任何消毒剂。若需进行终末消毒后应用清水彻底冲净,干燥备用。

（7）病人出院、转出、死亡后,应对环境、物体表面实施终末清洁与消毒,彻底清除传染性病原体,如多重耐药菌。

（8）不要使用高水平消毒剂或灭菌剂对环境进行消毒,不得在病人诊疗区域采用消毒剂进行环境喷雾消毒。

3. 感染高风险的部门其地面和物体表面的清洁与消毒　感染高风险的部门如手术部、产房、导管室、洁净病房、骨髓移植病房、器官移植病房、重症监护病房、新生儿室、血液透析病房、烧伤病房、感染疾病科、口腔科、检验科等病房与部门的地面与物体表面,应保持清洁、干燥,每天进行消毒,遇明显污染时去污、清洁与消毒。地面消毒采用含有效氯 500mg/L 的消毒液擦拭,作用 30 分钟。物体表面消毒方法同地面或采用 1000~2000mg/L 季铵盐消毒液擦拭。

避免在重点区域如烧伤病房、手术部、重症监护室和实验室等使用地垫,以防发生血液、体液等污染,不宜清洁与消毒。

4. 清洁工具的消毒　应分区使用,实行颜色标记。擦拭布巾用后清洗干净,在含有效氯 250mg/L 的消毒液（或其他有效消毒液）中浸泡 30 分钟,冲净消毒液,干燥备用。地巾用后清洗干净,在含有效氯 500mg/L 的消毒液中浸泡 30 分钟,冲净消毒液,干燥备用。或采用自动清洗与消毒,将使用后的布巾、地巾等物品放入清洗机内,按照清洗器产品的使用说明进行清洗与消毒,一般程序包括水洗、洗涤剂洗、清洗、消毒、烘干,取出备用。

(杨又力 常 虹)

第二节 医疗用品管理

一、概 念

1. 清洁 去除物体表面的有机物、无机物和可见污染物的过程。

2. 清洗 去除诊疗器械、器具和物品上污物的全过程,流程包括冲洗、洗涤、漂洗和终末漂洗。

3. 消毒 清除或杀灭传播媒介上病原微生物,使其达到无害化的处理。

4. 灭菌 杀灭或清除医疗器械、器具和物品上一切微生物的处理。

二、消毒灭菌作用水平及方法

根据消毒因子的适当剂量(浓度)或强度和作用时间对微生物的杀灭能力,可将其分为四个作用水平的消毒方法。

1. 灭菌法 可杀灭一切微生物(包括细菌芽胞)达到灭菌保证水平的方法。耐高温、耐湿的物品和器材首选高压蒸汽灭菌法或干热灭菌。怕热、忌湿物品和器材,应选择低温灭菌法消毒灭菌。

2. 高水平消毒 杀灭一切细菌繁殖体包括分枝杆菌、病毒、真菌及其孢子和绝大多数细菌芽胞,达到高水平消毒的方法。

物理方法:热力、电离辐射、微波、紫外线等。

化学方法:含氯消毒剂、戊二醛、过氧乙酸、臭氧、过氧化氢等。

3. 中水平消毒　杀灭除细菌芽胞以外的各种病原微生物,包括分枝杆菌,达到消毒要求的方法。

物理方法:超声波。

化学方法:碘类、醇类、酚类。

4. 低水平消毒　能杀灭细菌繁殖体(分枝杆菌除外)和亲脂病毒,达到消毒要求的方法。

物理方法:通风换气、冲洗。

化学方法:单链季铵盐类(苯扎溴铵等)、双胍类、中草药消毒剂及金属离子消毒剂等。

三、医疗用品危险度分类及管理

根据物品污染后导致感染的风险高低及在病人使用之前的消毒和灭菌要求而进行医疗物品危险度分类。

1. 高度危险性物品　进入人体无菌组织、器官、脉管系统,或有无菌体液从中流过的物品或接触破损皮肤、破损黏膜的物品。如手术器材、穿刺针、腹腔镜、心脏导管、植入物、活检钳、输液(血)器材、注射药物和液体、透析器、血制品、导尿管、膀胱镜等采用灭菌方法,达到灭菌水平。

2. 中度危险性物品　与完整黏膜相接触,而不进入人体无菌组织、器官和血流,也不接触破损皮肤、破损黏膜的物品。如呼吸机管道、胃肠道内镜、麻醉机管道、肛门直肠压力测量导管等。可选用中水平消毒法。但消毒要求并不相同,如气管镜、喉镜、口表、肛表、压舌板等必须达到高水平消毒。

3. 低度危险性物品　与完整皮肤接触而不与黏膜接触的器材。如毛巾、脸盆、便器、痰盂(杯)、地面;餐具、茶具;墙面、床旁桌、病床及围栏、床面、被褥;听诊器、血压计袖带等。可用低水平消毒法或只作一般清洁处理,仅在特殊情况下,才需做特殊的消毒要求。

四、无菌物品管理和使用要求

(一)无菌物品管理要求

1. 无菌物品存放间应保持环境清洁,有独立的储备空间,温度 ≤24℃,相对湿度≤70%。

2. 无菌物品应分类放置,固定位置,标识清楚。

3. 无菌物品存放柜应距地面高度≥20cm,距离墙≥5cm,距离天花板≥50cm。

4. 接触无菌物品前应洗手或手消毒。

5. 无菌物品存放有效期 储存环境的室温低于24℃,且湿度低于70%时,使用纺织品包装的无菌物品有效期宜为14天,未达到此标准时,有效期宜为7天。医用一次性纸袋包装的无菌物品,有效期宜为1个月;使用一次性医用皱纹纸、一次性纸塑袋、医用无纺布、硬质容器包装的无菌物品,有效期宜为6个月。

6. 无菌物品应遵循先进先出的使用原则。

(二)无菌物品使用要求

1. 无菌物品按灭菌日期依次放入专柜,过期应重新进入标准清洗、消毒、灭菌程序。

2. 无菌物品必须一人一用一灭菌。

3. 无菌持物钳在干燥的无菌持物钳罐内保存,每4小时更换一次,或采用一次性单包装镊子备用;无菌干燥敷料罐、无菌治疗巾包、器械盒开启后应注明开启时间,并在24小时内更换,进行消毒灭菌。如内置消毒液的无菌敷料罐(酒精棉球、碘伏棉球)应每周消毒2次。

4. 抽吸的药液(放置在无菌环境下)及配制好的静脉输注用无菌液体,超过2小时后不得使用。启封抽吸的各种溶媒超过24小时不得使用,宜采用小包装。

5. 一次性小包装的皮肤消毒剂应注明开启日期或失效日期,有效期1周,使用后立即加盖,保持密闭;重复使用的盛放消毒剂的容器,应每周清洁、消毒 1 次,并达到相应的消毒与灭菌水平。对于性能不稳定的消毒剂如含氯消毒剂,配制后使用时间不应超过 24 小时。

6. 无菌棉签宜使用小包装。打开小包装后注明开启时间,不得超过 4 小时。

7. 任何种类的无菌物品及化学消毒剂均在有效期内使用。

8. 一次性物品必须一次性使用,不得复用。

五、重复使用后的诊疗器械、器具及物品处理管理要求

1. 病房使用后的器械、器具及物品不得在病区内清点。无明显污染的器械、器具及物品直接置于封闭的容器中,对沾染血液、脓液及污染严重的器械,使用者立即进行初步冲洗处理并密闭放置。不能及时回收者应采用多酶或保湿清洗液(按厂家说明书要求配制)喷洒在器械表面并放置密闭容器中,防止干燥,由消毒供应中心集中回收处理。

2. 被朊病毒、气性坏疽、破伤风及突发原因不明的传染病病原体污染的可重复使用的诊疗器械、器具和物品,应使用双层黄色医疗废物包装袋封闭包装并标明感染性疾病的名称,由消毒供应中心单独回收处理。原因不明的传染病病原体污染的手术器械、器具与物品其消毒的原则为:在传播途径不明时,应按照多种传播途径,确定消毒的范围和物品;按病原体所属类别中抵抗力最强的微生物,确定消毒的剂量(可按杀灭芽胞的剂量或浓度确定,如含有效氯 2000～5000mg/L 的消毒液浸泡 30 分钟可杀灭细菌芽胞);医务人员做好职业防护。

3. 氧气吸入装置及湿化瓶处置

(1)湿化液应采用新制备的冷开水/新制备的蒸馏水,24 小时更换 1 次,储存容器每周消毒 1 次。

(2)采用鼻导管持续吸氧病人应每日更换鼻导管 1 次,鼻塞导管吸氧病人每 3 天更换 1 次。

(3)非一次性湿化瓶清洗干净后,首选湿热消毒或采用含有效氯 500mg/L 的消毒液浸泡 30 分钟,用新制备的白开水或无菌水冲净晾

干备用,每周消毒 2 次。如停止吸氧时应及时消毒,干燥保存。一次性湿化瓶每 3 天更换 1 次并注明更换时间。

(4)连续使用面罩吸氧,吸氧面罩每日更换 1 次。

4. 超声雾化器具处置 面罩与螺纹管一人一用一消毒,用后清洗干净,首选湿热消毒,化学消毒可选用含有效氯 500mg/L 的消毒液浸泡 30 分钟(感染病人应采用含有效氯 1000mg/L 的消毒液),清水洗净晾干,清洁保存备用;或使用 75%酒精作用 5 分钟,晾干清洁保存备用。氧气雾化器药杯专人专用,用后清洗干净,干燥保存。

5. 简易呼吸器用后处理 简易呼吸器使用后可放至盒内,送消毒供应中心处理。无条件者可在病房处置室处理,其方法如下:操作者戴一次性手套在流动水下冲净分泌物,松解各部件,并充分浸泡于含有效氯 500~1000mg/L 的消毒液中 30 分钟,取出后在流动水下反复冲洗;储氧袋采用含有效氯 500~1000mg/L 的消毒液擦拭消毒,然后在流动水下冲净,各部件均干燥后保存于清洁盒内。

6. 吸引器瓶用后处理 用后冲洗干净,浸泡于含有效氯 500~1000mg/L 的消毒液中 30 分钟,取出后在流动水下反复冲洗,干燥备用。

7. 体温计消毒及检查方法 体温计应一人一用,用后消毒。凡接触黏膜的口表、肛表应采用高水平消毒,用后浸泡于含有效氯 1000~1500mg/L 的消毒液中 30 分钟,取出后在流动水下反复冲洗,干燥备用;腋下使用的体温计只接触皮肤可采用中水平消毒,用后完全浸泡于 75%酒精中 30 分钟,取出后干燥备用。酒精应每周更换 1 次,容器每周清洁、消毒 1 次。

在使用新的体温计前及每周消毒体温计后,应校对其准确性,其方法为:将全部体温计甩至 35℃以下,于同一时间放入已测好的 35~40℃以下的水中,3 分钟后取出检视,凡误差在 0.2℃以上或玻璃管有裂痕者,不能再使用;合格的体温计干燥后放入容器内备用。体温计数量较多时应分批次检查,保证检查的准确性。

8. 止血带应保持洁净,每日用后集中清洁处置,干燥保存。隔离病人必须专用,每次用后采用含有效氯 1000mg/L 的消毒液浸泡 30 分钟后用清水冲净晾干,干燥保存。

9. 接触完整皮肤的医疗器械、器具及物品,如听诊器、监护仪导联、血压计袖带等,应保持清洁,被污染时应及时清洁与消毒。隔离病人必须专用,出院或转科后采用含有效氯 1000mg/L 的消毒液浸泡 30 分钟,清水洗后晾干。

10. 治疗车上物品应摆放有序,上层放置清洁与无菌物品,下层放置使用后物品;治疗车应配备速干手消毒剂,每天进行清洁与消毒,遇污染随时进行清洁与消毒。

11. 床单位的消毒要求

(1)病人住院期间地面及床单位的床体、床旁桌、床旁椅(凳)等表面无明显污染时,每日采用湿式清洁;当受到血液、体液等明显污染时,先用吸湿材料去除可见污染物,再清洁和消毒。出院时进行终末消毒,消毒方法采用含有效氯 500mg/L 的消毒液或季铵盐类物体表面消毒剂擦拭,并用床单位消毒器进行消毒。

感染高风险的部门,如重症监护病房、新生儿室、血液净化病房、产房、手术部等,地面与物体表面应保持清洁、干燥,每天进行消毒,遇明显污染物时随时去污、清洁与消毒。地面采用含有效氯500mg/L 的消毒液擦拭,作用 30 分钟。物体表面消毒方法和地面或采用 1000~2000mg/L 季铵盐类消毒液擦拭。

使用清洁或消毒布巾擦拭时,不同病人床单位的物品之间应更换布巾。各种擦拭布巾应分区域使用,用后统一清洗消毒,干燥备用。

(2)病人的床上用品如床单、被套、枕套等,应一人一更换;住院时间超过一周时应每周更换;遇污染时及时更换。更换后的用品应及时清洗与消毒。

(3)床单位使用的被芯、枕芯、床垫、床褥等每年定期清洗与消毒;遇污染及时更换,清洗与消毒;甲类及按甲类管理的传染病病人、不明原因病原体感染病人、多重耐药菌感染病人使用后的上述物品应按照 GB 19193 相关要求处理。

（4）病床隔帘根据使用频率每 3~6 个月清洗消毒 1 次,遇污染及时清洗消毒。

12. 病人生活卫生用品清洁与消毒　生活卫生用品如毛巾、面盆、痰盂(杯)、便器、餐饮具等,应保持清洁,个人专用,定期消毒;病人出院、转院或死亡后应对其使用过的生活卫生用品进行终末消毒。有条件的病区污染间可配置便器清洗消毒器。

（杨又力　常　虹）

第三节　手　卫　生

洗手作为一种简单而经济的操作方法,在控制医源性感染和耐药性细菌方面起着重要的作用。保持良好卫生习惯,避免经手造成环境、医疗器具、病人用品等污染,防止直接或间接造成病人或医务人员的感染,是提高医疗质量、保障病人和医务人员安全等工作的一项重要内容。

一、手卫生的定义

手卫生为医务人员洗手、卫生手消毒和外科手消毒的总称。

1. 洗手　医务人员用肥皂(皂液)和流动水洗手,去除手部皮肤污垢、碎屑和部分致病菌的过程。

2. 卫生手消毒　医务人员用速干手消毒剂揉搓双手,以减少手部暂居菌的过程。

3. 外科手消毒　外科手术前医务人员用肥皂(皂液)和流动水洗手,再用手消毒剂清除或者杀灭手部暂居菌和减少常居菌的过程。使用的手消毒剂可具有持续抗菌活性。

二、洗手与卫生手消毒设施

1. 设置流动水洗手设施。

2. 手术部、产房、导管室、层流洁净病房、骨髓移植病房、器官移植病房、重症监护病房、新生儿室、母婴室、血液透析病房、烧伤病房、感染疾病科、口腔科、消毒供应中心等重点部门应配备非接触式洗手设施。有条件的医疗机构在诊疗区域均宜配备非接触式洗手设施。

3. 应配备清洁剂,宜为一次性包装。重复使用的容器应每周清洁与消毒。

4. 应配备干手物品或者设施,避免二次污染。

5. 应配备合格的速干手消毒剂,并符合下列要求:①应符合国家有关规定;②宜使用一次性包装;③医务人员对选用的手消毒剂应有良好的接受性,手消毒剂无异味、无刺激性等;④易挥发的醇类产品开瓶后使用有效期不超过 30 天;不易挥发的产品开瓶后使用有效期不超过 60 天。

6. 手卫生设施的设置位置应方便医务人员、病人和陪护人员使用,应有醒目、正确的手卫生标识,包括洗手流程图或洗手图示等。

三、手卫生应遵循的原则

(一)基本要求

1. 手部指甲长度不应超过指尖。
2. 手部不应戴戒指等装饰物。
3. 手部不应戴人工指甲、涂抹指甲油等指甲装饰物。

(二)洗手、卫生手消毒应遵循的原则

1. 当手部有血液或其他体液等肉眼可见的污染时,应用肥皂(皂液)和流动水洗手。

2. 手部没有肉眼可见污染时,宜使用速干手消毒剂消毒双手代替洗手。

3. 接触病人的血液、体液、分泌物、排泄物以及被传染性致病微生物污染的物品后,或直接为传染病病人进行检查、治疗、护理或处理传染病人污物之后,应先洗手,然后进行卫生手消毒。

四、洗 手 指 征

1. 直接接触每个病人前后,从同一病人身体的污染部位移动到清洁部位时。

2. 接触病人黏膜、破损皮肤或伤口前后,接触病人的血液、体液、分泌物、排泄物、伤口敷料等之后。

3. 穿脱隔离衣前后,摘手套后。

4. 进行无菌操作、接触清洁、无菌物品之前。

5. 接触病人周围环境及物品后。

6. 处理药物或配餐前。

五、洗 手 方 法

1. 在流动水下,使双手充分淋湿。

2. 取适量肥皂(皂液),均匀涂抹至整个手掌、手背、手指和指缝。

3. 认真揉搓双手至少 15 秒,应注意清洗双手所有皮肤,包括指背、指尖和指缝,按六步洗手步骤认真揉搓,具体揉搓步骤如下(图 1-9-1):

(1)掌心相对,手指并拢,相互揉搓(图 1-9-1A)。

(2)手心对手背沿指缝相互揉搓,交换进行(图 1-9-1B)。

(3)掌心相对,双手交叉指缝相互揉搓(图 1-9-1C)。

(4)弯曲手指使关节在另一手掌心旋转揉搓,交换进行(图1-9-1D)。

(5)右手握住左手大拇指旋转揉搓,交换进行(图 1-9-1E)。

(6)将五个手指尖并拢放在另一手掌心旋转揉搓,交换进行(图 1-9-1F)。

4. 在流动水下彻底冲净双手,擦干,取适量护手液护肤。

5. 如为手拧式水龙头,则应采用防止手部再污染的方法关闭水龙头。

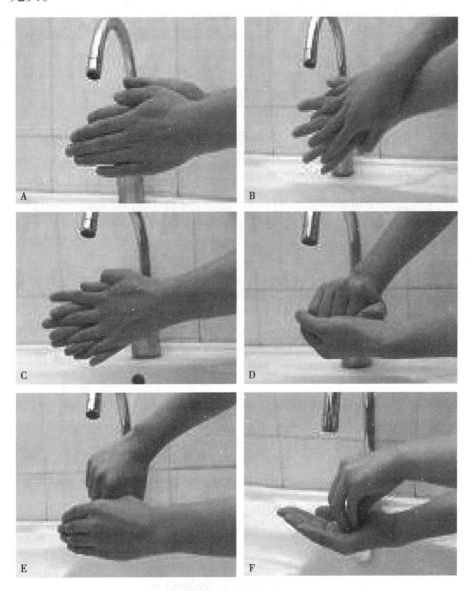

图 1-9-1 六步洗手示意图

A. 掌心相对,手指并拢,相互揉搓;B. 手心对手背沿指缝相互揉搓,交换进行;C. 掌心相对,双手交叉指缝相互揉搓;D. 弯曲手指使关节在另一手掌心旋转揉搓,交换进行;E. 右手握住左手大拇指旋转揉搓,交换进行;F. 五个指尖并拢放在另一手掌心旋转揉搓,交换进行

六、卫生手消毒方法

医务人员卫生手消毒应遵循以下方法：

1. 取适量的速干手消毒剂于掌心。

2. 严格按照六步洗手法的揉搓步骤进行揉搓,作用时间 1 分钟。

3. 揉搓时保证手消毒剂完全覆盖手部皮肤,直至手部干燥。

七、外科手消毒方法

应遵循先洗手后消毒的原则,不同病人手术之间、手套破损或手被污染时、术中更换手术衣时应重新进行外科手消毒。方法如下：

1. 修剪指甲,挫平甲缘,清除指甲下的污垢。

2. 流动水下冲洗双手、前臂和上臂下 1/3。

3. 取适量的皂液或其他清洗剂按六步洗手法清洗双手、前臂和上臂下 1/3,用无菌巾擦干。

4. 取适量的手消毒剂按六步洗手法揉搓双手、前臂和上臂下 1/3,至消毒剂干燥。

（杨又力 常 虹）

第四节 医院卫生学监测

一、环境卫生学监测范围

详见本章第一节"医院环境管理"的内容。

二、环境卫生学监测时间

Ⅰ、Ⅱ类环境区域每月 1 次,Ⅲ类环境区域每季度 1 次,但Ⅲ类环境区域中的普通住院病区不做常规监测。当怀疑医院感染暴发与空气、物体表面、医务人员手、消毒剂等污染有关时,应对空气、物体表面、医务人员手、消毒剂等进行监测,并针对目标微生物进行检测。

　　手术部空气卫生学效果监测:每季度抽测≥25%;采用洁净技术净化手术部,不同净化级别手术间,每月抽测,每季度抽测总数≥25%;并保证每一手术间及洁净辅助用房每年至少监测1次。手术人员手卫生效果监测:每月抽测人数应不少于日平均手术量医护人员总数的1/10。

三、采样和监测原则

　　1. 采样后应尽快对样品进行相应指标的检测,送检时间不得超过4小时;若样品保存于0~4℃时,送检时间不得超过24小时。

　　2. 监测结果如不符合卫生学标准,应查找原因,重新消毒后采样复验,直到达到卫生学标准。

　　3. 若在疑似暴发流行时,则尽可能对未消毒处理的现场进行采样,并增加采样点。

四、环境卫生学监测方法

（一）空气微生物污染检查方法

　　1. 采样时间　Ⅰ类环境在洁净系统自净后与从事医疗活动前采样;Ⅱ、Ⅲ、Ⅳ类环境在消毒或规定的通风换气后与从事医疗活动前采样。采样前关闭门窗,在无人走动的情况下,静止10分钟后进行采样。

　　2. 检测方法

　　（1）Ⅰ类环境可选择平板暴露法和（或）空气采样器法,参照GB50333《医院洁净手术部建筑技术规范》要求进行检测（表1-9-2）。洁净手术部的等级标准（空态或静态）要求见表1-9-3、表1-9-4。空气采样器法可选择六级撞击式空气采样器或其他经验证的空气采样器。检测时将采样器置于室内中央0.8~1.5m高度,按采样器使用说明书操作,每次采样时间不应超过30分钟。房间>10m² 者,每增加 10m² 增设一个采样点。

表 1-9-2 Ⅰ类环境(洁净手术部)空气采样测点数

洁净术间等级	区域	空气洁净度级别	测点数(取大值)	合计(不含对照)
Ⅰ级	手术区	5 级	13(首尾各 2 点,中间部位均匀分布 9 点)	
	周边区	6 级	8(每边内 2 点)	
Ⅱ级	手术区	6 级	5(双对角线布点)	
	周边区	7 级	6(长边内 2 点,短边内 1 点)	
Ⅲ级	手术区	7 级	3(单对角线布点)	
	周边区	8 级	4(长边、短边各 1 点)	
Ⅳ级	8.5 级		测点数 = $\sqrt{面积平米数}$(>30m² 4 点,≤30m² 2 点。均匀布点,避开送风口正下方)	

注:GB50333-2013 空气洁净度级别 5 级相当于原 100 级;6 级相当于原 1000 级;7 级相当于原 10 000 级;8 级相当于原 10 万级;8.5 级相当于原 30 万级

表 1-9-3 洁净手术部用房的分级标准(空态或静态)

洁净用房等级	沉降法(浮游法)细菌最大平均浓度		空气洁净度级别		参考手术
	手术区	周边区	手术区	周边区	
Ⅰ	0.2CFU/(30min·Φ90 皿)(5CFU/m³)	0.4CFU/(30min·Φ90 皿)(10CFU/m³)	5 级	6 级	假体植入、某些大型器官移植、手术部位感染可直接危及生命及生活质量等手术
Ⅱ	0.75CFU/(30min·Φ90 皿)(25CFU/m³)	1.5CFU/(30min·Φ90 皿)(50CFU/m³)	6 级	7 级	涉及深部组织及生命主要器官的大型手术

洁净用房等级	沉降法(浮游法)细菌最大平均浓度		空气洁净度级别		参考手术
	手术区	周边区	手术区	周边区	
Ⅲ	2CFU/(30min·Φ90皿)(75CFU/m³)	4CFU/(30min·Φ90皿)(150CFU/m³)	7级	8级	其他外科手术
Ⅳ	6CFU/(30min·Φ90皿)		8.5级		感染和重度污染手术

注:①浮游法的细菌最大平均浓度采用括号内数值。细菌浓度是直接所测的结果,不是沉降法和浮游法互相换算的结果。

②眼科专用手术室周边区洁净级别比手术区的可低2级。

③手术区:指手术台及其周边区域。Ⅰ级手术室的手术区是指手术台两侧边至少各外推0.9m、两端至少各外推0.4m后(包括手术台)的区域;Ⅱ级手术室的手术区是指手术台两侧边至少各外推0.6m、两端至少各外推0.4m后(包括手术台)的区域;Ⅲ级手术室的手术区是指手术台四边至少各外推0.4m后(包括手术台)的区域;Ⅳ级手术室不分手术区和周边区;Ⅰ级眼科专用手术室手术区每边不少于1.2m。

表1-9-4 洁净辅助用房的分级标准(空态或静态)

等级	沉降法(浮游法)细菌最大平均浓度	空气洁净度级别
Ⅰ	局部:0.2CFU/(30min·Φ90皿) 其他区域:0.4CFU/(30min·Φ90皿)	局部5级 其他区域6级
Ⅱ	1.5CFU/(30min·Φ90皿)	7级
Ⅲ	4CFU/(30min·Φ90皿)	8级
Ⅳ	5cCFU/(30min·Φ90皿)	8.5级

(2)Ⅱ、Ⅲ、Ⅳ类环境采用平板暴露法:室内面积≤30m²,设内、中、外对角线3点,内、外点的布点位置应距墙壁1m处;室内面积>30m²,设4角及中央5点,4角的布点位置应距墙壁1m处(图1-9-2、图1-9-3);将普通营养琼脂平皿(Φ90mm)放置各采样点,采样高度为距地面0.8~1.5m;采样时将平皿盖打开,扣放于平皿旁,暴露规定时间(Ⅱ类环境暴露15分钟,Ⅲ、Ⅳ类环境暴露5分钟)后盖上平皿盖及时送检。

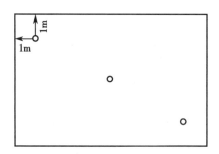

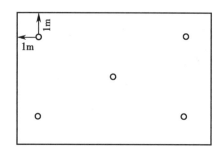

图 1-9-2 Ⅱ、Ⅲ、Ⅳ类环境
面积≤30m²:3 点

图 1-9-3 Ⅱ、Ⅲ、Ⅳ类环境
面积>30m²:5 点

（3）用记号笔在平皿底部记录所在采样点的位置。

3. 化验单填写要求 应注明采样时间、标本名称、地点、暴露时间。

4. 各类环境空气菌落总数卫生学标准见表 1-9-5。

表 1-9-5 各类环境空气、物体表面菌落总数卫生学标准

环境类别		空气平均菌落数[a]		物体表面平均菌落数（CFU/cm²）
		CFU/皿	CFU/m³	
Ⅰ类环境	洁净手术部	符合 GB50333 要求	≤150	≤5.0
	其他洁净场所	≤4.0(30 分钟)[b]		≤5.0
Ⅱ类环境		≤4.0(15 分钟)	—	≤5.0
Ⅲ类环境		≤4.0(5 分钟)	—	≤10.0
Ⅳ类环境		≤4.0(5 分钟)	—	≤10.0

注:a.CFU/皿为平板暴露法,CFU/m³为空气采样器法

b. 平板暴露法检测时的平板暴露时间

（二）物体表面微生物污染检查方法

1. 采样时间 潜在污染区、污染区消毒后采样。清洁区根据现场情况确定。

2. 采样面积 被采表面 <100cm²,取全部表面;被采表面 ≥100cm²,取 100cm²。

3. 采样方法 用5cm×5cm 灭菌规格板放在被检物体表面,用浸

有无菌 0.03mol/L 磷酸盐缓冲液或生理盐水采样液的棉拭子 1 支，在规格板内横竖往返各涂抹 5 次，并随之转动棉拭子，连续采样 1~4 个规格板面积，剪去手接触部分，将棉拭子投入装有 10ml 采样液的试管中送检。门把手等小型物体则采用棉拭子直接涂抹物体采样。若采样物体表面有消毒剂残留时，采样液应含相应中和剂。

4. 采样内容　应根据科室工作特点，重点监测与病人皮肤、黏膜密切接触易造成医院感染的医疗、护理用品，如治疗台、雾化器、氧气湿化瓶、呼吸机用具、治疗用水、体温计、新生儿保温箱、奶瓶、新生儿磅秤、眼科受水器、病床、床旁桌椅等，原则上是根据科室的特点选择监测对象。

5. 化验单填写要求　应注明采样时间、地点、被采样物品的名称及采样面积（被采样品面积不足 4 个规格板，可采 1~3 个规格板，但应注明采样面积，以便于微生物室计算物体表面菌落数）。

6. 各类环境物体表面菌落总数卫生学标准见表 1-9-5。

（三）医务人员手卫生检查方法

1. 采样时间　应在手卫生后，接触病人或从事医疗活动前采样。每月对手术部，每季度对产房、导管介入室、层流洁净病房、骨髓移植病房、器官移植病房、重症监护病房、新生儿室、母婴室、血液透析病房、烧伤病房、感染疾病科、口腔科等部门工作的医务人员手进行消毒效果的监测；当怀疑医院感染暴发与医务人员手卫生有关时，应及时进行监测，并进行相应致病性微生物的检测。

2. 采样方法　被检者采用六步洗手法清洁双手后 5 指并拢，将浸有无菌 0.03mol/L 磷酸盐缓冲液或生理盐水采样液的棉拭子一支在双手指曲面从指跟到指端来回涂擦各两次（一只手涂擦面积约 30cm^2），并随之转动采样棉拭子，剪去手接触部位，将棉拭子放入装有 10ml 采样液的试管内送检。采样面积按平方厘米（cm^2）计算。若采样时手上有消毒剂残留，采样液应含相应中和剂。如使用棉拭子与试管一体的则应遵循无菌技术操作原则，避免污染，立即送检。

3. 化验单填写 应注明采样时间、被检者姓名。

4. 卫生学监测标准 洗手及手消毒后≤10CFU/cm^2,外科手消毒后≤5CFU/cm^2。

五、紫外线灯监测

(一) 监测方法

1. 紫外线辐射强度监测 新灯管功率为 30W、40W 时辐射强度必须≥90μW/cm^2,每年监测 1 次;辐射强度 80~89μW/cm^2,每半年监测 1 次;辐射强度 70~79μW/cm^2,每季度监测 1 次;当辐射强度<70μW/cm^2,应更换紫外线灯管。

2. 紫外线灯时间监测 使用紫外线进行空气消毒时,如没有紫外线辐射强度监测设备,应登记每支紫外线灯的起始及累计使用时间,超过时限(累计 1000 小时)应及时更换。

(二) 注意事项

1. 紫外线灯管的购置应符合国家规范要求。

2. 应保持紫外线灯管表面的清洁,每周及监测前用 75%酒精擦拭灯管。

3. 紫外线辐射强度监测应由专人进行。紫外线辐照计应在计量部门检定的有效期内使用;紫外线监测指示卡应取得国家卫生行政部门的许可批件,并在产品有效期内使用。

4. 每次监测后记录监测时间及强度。

5. 更换紫外线灯管应记录更换时间。

(杨又力 常 虹)

第五节 医院隔离技术

一、概 念

1. 隔离 采用各种方法、技术,防止病原体从病人及携带者传播给他人的措施。

2. 标准预防　针对医院所有病人和医务人员采取的一组预防感染措施。包括手卫生,根据预期可能的暴露选用手套、隔离衣、口罩、护目镜或防护面罩,以及安全注射。也包括穿戴合适的防护用品处理病人环境中污染的物品与医疗器械。标准预防是基于病人的血液、体液、分泌物(不包括汗液)、排泄物、非完整皮肤和黏膜均可能含有感染性因子的原则。

3. 个人防护用品　用于保护医务人员避免接触感染性因子的各种屏障用品。包括医用外科口罩、手套、护目镜、防护面罩、防水围裙、隔离衣、防护服、防水胶鞋、呼吸保护器等。

二、不同传播途径疾病的隔离与预防

(一)隔离原则

1. 在标准预防的基础上,医院应根据疾病的传播途径(接触传播、飞沫传播、空气传播和其他途径传播),依据《医院隔离技术规范》采取相应传播途径的隔离与预防措施。

2. 隔离病室应有正确、醒目的隔离标识,并限制人员的出入。黄色为空气隔离,粉色为飞沫隔离,蓝色为接触隔离。

3. 传染病病人或可疑传染病病人应安置在单人隔离房间。受条件限制的医院,同种病原体感染的病人可安置于一室。

4. 隔离病人的物品应专人专用,定期清洁与消毒。日常工作随时做好消毒,病人出院、转院和死亡后应进行终末消毒。

5. 接触隔离病人的工作人员应按照隔离要求穿戴相应的隔离防护用品,如穿隔离衣、戴医用外科口罩、手套等,并进行手消毒。工作人员穿脱防护用品流程及注意事项详见本章附3。

(二)接触传播疾病的隔离与预防

经直接或间接接触传播疾病如消化道感染、多重耐药菌感染、皮肤感染等病人,在标准预防的基础上,还应采用接触传播的隔离与预防措施。

1. 病人的隔离 应限制病人的活动范围,减少转运。如需要转运时,应采取有效措施,减少对其他病人、医务人员和环境表面的污染。

2. 医务人员的防护

(1)接触隔离病人的血液、体液、分泌物、排泄物等物质时,应戴手套;离开隔离病室前,接触污染物品后应摘除手套,洗手和(或)手消毒。手上有伤口时应戴双层手套。

(2)进入隔离病室,从事可能污染工作服的操作时,应穿隔离衣;离开病室前,脱下隔离衣,按要求悬挂,每天更换清洗与消毒,或使用一次性隔离衣,用后按医疗废物管理要求进行处置。接触甲类传染病应按要求穿防护服,离开病室前,脱去防护服,应确保工作服及皮肤不接触污染的环境表面,脱去的防护服应按医疗废物管理要求进行处置。

(三)空气传播的隔离与预防

接触经空气传播的疾病,如开放性肺结核、麻疹、水痘、流行性出血热等,在标准预防的基础上,还应采用空气传播的隔离与预防。

1. 病人的隔离

(1)疑似或确诊病人宜安置在负压病房中。疑似病人应单人间安置,确诊同种病原体感染的病人可安置在同一病室,床间距不小于1.2m。

(2)当病人病情允许时,应戴医用外科口罩,定期更换,其活动宜限制在隔离病室内。

(3)应严格空气消毒。

(4)无条件收治时,应尽快转送至有条件收治经空气传播疾病的医疗机构。暂不能转出的病人,应安置在通风良好的临时留观室或空气隔离病室。

2. 病人的转运

（1）应制定经空气传播疾病病人院内转运与院外转运的制度与流程。

（2）转运时工作人员应做好经空气传播疾病的个人防护，转运中避免进行产生气溶胶的操作。病人病情容许时应戴医用外科口罩。

（3）转运过程中若使用车辆，应通风良好，有条件的医院可采用负压转运车。转运完成后，及时对转运车进行终末消毒。

3. 医务人员的防护

（1）应严格按照区域流程，在不同的区域，穿戴不同的防护用品，离开时按要求摘脱，并正确处理使用后物品。

（2）进入确诊或可疑传染病病人房间时，应戴帽子、医用防护口罩；进行可能产生喷溅的诊疗操作时，应戴护目镜或防护面罩，穿防护服，当接触病人及其血液、体液、分泌物、排泄物等物质时应戴手套。

（3）医务人员防护用品使用及分级防护要求见表1-9-6。

表1-9-6　医务人员接触经空气传播疾病的分级防护要求

防护级别	使用情况	防护用品								
		外科口罩	医用防护口罩	防护面屏或护目镜	手卫生	乳胶手套	工作服	隔离衣	防护服	工作帽	鞋套
一般防护	普通门（急）诊、普通病房医务人员	+	-	-	+	±	+	-	-	-	-
一级防护	发热门诊与感染疾病科医务人员	+	±	-	+	+	+	+	-	+	-

续表

防护级别	使用情况	防护用品									
		外科口罩	医用防护口罩	防护面屏或护目镜	手卫生	乳胶手套	工作服	隔离衣	防护服	工作帽	鞋套
二级防护	进入疑似或确诊经空气传播疾病病人安置地或为病人提供一般诊疗操作	−	+	±	+	+	+	±★	±★	+	+
三级防护	为疑似或确诊病人进行产生气溶胶操作时	−	+	+	+	+	+	−	+	+	−

注:1."+"应穿戴的防护用品,"−"不需穿戴的防护用品,"±"根据工作需要穿戴的防护用品,"±★"为二级防护级别中,根据医疗机构的实际条件,选择穿隔离衣或防护服。

2. 产生气溶胶操作是指能产生气溶胶的操作,例如气管插管及相关操作、心肺复苏、支气管镜检、吸痰、咽拭子采样、尸检以及采用高速设备(如钻、锯、离心等)的操作等

(四)飞沫传播的隔离与预防

接触经飞沫传播的疾病,如开放性肺结核、麻疹、手足口病、百日咳、白喉、流行性感冒(H1N1、H2N3 等)、病毒性腮腺炎、流行性脑脊髓膜炎、炭疽、肺鼠疫、猩红热、脊髓灰质炎等,在标准预防的基础上,还应采用飞沫传播的隔离预防。

1. 病人的隔离

(1)病人应安置在单人隔离房间,当条件受限时同种病原体感染的病人可安置于一室,床间距应≥1.1m。

(2)病人病情允许时,应戴外科口罩,并定期更换。应限制病人的活动范围。

(3)病人之间、病人与探视者之间相隔距离在 1m 以上,探视者应戴外科口罩。

(4)加强通风,或进行空气消毒。

（5）应减少转运,无条件收治时应尽快转送至有条件收治呼吸道传染病的医疗机构进行收治,并注意转运过程中医务人员的防护。

2. 医务人员的防护

（1）应严格按照区域流程,在不同的区域,穿戴不同的防护用品,离开时按要求摘脱,并正确处理使用后物品。

（2）与病人近距离(1m 以内)接触,应戴帽子、医用防护口罩;进行可能产生喷溅的诊疗操作时,应戴护目镜或防护面罩,穿防护服;当接触病人及其血液、体液、分泌物、排泄物等物质时应戴手套。

（五）其他传播途径疾病的隔离与预防

应根据疾病的特性,采取相应的隔离与防护措施。

（六）急性传染性非典型肺炎、人感染高致病性禽流感的隔离

1. 病人的隔离

（1）将病人安置于有效通风的隔离病房或隔离区域内,必要时置于负压病房隔离。

（2）严格限制探视者,如需探视,探视者应正确穿戴个人防护用品,并遵守手卫生规定。

（3）限制病人活动范围,离开隔离病房或隔离区域时,应戴外科口罩。

（4）应减少转运,当需要转运时,医务人员应注意防护。

2. 医务人员防护

（1）医务人员应经过专门的培训,掌握正确的防护技术,方可进入隔离病区工作。

（2）应严格按防护规定着装。不同区域应穿不同服装,且服装颜色应有区别或有明显标识。

（3）隔离区工作的医务人员应每日监测体温两次,体温超过37.5℃及时就诊。

（4）医务人员应严格执行区域划分的流程,按程序做好个人防护,方可进入病区,下班前应沐浴、更衣后,方可离开隔离区。

（5）空气与物体表面消毒应遵循 WS/T367《医疗机构消毒技术规范》。

三、常见多重耐药菌感染病人的隔离措施,见表1-9-7。

表 1-9-7 常见耐药细菌感染病人的隔离措施

细菌种类 各种要求	耐甲氧西林/苯唑西林的金黄色葡萄球菌 MRSA	耐万古霉素的 金黄色葡萄球菌	其他多重 耐药性细菌
病人安置	单间或同种病原同室隔离	单间隔离	床旁隔离（单间或同种病原同室隔离）
人员限制	限制,减少不必要的人员出入病室	严格限制,医护人员相对固定,专人诊疗护理	限制,减少不必要人员接触
手卫生	接触污物戴手套,脱手套后洗手	进入病室戴手套,脱手套后洗手和（或）手消毒	接触病人后洗手
眼、口、鼻防护	接触病人戴口罩,近距离操作戴防护镜（吸痰、插管等）	进入病室戴口罩,近距离操作戴防护镜（吸痰、插管等）	接触病人戴口罩,近距离操作戴防护镜（吸痰、插管等）
隔离衣	可能污染工作服时穿隔离衣	必须穿一次性隔离衣	可能污染工作服时穿隔离衣
仪器设备	用后严格清洁、消毒/灭菌	仪器设备专用,用后严格清洁、消毒/灭菌	用后严格清洁、消毒/灭菌
物体表面	用消毒液浸泡湿擦拭布巾擦拭	用消毒液浸泡擦拭布巾,擦拭布巾专用	用消毒液浸湿擦拭布巾擦拭
终末消毒	床单位清洁消毒	终末消毒※	床单位清洁消毒
标本运送	密闭容器	防渗漏密闭容器运送,外包装污染时加套袋	密闭容器
生活物品	无特殊处理	清洁、消毒后,方可带出污染环境	无特殊处理

续表

细菌种类 各种要求	耐甲氧西林/苯唑西林的金黄色葡萄球菌 MRSA	耐万古霉素的金黄色葡萄球菌	其他多重耐药性细菌
医疗废物	放在污物袋内,用防渗漏密闭容器运送	用双层污物袋,防渗漏密闭容器运送,利器放入利器盒运送	放在污物袋内,用防渗漏密闭容器运送
解除隔离时限	临床症状好转或治愈	临床症状好转或治愈,连续两次培养阴性	临床症状好转或治愈

注:※终末消毒:对室内(含病室内卫生间)所有门窗、墙壁、家具、仪器设备等物体表面及空气进行消毒

四、常见传染病传染源、传播途径及隔离预防见表 1-9-8。

表 1-9-8　常见传染病传染源、传播途径及隔离预防

疾病名称		传染源	传播途径				隔离预防						
			空气	飞沫	接触	生物媒介	外科口罩(必要时戴医用防护口罩)	帽子	手套	护目镜	隔离衣	防护服	鞋套
病毒性肝炎	甲、戊型	潜伏期末期和急性期的病人	－	－	＋	－	±	±	＋	－	＋	－	－
	乙、丙、丁型	急性和慢性病人及病毒携带者	－	－	＃	－	±	±	＋	－	－	－	－
麻疹		麻疹病人	＋	＋＋	＋	－	＋	＋	＋	±	±	－	＋
流行性腮腺炎		早期病人和隐性感染者	－	＋	－	－	＋	＋	＋	－	－	－	－
脊髓灰质炎		病人和病毒携带者	－	＋	＋＋	苍蝇蟑螂	＋	＋	＋	－	－	－	－
流行性出血热		啮齿类动物、猫、猪、狗、家兔	＋＋	－	＋	－	＋	＋	＋	±	±	－	－

疾病名称	传染源	传播途径				隔离预防						
		空气	飞沫	接触	生物媒介	外科口罩(必要时戴医用防护口罩)	帽子	手套	护目镜	隔离衣	防护服	鞋套
狂犬病	病人和隐性感染的犬、猫、家兔和野兽	-	-	+	-	+	+	+	±	+	-	-
伤寒、副伤寒	病人和带菌者	-	-	+	-	±	±	+	-	+	-	-
细菌性痢疾	病人和带菌者	-	-	+	-	-	±	+	-	+	-	-
霍乱	病人和带菌者	-	-	+	-	+	+	+	-	+	-	+
猩红热	病人和带菌者	-	++	+	-	+	+	+	-	+	-	-
白喉	病人、恢复期或健康带菌者	-	++	+	-	+	+	+	-	+	-	-
百日咳	病人	-	+	-	-	+	+	±	-	+	-	-
流行性脑脊髓膜炎	流脑病人和脑膜炎双球菌携带者	-	++	+	-	+	+	+	±	+	-	-
鼠疫 肺鼠疫	感染了鼠疫杆菌的啮齿类动物和病人	-	++	+	鼠蚤	+	+	+	±	+	-	-
鼠疫 腺鼠疫	感染了鼠疫杆菌的啮齿类动物和病人	-	-	+	鼠蚤	±	±	+	±	+	-	-
炭疽	患病的食草类动物和病人	-	+	+	-	+	+	+	±	+	-	-
流行性感冒	病人和隐性感染者	-	+	+	-	+	+	+	-	-	-	-
肺结核	开放性肺结核病人	+	++	-	-	+	+	+	±	±	-	+
SARS	病人	-	++	+	-	+	+	+	-	+	+	+

续表

疾病名称	传染源	传播途径				隔离预防						
		空气	飞沫	接触	生物媒介	外科口罩(必要时戴医用防护口罩)	帽子	手套	护目镜	隔离衣	防护服	鞋套
HIV	病人和病毒携带者	–	–	●	–	–	–	+	–	+	–	–
手足口病	病人和隐性感染者	–	+	+	–	+	+	+	±	+	–	–
梅毒	梅毒螺旋体感染者	–	–	●	–	–	–	+	–	+	–	–
淋病	淋球菌感染者	–	–	■	–	–	–	+	–	+	–	–
人感染高致病性禽流感	病禽、健康带毒的禽	–	+	+	–	+	+	+	–	+	+	+

注:1. 在传染途径一列中"+":其中传播途径之一;"++":主要传播途径。2. 在隔离预防一列中"+":应采取的防护措施;"±":工作需要可采取的防护措施;"#":为接触病人的血液、体液而传播;"●":为性接触或接触病人的血液、体液而传播;"■":为性接触或接触病人分泌物污染的物品而传播

（杨又力　常　虹）

第六节　医疗废物管理

一、概　念

医疗废物是指医疗卫生机构在医疗、预防、保健以及其他相关活动中产生的具有直接或者间接感染性、毒性以及其他危害性的废物。

二、医疗废物分类目录

表 1-9-9 医疗废物分类目录

类别	特征	常见组分或者废物名称
感染性废物	携带病原微生物具有引发感染性疾病传播危险的医疗废物	1. 被病人血液、体液、分泌物、排泄物污染的物品，包括：棉球、棉签、引流棉条、纱布及其他各种敷料；一次性使用卫生用品、一次性使用医疗用品及一次性医疗器械；废弃的被服；其他被病人血液、体液、排泄物污染的物品
		2. 医疗机构收治的隔离传染病病人或者疑似传染病病人产生的生活垃圾
		3. 病原体的培养基、标本和菌种、毒种保存液
		4. 各种废弃的医学标本
		5. 废弃的血液、血清
		6. 使用后的一次性使用医疗用品及一次性医疗器械视为感染性废物
病理性废物	诊疗过程中产生的人体废弃物和医学实验动物尸体等	1. 手术及其他诊疗过程中产生的废弃的人体组织、器官等
		2. 医学实验动物的组织、尸体
		3. 病理切片后废弃的人体组织、病理蜡块等
损伤性废物	能够刺伤或者割伤人体的废弃的医用锐器	1. 医用针头、缝合针
		2. 各类医用锐器，包括：解剖刀、手术刀、备皮刀、手术锯等
		3. 载玻片、玻璃试管、玻璃安瓿等
药物性废物	过期、淘汰、变质或者被污染的废弃的药品	1. 废弃的一般性药品，如：抗生素、非处方类药品等
		2. 废弃的细胞毒性药物和遗传毒性药物，包括：致癌性药物，如硫唑嘌呤、苯丁酸氮芥、萘氮芥、环孢素、环磷酰胺、美法仑、司莫司汀、三苯氧氨、硫替派等；可疑致癌性药物，如：顺铂、丝裂霉素、阿霉素、苯巴比妥等；免疫抑制剂
		3. 废弃的疫苗、血液制品等
化学性废物	具有毒性、腐蚀性易燃易爆性的废弃的化学物品	1. 医学影像室、实验室废弃的化学试剂
		2. 废弃的过氧乙酸、戊二醛等化学消毒剂
		3. 废弃的汞血压计、汞温度计

三、医疗废物收集管理要求

1. 应准备扎口胶带、不干胶瓶签。

2. 严格按要求对所产生的医疗废物进行分类,各种医疗废物包装容器内容物达到 3/4 时,将医疗废物包装袋用扎口胶带进行扎口密封。将医疗废物利器盒口封紧,不得打开。

3. 不干胶瓶签用于医疗废物包装袋上,在瓶签上注明所在科室、启用日期等。在利器盒标识贴上注明所在科室、启用日期等。

4. 传染病病人产生的医疗废物,不能与其他医疗废物混装,应单独存放,对医疗废物袋实行双袋、双扎;在包装容器上注明所在科室、启用日期及废物种类,以提示医务人员和回收员,防止因处置不当造成洒落和对自身造成伤害。医疗废物转运时要进行登记和签字。

5. 产妇放弃的胎盘,按照医疗废物进行处置,使用感染性医疗废物包装袋;按胎盘数量登记、回收并双签字,交接记录保存 3 年。

6. 胎儿遗体、婴儿遗体纳入遗体管理,不得按医疗废物处置。

7. 科室应按规定做好医疗废物登记,登记内容包括日期、科室、品种、重量或数量。与回收员交接并双签字。

8. 原卫生部卫办医发〔2005〕292 号文件规定,使用后的输液瓶不属于医疗废物。使用后的各种一次性玻璃及塑料输液瓶(袋),未被病人血液、体液、排泄物污染的,不属于医疗废物,不必按照医疗废物进行管理,但这类废物回收利用时不能用于原用途,用于其他用途时应符合不危害人体健康的原则。

(杨又力　常　虹)

附3: 医务人员穿脱防护用品程序

一、医务人员穿戴防护用品应遵循的程序

1. 清洁区进入潜在污染区　洗手→戴帽子→戴医用防护口

罩→穿工作衣裤→换工作鞋后→进入潜在污染区。手部皮肤破损的戴乳胶手套。

2. 潜在污染区进入污染区 穿隔离衣或防护服→戴护目镜/防护面罩→戴手套→穿鞋套→进入污染区。

3. 为病人进行吸痰、气管切开、气管插管等操作,可能被病人的分泌物及体内物质喷溅的诊疗护理工作前,应戴防护面罩或全面型呼吸防护器。

二、医务人员脱防护用品应遵循的程序

1. 医务人员离开污染区进入潜在污染区前 摘手套、消毒双手→摘护目镜/防护面罩→脱隔离衣或防护服→脱鞋套→洗手和手消毒→进入潜在污染区,洗手或手消毒。

用后物品分别放置于专用污物容器内。

2. 从潜在污染区进入清洁区前 洗手和(或)手消毒→脱工作服→摘医用防护口罩→摘帽子→洗手和(或)手消毒后,进入清洁区。

3. 离开清洁区 沐浴、更衣→离开清洁区。

三、穿脱防护用品的注意事项

1. 医用防护口罩的效能持续应用 6~8 小时,遇污染或潮湿,应及时更换。

2. 离开隔离区前应对自身佩戴的眼镜进行消毒。

3. 医务人员接触多个同类传染病病人时,防护服可连续应用。

4. 接触疑似病人,应在护理每个病人后更换防护服。

5. 防护服被病人血液、体液、污物污染时,应及时更换。

6. 戴医用防护口罩或全面型呼吸防护器后应进行面部密合性试验。

（杨又力 常 虹）

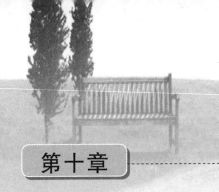

第十章

职业暴露的处置与防护

职业暴露是指由于职业关系而暴露在危险因素中,从而有可能损害健康或危及生命的情况。医务人员在从事诊疗、护理活动过程中接触化疗药物、锐器或传染病病原体等,从而增加损害健康或危及生命的风险,因此应加强职业暴露防护的相关管理,降低职业暴露危害。

第一节　化疗防护管理

鉴于化疗药物对环境及人体的危害性,护理人员在化疗药物配制、运送、使用过程中必须遵循防护原则,规范各环节安全操作程序,减少专业人员在化疗操作及处置过程中的接触剂量,保护环境及操作者,在保证化疗药物安全使用的同时达到安全职业防护的目的。

一、化疗药物配制防护管理要求

(一) 环境要求

1. 化疗药物的配制宜在医院静脉药物配制中心进行。不具备该条件的医院配制化疗药物的区域应为洁净环境且相对独立的空间。应备有Ⅱ级或Ⅲ级生物安全柜(垂直层流操作台),其放置位置应远离走道及出口,全部化疗药物配制必须在该柜中完成。药物配制区域应尽量避免频繁的物流及人员的出入,以防止将化疗药物带入周围环境。

2. 生物安全柜内操作台面覆以一次性防渗透、吸水性防护垫,减少药液污染,如因操作不慎,药液溢出而致污染或配药结束时应及时更换。

3. 在生物安全柜内配药所用过的一切废弃物品,必须放置在柜内密闭化疗专用容器,容器中套有防穿透、防渗漏的医疗废物包装袋。配药完毕,结扎包装袋放于双层医疗废物包装袋中统一进行无害化处理。

4. 在药物配制区域不可进食、饮水、吸烟、化妆等,不能佩戴各种首饰如戒指、耳环、项链、手表等物。

(二) 操作人员要求

1. 化疗药物配制工作必须由经过化疗相关知识培训的专业人员实施操作。上岗前必须加强专业人员职业安全教育,使其全面掌握并规范化疗防护操作程序,增强防护意识。

2. 化疗配药时,必须做好个人防护。防护用品包括无粉乳胶手套及聚氯乙烯手套各一副(有条件的医院使用两副丁腈手套)、胸前无开口且配有弹性袖口的一次性防渗透材质制成的防护长大衣、符合标准的一次性 N95 口罩、防护帽、防护镜等。

3. 配药时戴双层手套,即在聚氯乙烯手套外戴一副无粉乳胶手套,使之保持有效的防护效果,建议有条件的医院使用两副丁腈手套;最好每操作 60 分钟更换一次手套,如手套破损应立即更换,使之保持有效的防护效果。

4. 为了保证配药安全,配药者手臂必须伸入台内,距工作台外沿 20cm,内沿 8~10cm,距离台面至少 10~15cm 区域内进行操作。

5. 化疗给药时应遵循职业防护要求,佩戴双层手套及一次性口罩,并采用全密闭式输注系统进行给药。

6. 对接触化疗药物的专业人员建立健康档案,每年定期体检一次。对专职配药护士要求每半年检查肝、肾功能,每月监测白细胞及血小板,一旦出现毒副反应征象立即调离。

二、化疗药物运送的管理要求

1. 运送之前须将化疗药物包装完善,并放在无渗透的密闭装置内,标明"化疗药物、小心轻放"的警示标识进行运送。

2. 运送人员需了解药物的危险性及药物外泄的处理方法,一旦遇到药物外泄,须立即按其程序予以处理。

3. 不得采用易造成药物外泄的输送方式,如物流输送等。

三、化疗废物管理要求

1. 接触化疗药物的注射器、输液器、针头等各种尖锐的废弃物应放入防穿透、防渗漏密闭的专用容器内。

2. 每日对盛装化疗废物的包装袋或容器进行认真检查,确认无破损、渗漏和其他缺陷。

3. 所有的化疗废物必须集中后,统一放入双层防渗漏、印有医疗废物标识并加注"感染性废物"字样的黄色医疗废物包装袋盛装,包装袋外标注"化疗废物"警示标识。

4. 专用污物袋内置的污物达 3/4 时,应将袋口扎紧封闭,随时整理,不可堆积。

四、人体化疗排泄物安全处理管理要求

1. 在处理化疗病人 48 小时之内的排泄物时,护理人员必须戴口罩、手套,穿防护大衣,以免药物沾染皮肤及衣物。

2. 倾倒排泄物时必须尽量贴近便器,倒后立即加盖,连续冲水两次;若需要保存尿液则将其置于有盖的集尿瓶中。

3. 如果手套被污染后立即摘除,放置在化疗专用污物袋中封存,彻底洗手。

4. 工作服被排泄物污染应立即脱去,并用清水冲洗后方可送洗衣房洗涤。

5. 减少化疗药物对环境的污染,医院内必须设有污水处理装置。

五、化疗药物泄漏处理管理要求

1. 使用化疗药物的环境中应配备溢出包,内含防水隔离衣、一次性口罩、乳胶手套、防护面罩、护目镜、鞋套、吸水垫及医疗废物包装袋等。

2. 化疗药物泄漏,必须由经过培训的专业人员予以处置。

3. 操作人员必须做好个人防护,方可参与化疗药物泄漏的处置。

4. 化疗药物意外泄漏,必须立即评估并标明药物泄漏后污染区域及暴露在污染环境的相关人员,立即采用安全规范的操作方法予以处置。

5. 化疗药物若未清理完毕,无关人员不得随意进出污染区域。

6. 生物安全柜内的高效微粒气体过滤器若被泄漏药物污染,应立即停止使用并套塑料袋,直至高效微粒气体过滤器更换后再可使用。

7. 处置后全部污染物品必须严格遵循化疗废物处理原则进行处理。

(常 虹)

第二节 锐器伤防护管理

锐器伤是由医疗锐器如注射器针头、缝针、各种穿刺针、手术刀、剪刀等造成的皮肤损伤。

一、锐器伤防护管理要求

1. 建立锐器伤防护制度,加强对护理人员标准预防知识的培训、教育及指导,提高其自我防护意识,规范护理操作流程,保证护理安全。

2. 纠正易引起锐器伤的危险行为　禁止将锐利器具直接传递给他人;禁止回套使用过的注射器针头,确需回套应单手操作或使用器械辅助;禁止折毁锐利器具;禁止用双手分离污染针头和锐器;禁止用手直接接触使用后的针头、刀片等锐器;禁止直接接触医疗废物等。

3. 保证医务人员在充足的光线下进行侵入性诊疗、护理操作,并特别注意防止被针头、缝合线、刀片等锐器刺伤或划伤。

4. 针头、刀片、安瓿等损伤性废物应当直接放入耐刺、防渗漏、密封的锐器盒内,禁止与其他医疗废物混放。重复使用的锐器,应放在防刺的容器内密闭运输和处理。科室放置锐器盒的位置应以随时方便丢弃为原则。锐器盒放置约 3/4 时即应盖好盖子,贴上标签,由指定部门统一收集处理。

5. 有条件的医院配备安全型注射、输液等装置,防止锐器伤的发生。

6. 加强护士的健康管理　建立护士健康档案、损伤后登记上报制度、锐器伤处理流程以及受伤护士的监控体系。一旦医务人员发生锐器伤,按医务人员职业暴露处置要求进行处理。

二、医务人员职业暴露的处置

1. 发生职业暴露后,应及时进行局部处理。

(1)用肥皂液和流动水清洗被污染的皮肤,用生理盐水冲洗被污染的黏膜。

(2)如有伤口,应当在伤口旁端由近心端向远心端轻轻挤压,尽可能挤出损伤处的血液,再用肥皂液和流动水进行冲洗,禁止挤压伤口局部。

(3)伤口冲洗后,用消毒液如 75% 酒精、0.2% 安尔碘或 0.5% 碘伏进行消毒并包扎伤口;被暴露的黏膜,应当反复用生理盐水冲洗干净。

2. 应根据现有信息评估被传染的风险,现有信息包括病人的液体类型(例如血液,可见体液,其他潜在的传染性液体或组织和浓缩的病毒)和职业暴露类型(即经皮伤害、经黏膜或破损皮肤和叮咬)。

3. 对于乙型肝炎病毒暴露者,应通过乙肝疫苗接种史和接种效果对职业暴露者评估乙肝病毒感染的免疫状况,并有针对性采取相应预防措施。

4. 职业暴露后应追踪检测相关指标。

5. 发生职业暴露后即刻报告医院相关管理部门[医院感染管理科和(或)预防保健科],填写《医务人员职业暴露情况登记表》。

(常 虹)

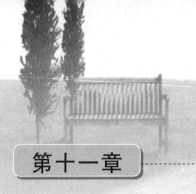

第十一章

护理信息系统的应用与管理

第一节　护理信息与医疗信息

　　随着互联网技术的快速发展,医院的信息化建设近年来也紧跟现代计算机技术、数字成像技术以及物理学上的高科技技术等得到大力发展,而护理工作的科学化、现代化和信息化程度也越来越高。护理学要与现代医学同步发展,护理人员必须学习信息科学理论和方法,掌握护理信息学这门新的学科知识,提高对信息社会、信息科学、信息技术的认识,运用信息科学的理论、技术和方法解决护理学科发展中所提出的问题,以适应现代高新技术和医院信息管理对护理队伍所提出的要求。

一、护理信息学定义

　　"护理信息学(nursing informatics,NI)"首次出现于 1980 年在东京举行的第三次世界医学信息学大会,Scholes 和 Barber 提出护理信息学的定义为"护理信息学是在护理所有领域(包括护理服务、护理教育、护理科研)中计算机技术的应用"。随着信息技术及互联网应用的不断发展,"护理信息学"的定义也随之发生了转变,2008 年美国护士协会(American Nurses Association,ANA)认为,护理信息学是一门结合护理科学、计算机科学以及信息科学的新兴交叉学科,以在护理所有领域中管理和传递数据、信息、知识和智慧。在护理的有关角色和背景中通过信息化结构、信息化程序、信息化技术推动数据、信息、知识和智慧的综合,以支持病人、护士和其他保健服务人员的决策过程。2010 年国际医学信息学会护理信息组(International Medical Informatics Association-Nursing Informatics,IMIA-NI)将护理信息学定义修正为"护理信息学理论和实践是通过信息和通信技术结合在临床护理、护理中的信息和知识、护理管理,以促进全世界人们、家庭和社区的健康"。

具体来说,护理信息学是应用信息科学理论和技术方法,去研究解决护理学科所提出的问题的专门学科。它是以护理学理论为基础,以护理管理模式和流程为规范,以医疗护理信息为处理对象,以护理信息的相互关系和内在运动规律为主要研究内容,以计算机网络为工具,以帮助病人、护士和其他保健服务人员解决护理信息的各种问题。

二、护理信息学的基本内容

护理信息学是管理学、计算机科学、信息科学与护理科学的结合,是一门交叉学科,它所研究内容的重点,集中在多门学科的相互融合与相互适应上。护理信息学至少应该包括以下内容:①应用健康信息技术和信息学的手段改善护理质量、减少不良事件;②辅助护理教育:包括远程教育、在线学习、在线教育、计算机辅助指导、个人数字助理(PDA)教育技术、社会支持(社交网络);③利用计算机对病人进行健康教育,提高健康素养;④护理术语标准化,使用标准的语言和表达方式去描述护理行为,为数据分析和比对提供同质化的语言;⑤远程护理与远程医疗;⑥利用计算机及数据库实现预约及排班自动化;⑦护理信息系统与医院信息系统及各个子系统之间的有效对接。

护理信息学研究的方法主要集中在以下方面:①计算机信息系

统需求的确定;②研究适用于所有护理实践的信息和知识处理模式;③对护理信息系统的设计、实行和评价;④这些系统对护理实践的作用和病人疗效的评估。

三、医院信息系统的组成及其特点

医院信息系统(HIS)是为医院各部门提供行政管理信息和病人诊疗信息的收集、处理和数据交换的信息系统。该系统总体分为两类:一类是面向医院管理的信息,称为医院管理信息系统(hospital management information system,HMIS);另一类则是与病人临床信息相关的,称为临床医疗信息系统(clinical information system,CIS)。两者的信息常常互为基础或密切相关。HMIS 系统主要以经济管理为主轴,实现对医院人流、物流、财流的综合管理,其应用范围甚广,包括财务系统,人事系统,药品库存管理系统等。CIS 的主要目标是支持医院医护人员的临床活动,收集和处理病人的临床医疗信息,丰富和积累临床医学知识,并提供临床咨询、辅助诊疗、辅助临床决策,提高医护人员的工作效率,为病人提供更多、更快、更好的服务。其应用范围包括医嘱处理系统,病人床边处理系统,医师工作站系统,实验室系统、药物咨询系统等。

HIS 是一个庞大、复杂的信息管理系统,他具有信息采集点分散、信息含有大量的图像资源、对安全性与稳定性要求更高的特点。原卫生部《医院信息系统基本功能规范》规定:医院信息系统整体可以划分为五个部分,即临床诊疗部分、药品管理部分、经济管理部分、外部接口部分等。

1. 临床诊疗 临床诊疗部分主要以病人信息为核心,将整个病人诊疗过程作为主线,医院中所有科室将沿此主线展开工作,随着病人在医院中每一步诊疗活动的进行,产生并处理与病人诊疗有关的各种诊疗数据与信息。主要由各种与诊疗有关的工作站来完成,并对这部分临床诊疗信息进行整理、处理、汇总、统计、分析。此部分由门诊医师工作站、住院医师工作站、医嘱系统、护士工作站、临床检验系统、医学影像系统、手术麻醉系统组成。

2. 药品管理　药品管理系统的目标是做好药品的品种、数量、金额管理,以及药品库存的控制以达到减少库存资金占用、保障供应、为其他系统提供药品查询支持功能,为合理用药和高层管理提供依据。

3. 经济管理　经济管理共包括至少 7 项内容:门急诊挂号系统,门急诊划价收费系统,住院病人住院、出院、转出管理系统,病人住院收费系统,物资管理系统,设备管理子系统,成本控制及绩效考核系统。

4. 外部接口　医院信息系统不仅要在院内连接各子系统,使各系统数据保持一致有效,同时还应与多个公共卫生体系网络对接,实现病人跟踪、信息共享、完成相关结算等功能。其对外接口有医疗保险接口、社区医疗接口等。

四、护理信息系统与医疗信息系统

护理信息系统(nursing information system, NIS) 是指一个由护理人员和计算机组成的能对护理管理和临床业务技术信息进行收集、存储和处理的系统,是医院信息系统的一个子系统。护理信息系统可大大提高护士的工作效率、有效地减少差错、支持临床决策。护理信息包括护理工作量、护理质量控制、整体护理、护士技术档案、护理教学、科研、护理物品供应、医嘱处理、护理不良事件分析、护士人力安排(排班)等护理信息。护理信息系统对信息的处理过程包括收集、汇总、加工、分析、储存、传递、检索等基本环节。

护理信息系统和医院信息系统是互相关联的:一方面,护理信息系统从医院信息系统获得大量的人、财、物方面的基本信息;另一方面,护理信息系统产生的大量护理质量信息又依托医院信息系统传输到各个部门和系统,为各部门共享,并成为医院信息全面管理的一部分。若以护理专业所延伸的业务种类及复杂性来看,护理信息系统可说是医疗信息系统中最重要的子系统,其所扮演的角色主要是辅助护理人员进行临床照护、行政管理、教学研究等工作,并在医疗信息系统的大架构下,与系统内的其他子系统(如门诊信息系统、药品信息系统、检验信息系统等)进行互动与联结,以提升护理人员之工作效率及降低异常事件发生率,达到病人安全和改善照护品质的目的。

(张丽敏　刘亚平)

第二节　护理信息系统在护理管理中的应用

计算机软件的发展,为各级护理管理人员在沟通、决策、规划、制定政策等管理过程中提供高效、便捷的手段,信息系统通常应用在护理管理的以下方面:

一、人力资源管理

护理管理人员可将在职护理人员的基本数据、工作科室、职称、异常数据、休假查询、工作绩效考核、薪资福利、在职教育的计划安排、护理人员需求量的预测等资料存储在信息系统并进行统计分析,实现人力资源信息永久性保存和及时变更,不仅便于管理人员随时查看,了解人员动态,还可以及时调整人力资源,使行政效率提高。

二、护　理　排　班

通过信息系统排班,可节省人工排班所占用的时间,且能提供每班护理人力的评估,使人力配置弹性化,有效分配合适的上班人员,维持科室内最佳人力状态。另外,可通过人力数据库,实时查询每个工作人员的休假、工作时间的状况与夜班津贴的核算等,便于管理人员实时掌握最新信息。

三、护理通报

各级护理管理部门可将各类会议的决议、医院规定、相关研习活动或信息传入计算机，并以通知形式发出，使护士在最短的时间内收到相关信息，以减少时间、人力资源的浪费，并降低笔墨、纸张的消耗。

四、病人分类

是依据病人在特定时间内所需的护理需求的等级而予以分类，通过信息化的方式来计算护理时数，以护理时数的多少合理地将病人分类、计算护理工作量、工作绩效、护理生产力，也可作为排班、分析与调派护理人力的参考。

五、护理成本及收费

依据病人分类系统所计算的各班护理工作指数，提供护理人力配置及护理技术收费的标准，而计算出的相关成本。

六、护理行政管理

建立护理信息系统，如人力资源管理系统、耗材管理系统、护理管理系统等，可减少护理人员的行政作业负担，有效地帮助护理管理者的管理及拟定相关计划，建立不良事件的追踪与反馈机制，迅速掌握重要护理指标，作为工作改善及绩效评估的依据。另外，通过建立教育训练及研究发展系统，如在线学习系统及与护理文献数据库的联结等，还可提升护理实习生及护理人员的各项专业、教学及研究发展能力，改善护理质量。

七、护理质量管理

运用计算机进行护理质量管理的关键是将质控指标体系和原始

数据标准化,赋予一定权值,建立字典库,并将护理质量监控小组定期、不定期的检查结果准确、及时地录入计算机,由计算机完成对这些信息的存储、分析和评价。由于信息反馈快,管理者可及时得知各护理单元的护理质量状况,从而很快发现和纠正问题,将终末质量管理转变为环节质量控制,可有效减少护理不良事件的发生率,提高病人满意度。

（张丽敏　刘亚平）

第三节　护理信息系统在临床护理中的应用

临床护理各项工作的信息化,不仅能有效协助护理人员进行护理评估、确定护理问题、计划、实施及评价等活动,更可节省书写时间与降低人为因素所导致的医疗不良事件,甚至建立完整的临床护理数据,作为学术研究的基础。

护理信息系统的建立,应达到以下要求:①能够跟踪医嘱的全周期,提高治疗安全性;②能规范护理工作流程,保证护理质量;③能通过护理文书规范化、电子化提高工作效率;④能实时采集、录入、查看信息,提升护理服务品质;⑤能将护理工作量化、且可追溯,为绩效考核提供依据。护理信息系统在临床的使用通常包括以下几方面:

一、病 人 入 院

（一）身份识别

病人入院时,可给病人佩戴有唯一条码的腕带作为身份识别标识。护士可使用 PDA 扫描病人腕带进行身份识别与确认,通过无线护士工作站查看病人的基本信息,包括病人的病案号、床号、姓名、性别、年龄、入科时间、临床科室、诊断情况、主管医师、疾病状态、饮食情况、护理级别、体重、身高、手术时间、过敏史、费用等基本信息;利用系统中的各种护理评估单,进行病人评估。

（二）入院评估

入院评估时,护士可使用信息系统将一般评估和特殊评估结果输入计算机。评估后,系统会自动提示病人可能存在的一些护理问题,护士还要根据全面评估结果提出一些相应的护理问题,以提高护理问题的客观性和全面性。确定护理问题后,结构化的菜单模式可以提示相应的护理计划及采取的护理措施,护士落实护理措施后可采用勾选、点选或自由录入的模式进行记录。如护理评估中病人有过敏史、传染病、回民饮食等特殊情况,可及时传输到病人一览表上,并用相应的颜色或图形表示,起到提醒和警示的作用。

护理评估是有系统、有目的及有计划地收集病人数据,也是整个临床护理的基础与开始,同时在护理过程中占有重要的地位。如果护理评估错误将会导致一系列的护理问题甚至护理计划错误。当信息系统应用在护理评估时,前期应使用护理实际工作所获得的知识来设计护理评估系统,使评估过程变得更加快捷、客观、全面。护理评估及生理监测输入后如有异常情况,系统会提醒相应的护理问题及措施,护士还可自行增加护理问题,随着病人的动态变化不断对护理问题进行评估、评价,出院时对所有计划进行评价。

二、生命体征等项目的实时采集

护士在床旁采集病人体温、脉搏、呼吸等生命体征以后,录入PDA或者通过网络系统直接记录于护理系统之中,HIS即时生成体温单及护理记录单,同时将采集的时间和采集人等相关信息记录到数据库。除生命体征以外,体温单上需要记录的其他项目如排便情况、出入量、腹围、管路、科间交接记录单等可随时录入。各种出入量录入后将自动累加,24小时累加结果自动记录在体温单上。数据录入后还可直接导入护理记录单中,也可形成完整的体温单并打印。信息系统可决策系统中的正常指标,自动识别异常生命体征数据并提示。信息系统还可以提示生命体征采集时间,提醒护士不要遗漏。

三、标本采集准确核对

在采集各种化验标本时,要扫描标本的条码与病人腕带条码确认。采集成功,扫描病人腕带,回传采集标本时间。采集未成功,扫描未采集的标本条码,取消记录。

四、医嘱查询、执行与统计

医师下达医嘱后,信息自动转移到 PDA 上,PDA 会提示有新医嘱,执行医嘱时,执行者只需在指定位置点击,即可自动生成该条医嘱的实际执行人和真正的执行时间。在执行输液医嘱时,扫描腕带及输液袋上的条形码,将执行时间和执行人等信息及时记录,方便护理量统计及护士工作量的权重。

护士可直接在移动护士站上查询和执行医嘱,并记录特殊情况,避免反复的纸质交接及转抄,节约时间提高效率,避免出错。在执行医嘱的过程中,护士携移动护士站至病人床旁,扫描病人腕带及药袋或采血管条码,确认药品/采血管与病人一致时方可执行,如药物/采血管与病人身份信息不匹配,系统会自动提示,避免给错药物/标本采集错误的发生。

五、病人护理过程的记录及护理工作量的统计

责任护士随身携带 PDA 或使用移动护理车,特殊的治疗与护理时间可设置提示音,可在病房内随时以点击的方式将病人测量结果、所执行的操作、观察到的病情、治疗和护理等情况及时准确地记录于 PDA 上,信息直接回传到 HIS,呈现于医师及护士工作站。床旁即时书写护理病历,包括记录单首页、一般护理记录单与危重护理记录单。护理系统中,有常用的医学术语及护理记录单模板,以片语的形式点选记录。

病人入院后录入生命体征、护理评估、护理计划、宣教记录等可

直接带入护理记录中。病人发生病情变化时随时新增护理记录。新增护理记录上有病区常用的模板,可选择相应的措施带入护理记录,并进行编辑。记录内容可根据医院护理部具体规定进行,如手术前后、特殊检查、病情发生变化、入院和出院等。

六、制订护理计划

护理计划是临床护理人员执行医疗照顾的基础,它不仅提供各项照护规范,也是质量监测的重要依据。借助信息系统可将护理评估所获取的知识与信息系统结合,除了可减少护理人员重复抄写外,也能将执行医嘱的过程进行正确记录,更能增加数据间的交换及护理人员鉴别相似护理问题间的思考能力,提高临床护理人员的能力。

七、健 康 教 育

NIS 的健康教育子系统,具有为各种疾病提供护理知识的功能,病人可以通过设在门诊大厅或病房休息室的计算机终端自由查询、获取。护士可借由 NIS 为每一个病人制定护理计划,量身订制地提供个性化的"健康处方"。同时,护士为病人进行健康教育以后,可以将教育内容、形式、病人效果评价等内容输入信息系统,健康教育记录可永久保存。

八、耗材及费用管理

护士在执行医嘱过程中,可将与医嘱关联的相关耗材自动收费,同时根据库存量,由物流系统根据支出量补充库存,便于护士在工作的同时进行耗材及费用管理。

九、远程医疗与护理

国内一些偏远地区由于交通不便、医疗资源缺乏,在这些地区可运用多媒体技术(如远程医疗系统)来实现信息的传递,例如放射及病人影像直播、病历呈现等,医护人员可以实时浏览与评估病人的相关数据,远程提供适合的医疗及护理建议,降低资料等的运输时间和成本。

十、整合健康信息

在与健康信息的整合上,如宣教单联机打印、健康问题的提示、血糖记录上传与数据分析及护理记录的电子化、用药安全管理等,也有显著的发展。护理信息化的应用与发展,提供了以病人为中心的护理模式及护理质量改善机会,相对于过去的护理模式,护理信息与计算机科技应用,更可实时掌握病人生命体征及重要检验数据,减少记录时间与不正确的数据记录,正确地为医师提供所需要的信息,制定出最适合病人的护理方案。

十一、决策支持

我国的一些医院在尝试开发 NIS 的决策支持功能,建立了病人病情(症状、体征)、护理问题、相关因素、护理措施等字典库,设计了一些决策支持功能,使护士能利用这些字典库,在 NIS 终端方便地通过相关选择完成护理记录,极大减少护理书写的工作时间,提高护理记录规范性和护理工作的质量。

十二、教学支持

计算机科技的发展,使得护士或学生可直接在家中、医院或学校,利用互联网搜寻相关电子文献,通过电子信箱收取所需数据,除了文献的检索之外,也可利用计算机设备及护理信息系统所产出的数据库进行数据统计及分析,完成相关研究成果报告。另外,目前在学校、医院及研讨会中常见的屏幕及报告的录像软件也被用来建构知识网络平台,记录授课者的简报数据及语音文件案,作为数字学习或复习的通道,为临床护士提供弹性且人性化的授课方式,有效落实护理教育及在职教育课程。另外,数字学习也被广泛用于各级护理教育课程,通过教学软件或平台,提供由网络下载或上传的相关讯息,例如:课程说明、选课、课程参考教材上传、授课、试卷制作及批改、心得文章互动分享、课程评价、成绩查询等,及时并双向地提供相关信息。除此之外,采用电子通信系统,例如电子邮件、在线实时通信进行讨论、教学,也是常见的方法。

在大数据时代,护理信息将依托于互联网技术、计算机技术、云计算、大数据分析等先进的科学手段而不断创新发展。在责任制整体护理的前提下,先进的护理信息系统应该具有亲善的操作界面、丰富的数据资源支持、方便快捷的输入输出途径,不仅包括对病人疾病的护理治疗更要延展到整个生命的连续性评估与记录。只有将护理需求与信息系统良好地结合在一起,通过流程再造,充分利用信息化优势来改善工作流程,才能使护理信息系统不断完善并为广大护理人员所用,使病人得到高质量且安全、专业的护理。

（张丽敏 刘亚平）

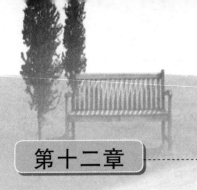

第十二章

护理文书书写管理

护理文书是指护士在临床护理活动过程形成的文字、符号、图表等资料的总和,是病案资料重要的组成部分,包括体温单、医嘱单、病重(病危)护理计划、病人护理记录、知情同意书、手术物品清点记录、手术安全核查记录等。

第一节　护理文书书写基本规范

1. 护理文书书写应客观、真实、准确、及时、完整、规范。

2. 各种记录应使用蓝黑墨水、碳素墨水(特殊情况除外),记录过程中使用同一颜色笔书写。计算机打印的病历应当符合病历保存的要求。

3. 护理文书书写应规范使用医学术语、文字工整、字迹清晰、表述准确、语句通顺、标点正确。

4. 护理文书书写应当使用中文,通用的外文缩写和无正式中文译名的症状、体征、疾病名称等可以使用外文。

5. 护理文书书写过程中出现错字时,应当用蓝色水笔双线划在错字上,保留原记录清楚、可辨,并注明修改时间,修改人签名。不得采用刮、粘、涂等方法掩盖或去除原来的字迹。

6. 表格楣栏及其他项目、页数等必须填写完整,记录者签全名。

7. 度量衡单位一律使用国家统一规定的名称和标准。

8. 实习、未取得执业资格的护士书写的病人护理记录,应当经过本医疗机构注册护士审阅、修改并签名。进修护士由接收的医疗机构根据其胜任本专业工作实际情况认定后书写病人护理记录。

9. 上级护理人员有审查下级护理人员护理记录的责任,修改内容应在原文上方采用红色水笔记录,并在须修改的文字上画双线,保持原记录清晰可辨,修改后应注明修改日期及修改者签名。

10. 因抢救危重病人未能及时记录时,值班人员应在抢救后 6 小时内据实补记,并注明抢救完成时间及病历补记时间。

11. 对高风险的有创护理技术操作,如中心静脉置管技术等,应由具有相关操作资质的注册护士履行告知程序,并要求医师或操作者、病人/直系家属均在知情同意书上签名。

12. 护理文书书写采用 24 小时制记录,除体温单外一律使用阿拉伯数字书写日期和时间。

13. 应加强对护理文书质量监控管理。

(1)护士长定期检查护理文书书写质量:特殊抢救病人应每天检查 1 次危重(病重)病人护理记录;病情稳定后至少 3 天检查 1 次。

(2)护理部每月对运行中的护理文书进行检查,针对检查中存在的质量问题制定整改对策,保证护理记录书写规范、完整。

(3)护理部定期对护士进行护理文书书写及相关法律知识的培训。

(陈荣秀)

第二节　体温单书写

体温单主要记录病人生命体征及与病情相关的内容,按照体温单项目分为楣栏、一般项目栏、体温、脉搏绘制栏、特殊项目栏(表1-12-1,见书后彩页)。

一、楣栏项目

楣栏项目一般包括姓名、年龄、性别、科别、床号、入院日期、病案号,均应使用蓝黑色水笔或碳素笔正楷字体书写。

二、一般项目栏

一般项目栏包括日期、住院天数、手术/分娩后天数等。

1. 日期　住院日期首页第 1 日及跨年度第 1 日需填写年-月-日(如:2015-08-15)。每页体温单的第 1 日及跨月的第 1 日需填写月-日(如 08-15),其余只填写日期(1 月份不应写元月)。

2. 住院天数　自入院当日开始计数,直至出院。

3. 手术/分娩后天数　自手术次日开始计数,连续书写 14 天,若在 14 天内进行第 2 次手术,则将第 1 次手术天数作为分母,第 2 次手术天数作为分子填写。

三、体温、脉搏绘制栏

（一）体温、脉搏、呼吸绘制法

1. 体温绘制法

(1)40~42℃之间的区域:应当用红色笔纵向填写病人入院、转入、手术、分娩、出院、死亡等,除手术不写具体时间外,其余均按 24 小时制,精确到分钟。时间一律用中文书写。转入时间由转入科室填写,中医科应加上节气的标记。

(2)体温符号:口温以蓝"●"表示,腋温以蓝"×"表示,肛温以蓝"○"表示。

(3)每小格为 0.2℃,按实际测量度数,用蓝色笔绘制于体温单 35~42℃之间,相邻温度用蓝线相连,在同一度数时也应用蓝线相连。

(4)体温不升时,可将"不升"二字写在 35℃线以下。

（5）任何异常体温应重复测试,待确定无误后予以记录。

（6）未测体温者前后两次曲线不予连接。

（7）物理降温30分钟后所测的体温以红圈表示如"○",并用红色虚线与降温前的体温纵行相连。下次体温应与降温前的体温相连。

如果高热采取降温措施后,须密切监测其体温变化,因受体温单记录格式的限制,须将体温变化记录在护理记录单中。

2. 脉搏绘制法

（1）脉搏符号:以红"●"表示,每小格为4次/分,相邻的脉搏以红直线相连,两次脉搏同一读数也应用红线相连。

（2）脉搏与体温重叠时,先划体温符号,再用红笔在体温符号外划"○"。两次之间读数相同时上用蓝线、下用红线相连,如"⊗＝⊗"。

3. 心率绘制法　　以红圈"○"表示,两次心率之间以红线相连。当心率与脉搏两条曲线的交点重合在同一读数时,应将脉搏红点画在内,心率以红圈画在外面,如"⊙"。如出现细脉时,将相邻两次心率和脉搏之间用红线相连,脉搏和心率之间用斜线填充。

4. 呼吸绘制法

（1）用红色笔以阿拉伯数字表述每分钟呼吸次数。

（2）如每日记录呼吸2次以上,应当在相应的栏目内上下交错记录,第1次呼吸应当记录在上方。

（3）使用呼吸机病人的呼吸以红色Ⓡ表示,在体温单呼吸栏相应时间的中间位置以Ⓡ表示,每日标记1次至停机为止。

（二）体温、脉搏、呼吸监测频次

1. 一般要求　　特级护理病人每日测量 T、P、R 4 次（6:00、10:00、14:00、18:00）,一级护理病人每日测量 T、P、R 2 次（6:00、14:00）,二级护理、三级护理病人每日测量 T、P、R 1 次（14:00）,如病人发生病情变化应随时监测。

2. 特殊要求

（1）新入院病人、中小手术术后病人:2 次/日（6:00、14:00），连测三天，体温正常以后按照护理级别要求监测直至出院。术前 1 日病人:2 次/日。

（2）大手术病人、发热病人（37℃<T≤39℃）:4 次/日，连测三天，体温正常并平稳后，按照护理级别要求监测。

（3）高热病人（T>39℃）:6 次/日（q4h）（2:00、6:00、10:00、14:00、18:00、22:00），连测三天。体温正常并平稳后，按照护理级别要求监测。

（4）新生儿每日测量 2 次体温，若体温超过 37.5℃ 或低于 36℃ 时每 4 小时测量体温一次。

（5）特殊病情按需进行 T、P、R 监测。

四、特殊项目栏

特殊项目栏包括血压、入量、出量、大便、体重、身高等需观察和记录的内容，要求在 30℃ 以下表格内用红色水笔填写。只写数值，不写单位。

（一）血压

单位:毫米汞柱（mmHg）。

1. 记录频次　新入院病人当日应当测量并记录血压，住院期间每周测量一次或按医嘱准确测量并记录。如为下肢血压应当标注。

2. 记录方式　用红色水笔按时间分别记录在相应格内，收缩压/舒张压（如:130/80）。

（二）出入量

单位:毫升（ml）。

入量项目包括静脉输注液体和各种药物、口服的各种食物和饮料以及经鼻胃管、鼻肠管输注的营养液等。

出量项目包括尿量、排出液量,如呕吐物、引流液等。

记录频次:应按医嘱将前一日24小时总入量、尿量记录在相应日期栏内,每隔24小时填写1次。小便失禁时用"※"表示,呕吐量、引流量等可酌情记录在相应空格内。

(三)大便

单位:次/日。

1. 记录频次 应当将前1日24小时大便次数记录在相应日期栏内,每隔24小时填写1次。

2. 特殊情况 病人无大便,以"0"表示;灌肠后大便以"E"表示,分子记录大便次数。如灌肠后大便1次用1/E表示;灌肠后无排便用0/E表示;灌肠前排便一次,灌肠后又排便一次则以"1 1/E"表示。大便失禁以"※"表示,人工肛门排便记录在大便次数栏内,用"☆"表示。

(四)体重

单位:公斤(kg)。

1. 记录频次 新入院病人当日应测量体重,住院期间每周测量一次,如果病情需要应按医嘱增加测量次数,并记录在相应日期栏内。

2. 特殊情况 如因病情重或特殊原因不能测量者,应在相应日期体重栏内注明"卧床"。

(五)身高

单位:厘米(cm)。

记录频次:新入院病人当日应当测量身高并记录在相应日期的身高栏内。

(六)空格栏

可根据病情需要酌情记录,如各种引流量、腹围等。

五、疼痛病人可采用相应专科项目的体温单

疼痛作为病人第五大生命体征,越来越受到医护人员的关注,特别是对于肿瘤病人,及时、客观的疼痛评估对于掌握病人疼痛情况、及时给予止痛治疗、缓解病人疼痛症状有着重要的作用。疼痛体温单(表1-12-2,见书后彩页)一般绘制要求如下:

1. 疼痛评估工具较多,如数字评分法、视觉模拟评分法、文字描述评分法等。疼痛体温单一般采用数字分级法(NRS),即用0~10的数字代表不同程度的疼痛,0为无痛,10为最剧烈疼痛,让病人自己选出一个最能代表其疼痛程度的数字。护士再根据具体数值绘制体温单。

2. 疼痛评分一般以红色"×"表示。两次疼痛评分之间以红线相连,在同一读数时也要用红线连接。

3. 疼痛评估频次与时间 ①疼痛评分为1~3分时,每天评估一次(14:00);②疼痛评分为4~6分时,每天评估两次(6:00、14:00);③疼痛评分为7~10分时,每天评估四次(6:00、10:00、14:00、18:00);④病人疼痛治疗后疼痛评分下降,按照上述相应疼痛评分要求,定时进行疼痛评估并绘制。若疼痛评分连续3天为0,可不再绘制。

4. 出现暴发痛干预后的疼痛评分以红圈"○"表示,并用红色虚线与暴发痛干预前的疼痛评分纵行相连。

(陈荣秀)

第三节 医嘱单书写

医嘱是指医师在医疗活动中,为诊治病人在医嘱单上下达的医学指令,是护士对病人实施治疗措施的客观依据,具有法律效应。医嘱单分为长期医嘱单和临时医嘱单。

一、医嘱书写规则

1. 医嘱必须由获得医疗机构处方权的执业医师才具有开具资格。长期医嘱、临时医嘱原则上都要经 HIS 系统录入,护理人员、药学人员执行电子医嘱。

2. 医嘱内容及起始、停止时间都应由医师经 HIS 系统录入或直接书写到医嘱单上。

3. 医嘱内容应当准确、清楚,每项医嘱应当只包含一个内容并注明下达时间,应具体到分钟。

4. 医嘱不得涂改,需要取消时,医师应在其医嘱上用红色水笔标明"取消"字样并签名,注明取消时间。

5. 新入院病人、转科病人的医嘱,应在病人到达病房后 2 小时内开出。急诊病人、危重病人一般要在半小时内开出。每天例行查房的医嘱要求在上午 10 点以前开出,但因病情变化可随时开具医嘱。

6. 药物医嘱须写明药物的通用名称、用量、药物单位、用法,如果静脉输液超过 1 瓶、加入药物超过 1 种,应分瓶列出配方及使用顺序。静脉输液药物的输注速度范围为 40~60gtt/min,如果输液速度超出 40~60gtt/min 时,医师要在医嘱后注明每分钟的滴数或毫升数。

7. 由两种以上药物组成的一组医嘱,如果需要停止或取消其中一种药物时,首先要停止或取消整组医嘱,再重新开具要继续执行的药物医嘱。

8. 自备药品医嘱应在开具医嘱时注明自备药。

9. 病人出院时,必须开出院医嘱,包括出院带药。

10. 只有在抢救、手术、中深度镇静治疗等紧急情况下,医师、麻醉师可以下达口头医嘱。其中在某些特殊情况下,当医师不能立即到达现场,而又需要立即处理时,可以使用电话医嘱(原则上尽量减少使用)。护士在执行电话医嘱时,应记录病人姓名、医嘱内容,并根据书面记录内容清晰复述给下达医嘱的医师,确认无误后执行。执行后记录执行时间并签名。下达电话医嘱的医师到达病房后即刻据实补记医嘱。

11. 在紧急抢救的情况下,对医师下达的口头医嘱护士应清晰复诵,经医师确认后方可执行,并在执行时实施双人核对,操作后保留安瓿,经二人核对后方可弃去。抢救结束后督促医师即刻据实补记医嘱。

12. 医师开具医嘱后要自查一遍,确认无错误、遗漏或重复。开具紧急执行的医嘱时,必须向当班护士做特别交代。护士应及时查对执行医嘱,对明显违反诊疗常规的错误医嘱、字迹模糊难以辨认的医嘱等,护士有责任及时通知医师及时更改。对可疑医嘱,必须查清确认后,方可执行。

二、医嘱单书写要求

医嘱单楣栏及内容必须填写齐全。长期医嘱单包括病人姓名、科室、床号、病案号、开始日期和时间、医嘱内容、停止日期、时间,医师签名、护士签名、页码。临时医嘱包括病人姓名、科室、床号、病案号、日期和时间、临时医嘱内容、医师签名、执行护士签名、执行时间、页码。

(一) 长期医嘱单书写要求

长期医嘱是医师根据病人病情需要而下达的医嘱,需按时执行,其有效时间在 24 小时以上,直至医嘱停止时为止。

1. 医嘱应紧靠日期线书写或录入,不得空格。

2. 同一病人若有数条医嘱且时间相同时,只需在第一行及末一行写明时间并签名。

3. 长期备用医嘱(p. r. n 医嘱),指有效时间在 24 小时以上,需要根据限定时间执行的医嘱,每次执行后应记录在临时医嘱单上。此项医嘱必须由医师注明停止时间后失效。

4. 长期医嘱单超过 3 页应及时整理,即在医嘱单最末一项医嘱下面用蓝色水笔画一横线,线下正中用蓝色水笔写"重整医嘱",在日期、时间栏内写明当天日期、时间。重整医嘱时,将前面正在执行的各项有效的长期医嘱按原医嘱的起始日期和时间顺序重新抄录在"重整医嘱"格以下。重整医嘱后,由主管医师核实,医师和护士共同签名。

当使用电子医嘱重整功能时,系统将会自动停止原来的医嘱,重新开出正在执行的长期医嘱。

5. 手术、分娩、转科医嘱,应在医嘱单的最后一项医嘱下面用红色水笔画一横线,以示以前医嘱一律停止。线下正中用蓝色水笔写"术后医嘱""分娩后医嘱""转科后医嘱"。

转科医嘱由转出科室在临时医嘱单上注明转至某科室(如"转至胸外科"),并由转入科室在临时医嘱单上注明由某科室转入(如"由心内科转入"),均在执行时间栏内写明当日时间,并由执行护士签名。

(二)临时医嘱单书写要求

临时医嘱是指有效时间在 24 小时之内,一般仅执行 1 次的医嘱。其中有的医嘱需即刻执行,部分医嘱在限定时间内执行,如手术医嘱、检查医嘱等。

1. 临时医嘱由医师直接书写或计算机录入到临时医嘱单上。

2. 必须由执行医嘱护士在执行者签名栏签名并注明执行时间。

3. 特殊治疗项目(如输血等治疗时)或需要将治疗性医嘱转抄在执行单时,需两人核对后方可执行,转抄护士与执行护士在医嘱执行单上双人签名。

4. 临时备用的医嘱(s.o.s 医嘱),仅在 12 小时内有效。若在12 小时内未使用,则由值班护士用红色水笔在执行时间栏内标明"未执行",并在签名栏内用蓝色水笔签名。

5. 各种药物过敏试验的医嘱,护士执行后应将结果记录在该医嘱末端,阳性结果用红色水笔记录为"(+)",阴性结果用蓝色水笔记录为"（-）"并在此医嘱后注明皮试药物生产批号。执行护士在执行时间栏内注明皮试执行时间，并在签名栏内签名。

6. 如因故未执行的医嘱，护士应在"执行时间栏"内用红色水笔标明"未执行"，并用蓝色水笔在签名栏内签名，其原因可在护理记录单中予以说明。

（陈荣秀）

第四节　医嘱单处理

随着电子病历系统的建立，电子医嘱登录系统已在临床广泛应用。因此，医嘱处理已进入计算机网络管理系统中，减少了护士手工转抄的过程，以保证医嘱处理的准确性。为了便于不同条件医院医嘱处理方法的实施，本节介绍电子医嘱处理及传统医嘱处理两种方法。

一、电子医嘱的处理

（一）电子医嘱的处理方法

1. 医师通过医师工作站直接录入医嘱，下达至护士工作站。

2. 办公室护士录入工作代码和个人密码，进入护士工作站系统后提取录入医嘱。

3. 处理医嘱前首先查对医嘱，如医嘱类别、内容及执行时间等。药物治疗性医嘱需查对药名、剂量、浓度、方法、时间及医嘱类别等是否准确、完整，确定无误后方可存盘执行。对有疑问的医嘱应及时向医师查询，严防盲目执行医嘱。

4. 处理医嘱时应根据医嘱类别，遵循先急后缓，先临时后长期的原则，合理处理医嘱。

5. 录入医嘱保存后，必须分别打印当天各类医嘱治疗单及执行单，如静脉输液医嘱执行单（包括输液药物瓶签）、口服、注射等执行单。执行单应由办公室护士与执行护士共同核对并双人签字。

6. 执行护士按医嘱要求准确执行,然后在医嘱执行单上的"执行栏"内注明执行时间并签名。

7. 对过敏性药物的医嘱,在未做皮试前不予执行。皮试如为阴性,则由医师录入此项医嘱。执行护士在医嘱执行单上填写皮试执行时间、皮试结果及签名。

8. 各类通知性医嘱(如 B 超、心电图、饮食等医嘱),将其申请单送发到相应科室预约时间后,由通知病人的护士签名,通知病人的时间即为执行时间。

9. 从中心药站领药后,将医嘱执行单与所领取的药物认真核对,如有误差应及时与电子医嘱核查。

10. 各班护士下班前必须查看医嘱是否全部处理完毕。

11. 停止医嘱时,护士应及时撤销与其相关的各类治疗单,执行后在相应签名栏中签名。

12. 当病人出院、转院或死亡时,由医师在临时医嘱单上录入医嘱,护士应及时撤销各治疗单(卡),执行后在相应栏内记录执行时间、签名,并以该医嘱为界,以示全部医嘱自动停止。

(二)电子医嘱的查对方法

1. 医嘱应做到每班查对,每日总查对,护士长每日查对,每周组织大查对。查对内容包括医嘱单、执行单、各种标识(饮食、护理级别、隔离)等并设有医嘱查对记录本。

2. 医嘱查对方法

(1)分类查对:根据长期、临时医嘱分类,检查是否有分类错误,如将病危医嘱误放在临时医嘱单上。

(2)单项查对:查对医嘱格式,查对每一条医嘱种类、内容、执行时间等。

(3)项目查对:查对医嘱内容、执行时间及与医嘱内容相关资料等是否一致。如查医嘱用药剂量与药房供药剂量相对照,核实用药剂量;将医嘱内容与相关收费项目对照,查对收费是否准确等。

(4)查对护理级别、饮食等是否执行正确无误。

(5)查对全部病人医嘱后再查对各种医嘱执行单。单击医嘱菜单,如输液、服药、膳食单等,查对各类执行单有无归类混乱、有无执行缺陷等。

(6)医嘱查对后应在其登记本上记录医嘱核实情况,并注明查对时间及查对者签名。

3. 如医院已完全实现信息化管理,并在临床配备手持个人掌上电脑(PDA),护士即可使用 PDA 进行医嘱的查询、核对、确认和执行,以此减少护士转抄医嘱的环节。实时的信息传递可以使护理工作更加便捷、护理记录时间更加精确。

二、护士转抄医嘱的处理

(一) 护士转抄医嘱的处理方法

在我国尚有部分地区或医院没有建立网络信息管理中心或未备有打印系统的功能,因此医嘱处理仍需护士转抄,其方法为:

1. 医师在医嘱单上下达医嘱后,尚需开出医嘱提示录,办公室护士按其提示查找病历中医嘱单中的医嘱进行处理。

2. 医嘱处理前确认医嘱是否正确、完整,无误后方可执行。对有疑问的医嘱必须向医师查询后执行。

3. 遵循医嘱处理原则,即先急后缓,先临时后长期,合理执行。

4. 医嘱处理方法

(1)长期治疗性医嘱,如服药、注射等,用铅笔将医嘱转抄在大治疗单及小药卡上,并用蓝色水笔将其转抄在医嘱执行单上,如输液执行单、注射、口服执行单等。转抄护士与执行护士共同核对无误后,在医嘱执行单上双人签名。

(2)通知性医嘱,如饮食、禁食水、病危等医嘱,应将通知单传送至有关科室并由负责通知病人的护士签名,通知病人的时间即为执行时间。

(3)医师停止长期医嘱或出院、转科时,应先注销大治疗单、小药卡及医嘱执行单,由医嘱处理护士签名,并将医嘱执行单存档 1~3 个月。

(4)当医师下达"即刻"医嘱时,护士需及时执行并准确注明执行时间及执行护士签名。

(5)"重整医嘱""手术医嘱""转科医嘱""过敏性药物医嘱""p. r. n 医嘱""s. o. s 医嘱"详见本章第三节"医嘱单书写"内容。

(6)长期医嘱处理完毕后,在医嘱单相应医嘱前画红钩。

(二)护士转抄医嘱的查对方法

根据医嘱单的内容、顺序检查分级护理、饮食等医嘱执行情况。治疗性医嘱检查医嘱时应查对治疗单、医嘱执行单、小药卡等内容与医嘱单是否一致,医嘱核对后在医嘱核对本上记录医嘱核对的时间,核对者签名。

三、医嘱执行单书写要求

病历书写规范中强调护士在执行医嘱后,应注明执行时间并签全名。为落实此项规定,在医嘱处理过程中建立了医嘱执行单,以便护士执行医嘱时进行核对,执行者签名。具体要求如下:

1. 医嘱执行单设计内容要完整,楣栏包括姓名、科室、床号、病案号,内容包括医嘱内容、用药剂量、给药方法、执行时间及执行人签名。

2. 医嘱执行单用于静脉输液、静脉注射、肌内注射及皮下注射等药物治疗性医嘱的执行记录。护士执行医嘱后,及时在执行单上注明执行时间和签名。

3. 医嘱执行完毕,将执行单按照日期顺序整理并保存 1 个月,如有特殊情况可保存 3 个月。

4. 因故未执行的医嘱,护士应在执行单"备注"中注明原因并签名。

(陈荣秀)

第五节　护理评估书写

住院病人护理评估是从病人入院开始,持续地进行评估,直至病人出院。包括入院评估、高危因素评估、住院评估及出院评估。

一、建立病人首次入院评估表(表 1-12-3)

入院评估是对新入院病人进行一次综合、全面收集资料的过程。

1. 病人入院后由责任护士/接诊护士按照首次护理评估表内容进行评估,主要包括:

一般资料:如入院原因、既往史、过敏史、烟酒嗜好、宗教信仰、月经、婚育史、病人饮食、睡眠、排泄习惯及自理能力等。

体格检查:如病人入院时的生命体征、按查体顺序对各系统进行评估并记录具体表现。评估病人心理状况、社会支持系统等,注重与专科疾病有关护理资料的收集,并做好客观记录。

2. 产科、儿科、新生儿等特殊科室应根据本专科特点等内容进行评估。

3. 当病人转科时,转入科室护士不须重新进行评估,可共享首次住院科室的住院评估信息。

4. 再次入院病人均需重新进行首次评估的程序。

二、建立高风险因素评估表

1. 入院病人风险因素筛查评估　新入院病人由责任护士/接诊护士可根据相关风险评估内容,进行首次评估,将风险评估结果记录在住院病人首次入院护理评估表中,注明有无相关风险。

表 1-12-3 首次入院评估表

姓名＿＿＿　性别＿＿＿　年龄＿＿＿　科室＿＿＿　床号＿＿＿　入院诊断:＿＿＿　病案号＿＿＿

入院日期:＿＿＿年＿＿＿月＿＿＿日 时间:＿＿＿ 入院方式:□门诊 □急诊 □步行 □轮椅 □平车 □转诊 民族:＿＿＿ 文化程度:＿＿＿ 宗教:□无 □有(＿＿＿教) 职业:＿＿＿		费用支付:□公费医疗 □保险 □自费 婚姻:□未婚 □已婚 □离婚 □丧偶 家庭:子＿＿＿人 女＿＿＿人 联系人姓名:＿＿＿ 电话:＿＿＿ 与病人关系:＿＿＿ 资料来源:□病人 □亲属 □其他＿＿＿
一般情况	生命体征	体温:＿＿＿℃ 脉搏:＿＿＿次/分 呼吸:＿＿＿次/分 血压:＿＿＿mmHg
	活动情况	活动能力:□行动正常 □使用助行器 □使用拐杖 □卧床 □其他＿＿＿ 自理能力:□无须依赖 □轻度依赖 □中度依赖 □重度依赖
	睡眠状况	睡眠习惯:＿＿＿小时/天 □正常 □间断入睡 □失眠 □药物辅助
	饮食	食欲:□正常 □进食量减少 □厌食 □增加 □其他＿＿＿ 食物禁忌:□无 □有 种类:＿＿＿
体格检查	全身营养状况:□良好	□消瘦 □恶液质 □肥胖 □其他＿＿＿
	皮肤	□正常 □潮红 □苍白 □黄疸 □发绀 □皮疹 □其他＿＿＿
	完整性	□完整 □压疮 分期:＿＿＿
	感知觉 视力情况	左眼:□清晰 □近视 □老视 □失明 □其他＿＿＿ 右眼:□清晰 □近视 □老视 □失明 □其他＿＿＿ 身高:＿＿＿cm 体重:＿＿＿kg

续表

体格检查	感知觉	听力情况 左耳:□清晰 □听力下降 □失聪 □其他___ 右耳:□清晰 □听力下降 □失聪 □其他___ 语言表达:□清晰 □含糊 □失语 □方言 □其他___ 意识:□清醒 □嗜睡 □意识模糊 □昏睡 □浅昏迷 □深昏迷 □谵妄
	循环系统	□脉搏齐 □脉不齐 □脉过速 □脉过缓 □心脏起搏器 □其他___
	呼吸系统	□正常 □呼吸困难 □端坐呼吸 □气切 □插管 □吸氧 □呼吸机辅助 □其他___
	排泄系统	小便:□正常 □失禁 □尿频 □尿潴留 □尿少 □留置尿管 □其他___ 大便:□正常 □失禁 □腹泻 □便秘 □肠造口 其他:□呕吐 □引流 □其他___
	消化系统	进食状态:□正常 □吞咽困难 □其他___ 胃肠道症状:□反酸 □嗳气 □灼烧感 □恶心 □呕吐 □其他___ 腹部:□腹软 □腹胀 □腹水 □其他___
	过敏史	食物:□无 □有___ 药物:□无 □有___ 其他___
自我健康管理情况	吸烟饮酒	□不吸 □吸(每日___支,已吸___年) □已戒烟 □不饮 □偶饮 □日饮(___mL/d) □大量 □已喝___年 □已戒酒

续表

自我健康	用药史	长期用药：□无 □有 主要用药____
管理情况	既往史	□无 □高血压 □心脏病 □糖尿病 □肿瘤 □精神病 □其他____
心理社	对所患疾病的认识：□认识 □不能正视 □隐瞒 □否认	
会状况	心理状态：□乐观 □平静 □焦虑 □恐惧 □抑郁 □其他____	
安全风险	压疮风险：□有 □无 跌倒风险：□有 □无 坠床风险：□有 □无	
评估	疼痛评估：□有 □无 管路滑脱风险评估：□无 □有 管路名称：____	

责任护士/接诊护士：____ 日期/时间：____

2. 建立高风险因素评估表 在病人首次风险因素评估的基础上,对具有风险因素的病人,必须建立相关的高风险因素评估表,如压疮、跌倒、自理能力、疼痛、营养等风险评估表进行高风险评估,并给予相应的护理措施并记录。

3. 住院病人高风险因素再评估 当病人出现病情变化(如手术后、意识、活动、自理能力等改变)、护理级别变更、特殊药物的治疗(如使用镇静、止痛、安眠药、降压药等),应及时或定时进行相应的高风险因素评估及相应护理,并对病人及家属进行预防风险发生的指导。

三、住 院 评 估

病人住院过程中,责任护士应根据病人病情做到及时观察和评估,并将评估结果以小结形式记录在护理记录单上。

1. 每班评估 适用于病情危重抢救的病人,评估的内容除基本需求外,重点应在现存问题及潜在问题的观察及处理,评估的时间起始于交接班过程中。如有病情变化随时评估处理。

2. 每日评估 一般适用于病情较重但相对稳定的病人。除评估病人基本需求外,还应对已发现的问题或潜在问题进行持续、动态观察,全面掌握病人的健康状态,并给予相应的护理措施。

3. 定期评估 适用于病情稳定或恢复期的病人,可以3~5天评估一次,除评估病人的基本需求外,还应重点根据病人的病情需要进行有针对性的评估,如骨科手术后病人的功能训练,可以定期评估并予以指导。

四、出 院 评 估

病人出院前,针对病人康复情况,有针对性地进行评估。

1. 评估病人的健康情况 如对疾病认知程度、自理能力、心理状态等。

2. 评估病人功能康复的程度　根据病人疾病特点及个体化需求,制定功能锻炼计划,如乳腺癌根治术后患侧肢体功能锻炼等。

3. 评估病人的自理技能状况　如人工肛门自理技能掌握程度,给予居家自我护理及注意事项的指导,必要时提供书面健康教育材料。

（陈荣秀）

第六节　住院病人护理记录书写

住院病人护理记录指护士根据医嘱和病情,对病人住院期间护理过程的客观记录,包括一般病人护理记录和危重(病重)病人护理记录。

一、一般病人护理记录

一般病人护理记录指护士根据病情,对一般病人住院期间护理过程的客观记录,适用于一般住院病人、病情稳定或中小手术病人,可采用表格式记录。

（一）一般病人护理记录书写原则

1. 同护理文书书写基本规范。

2. 简化护理记录,应结合专科特点,建立病人入院评估表及相关的高危因素评估,当病人出现病情变化、特殊用药、检查、治疗等关键时机,应及时记录。

3. 护理记录应当采用护理程序的方法,按时间进程准确、客观记录。

（1）护理记录应通过对病人的观察、交谈、测量及查阅病历资料等评估方法,将所获取的病史、症状、体征、检查结果等反映病情变化的客观资料准确描述并做好记录。避免使用含糊不清或难以衡量的主观判断用词,如"病人血压偏高""生命体征平稳""一夜睡眠尚可"

等均为不规范用语,如需描述应当记录具体数值。

(2)护理记录应在收集资料的基础上客观反映病人现存、潜在高危的护理问题、与疾病相关的阴性或阳性体征、检查结果等有针对性地制定并实施护理措施,及时评价效果,准确记录。切忌将计划性、尚未实施的护理措施及未执行的医嘱写在护理记录中,非执行人员不能代为记录。

4. 在护理活动过程中,护士应根据专科特点准确评估,动态观察其症状、体征等病情变化,予以客观描述并做好记录(详见本章附4:常见症状的评估)。

5. 护理记录中,关键性内容必须与医疗记录相一致。

(1)诊疗过程时间(如住院、手术、分娩、抢救、死亡等时间)及药物治疗性内容(如药名、剂量、用法、给药时间、用药后反应等),应与医疗记录、医嘱内容相一致。

(2)根据医嘱、病情及护理常规的内容准确记录,要求护理记录应当与体温单、医嘱单等相关内容保持一致。

(3)护理记录描述内容应与医疗记录相关联,如医疗病历诊断为左心衰竭,护理记录应描述与左心衰竭相关的症状、体征,遵医嘱给予治疗及护理措施等内容。

6. 如病人在住院过程中发生突发事件,应给予及时、准确、真实、客观记录。

(二)一般病人护理记录书写要求

1. 应用一般病人护理记录单,楣栏项目填写齐全,内容包括病人姓名、科室、病案号、床号、页码、记录日期和时间。客观记录病情观察情况、护理措施和效果,护士签名,记录时间具体到分钟。

2. 新入院病人护理记录在本班内由责任护士/接诊护士书写护理记录。记录内容包括病人主诉、简要病史、入院时间、诊断、入院方式、入院时体温、脉搏、呼吸、血压、病情、护理级别、饮食、入院时生理心理、社会文化等方面的情况、采取的护理措施及执行医嘱等情况及向下一班护士重点交代的内容。

3. 护理记录应反映护理人员对病人的连续性整体的病情观察及效果评价。当发现病情变化时,应及时记录。病程护理记录内容包括病情变化、特殊治疗、特殊检查及有创性的医疗操作、特殊护理操作、临时特殊用药等予以客观描述并做好记录。

4. 手术病人护理记录

(1)术前记录:一般在术前 1 日记录。

记录内容:病人拟定手术名称、麻醉方法、术前准备、病人心理状态、症状控制情况,采取护理措施及术中、术后需注意的问题,需特殊交代的问题。

(2)术后记录:病人返回病房处置后应即刻记录。

记录内容:病人手术时间、麻醉方法、手术名称、返回病房时间、麻醉清醒状态、护理级别、体位、生命体征、液体输注情况、各种引流管情况、伤口出血情况、治疗、护理措施、效果等,并继续动态观察和记录术后病情、术后康复指导及心理护理等。

5. 转入或转出记录 病人转入或转出科室时,应根据病人病情及转科原因做好病情小结。

6. 对于病重、病危大抢救及大手术等需要建立危重病人护理记录单的病人,则不再使用一般病人护理记录单,但两种记录单应紧密衔接,避免遗漏或脱节。

7. 出院小结 一般于出院前 1~2 天对即将出院病人进行出院指导并记录,记录内容包括病人一般情况、住院天数、康复情况、出院时间、出院指导(如饮食、用药、管道护理、活动、休息)等。

二、危重(病重)病人护理记录

危重(病重)病人护理记录是指护士根据医嘱和病情,对危重病人住院期间护理过程的客观记录,适用于所有病重、病危病人以及病情发生变化需要监护的病人。

（一）危重病人护理记录书写原则

1. 同护理文书书写基本规范。

2. 同一般护理记录书写原则。

（二）危重病人护理记录书写要求

1. 应用危重（病重）病人护理记录单，内容包括病人科室、姓名、年龄、性别、床号、病案号、入院日期、诊断、根据专科特点需要观察、监测的项目以及需要采取的治疗和护理措施、记录日期和时间、护士签名、页码等。护理记录应当根据相应专科的护理特点设计并书写，以简化、实用为原则。

2. 危重病人应制定护理计划或护理重点，有完整的护理记录，及时、客观记录病人病情变化。制定护理计划的要求如下：

（1）护理计划须由责任护士在准确评估病人病情的基础上制定，其内容包括制定日期、护理问题/重点、主要护理要点、停止日期、签名。

（2）责任护士应参照护理计划，根据病人病情实施护理措施，及时进行护理效果评价，对于已经解决的护理问题应及时停止。

（3）责任护士应随时评估病人病情，对护理计划进行补充和修订。

（4）各班次护士均应掌握所分管病人的护理计划内容，并有针对性地进行评估，实施有效的护理干预，认真做好病情记录，必须"写你所做的，做你所写的"。

（5）同类病种、同类术式可制定标准护理计划。

3. 对危重病人应当根据病情变化随时记录，如病情稳定，每班可以记录1~2次。

4. 病人一旦发生病情变化，护士应准确记录病情变化、抢救、用药、各项医疗护理技术操作及特殊检查等时间，并根据相关专科的护理特点，详细描述其生命体征、意识状态、瞳孔变化、与疾病相关的阳性、阴性体征等，还应记录各种仪器监测指标以及检查结果、皮肤及管道情况、护理措施及效果等。因故不能及时记录时,应在抢救后 6 小时内据实补记。

5. 死亡病人应重点记录抢救时间、抢救经过及死亡时间。

6. 准确记录出入量,入量包括每餐所进食物、饮水量、输液量等,出量包括尿量、呕吐量、大便、各种引流量等。

7. 危重病人护理记录应有小结。小结内容包括病人生命体征、意识、特殊用药并根据专科特点记录病情变化、护理措施、效果、总结记录出入量等。小结记录时间:7:00~19:00 用蓝色水笔画横线总结 12 小时出入量,在横线下病情记录栏内用蓝色水笔简明扼要记录 12 小时病情变化;19:00~第二天 7:00 用红色水笔在其下画横线总结 24 小时出入量,在横线下病情记录栏内用红色水笔总结当班病情变化。

（陈荣秀）

第七节　住院病人病情交班报告书写

住院病人病情报告是值班护士以文字形式报告其在值班时间内重点病人的病情及有关事项,使接班者了解病人人数的变化,重点病人病情的变化(生理及心理方面)、治疗、护理过程或效果以及特殊的检查、试验等,以提高其预见性和计划性,为本班工作做好必要的思想和物品准备(如抢救物品和药品),以便应急。同时也可通过报告有重点地进行连续性的病情观察,加强护理的目的性和针对性,确保护理质量。

一、内容和顺序

1. 按报告的楣栏填写所列各项,即病室、年、月、日、病人总数、各类人数(入院、出院、转入、转出、手术、分娩、出生、病危、死亡)。

2. 先填写当日离去病室的病人(出院、转出、死亡)。按顺序横式填写病床号、姓名、诊断、疾病转归(治愈、好转、恶化)、离开病房时间、出院(自动出院)或转出(转至某科)或死亡。例如:5床王×急性阑尾炎手术后治愈于上午10点出院。后空一行再写新入院病人。

3. 填写住入病房的病人,如新入院或转入(注明由何院、何科转来)。

4. 填写本班重点病人(手术前、后、分娩、危重及有异常特殊情况等病人)。

5. 填写与护理有关的特殊检查或功能试验。

二、书写要求

1. 书写报告者必须全面掌握病人病情,报告内容重点突出,简明扼要,要具有真实性、准确性、逻辑性和全面性,要运用医学术语。

2. 填写报告首页,栏目要齐全,以后每页要写明日期、页数、科室。要求字迹工整,语句通顺,不得随意涂改,签名要工整、清楚、便于识别。

3. 白班报告用蓝色水笔书写,中、夜班报告用红色水笔书写。

4. 危重病人用红色水笔在诊断下一行做"※"符号,新入院(转入)、手术、分娩者在诊断下一行用红色水笔分别写明"新""手术""分娩"字样。

5. 写住院病人病情报告及护理记录时除描述病情外,还应阐明其处理措施及效果评价。

6. 重症监护病房(ICU)、重症室(要求有独立的护理单元及护理工作人员并有重症护理记录)依据危重病人护理记录要求,每12小时应有病情小结。ICU交班报告仅为科室内病人入院、转入、转出、手术等动态交接。如果有完整护理记录的科室,其交班报告可为动态记录。

(陈荣秀)

第八节 手术护理记录书写

手术护理记录是指对手术病人手术前安全核查、术中护理情况及所用器械、敷料及术毕护理交接要点等的记录,应在手术结束后及时完成,并随病历保存。手术护理记录书写包括手术安全核查记录(表 1-12-4)和手术物品清点记录(表 1-12-5)。

一、手术安全核查记录

1. 手术安全核查记录内容 病人姓名、性别、年龄、病案号、手术方式、知情同意书、手术部位与标识、麻醉安全检查、皮肤是否完整、术野皮肤准备、静脉通路建立情况、病人过敏史、抗菌药物皮试结果、术前备血情况、假体、体内植入物、影像学资料等内容及手术医师、麻醉医师、巡回护士签名。

2. 认真执行安全核查制度,手术医师、麻醉医师、巡回护士应共同合作按照手术安全核查单内容实施三步安全核查流程,进行三方确认,做好记录并签字。

3. 手术物品准备情况的核查,由手术器械、巡回护士执行,并向手术医师和麻醉医师报告。

4. 手术安全核查必须按上述步骤依次进行,每一步核查无误后,方可进行下一步操作,不得提前填写表格。

5. 手术前病人准备情况,如术前皮肤准备,有无压疮,管道是否通畅、牢固,术前用药情况等应做好客观、真实记录。

6. 术中用药、输血时应由麻醉医师或手术医师根据病人情况,需要下达医嘱。由巡回护士与麻醉医师共同核查,执行后做好相应记录并签名。

7. 手术中病人的情况,如体位及固定方法、止血带使用时间、引流管种类、液体入量、出量等应做好记录,术中如有特殊情况,应在备注栏中注明。

8. 手术所用无菌包包外灭菌标识及术中体内植入物(如人工瓣膜、人工关节、股骨头、支架等)的标识,经检查后粘贴于手术安全核查单的粘贴栏内。

9. 术毕应认真观察静脉穿刺部位局部有无肿胀,输液是否通畅及特殊用药等,如有特殊情况,应在备注栏中注明。

10. 住院病人手术安全核查单应归入病历中保存,非住院病人手术安全核查单由手术部负责保存一年。

表 1-12-4　手术安全核查单

手术安全核查单

手术日期:　　年　　月　　日

科别:_____　姓名:_____性别:男□女□　年龄:_____病案号:_____

诊断:_____术者:_____

手术部位:_____侧别:左□ 右□ 双侧□

手术名称:_____

麻醉方式:全麻□ 硬膜外麻醉□ 腰麻□ 腰硬联合□神经阻滞□ 局麻□其他□

病房护士签字:_____手术室人员签字:_____病人/家属签字:_____

麻醉实施前:由手术医师、麻醉医师及手术室护士共同确认

患者身份及手术方式、手术部位核查	患者姓名、性别、年龄正确:	是□ 否□
	手术方式确认:	是□ 否□
	手术部位及标示正确:	是□ 否□
知情同意	手术同意书:	有□ 无□
	麻醉同意书:	有□ 无□
麻醉前核查	麻醉方式确认:	是□ 否□
	麻醉设备安全检查完成:	是□ 否□
	静脉通路建立完成:	是□ 否□
特殊物品	假体□　　体内植入物□　　影像资料□	
其他		

手术医师(术者或第一助手)签名:_____麻醉医师签名:_____手术室护士签名:_____

手术开始前:由手术医师、麻醉师及手术室护士共同确认

患者身份及手术方式、手术部位核查	患者姓名、性别、年龄正确:是□ 否□
	手术方式确认: 是□ 否□
	手术部位及标示正确: 是□ 否□
手术、麻醉风险预警	手术医师陈述:手术关注点□ 其他□
	麻醉医师陈述:麻醉关注点□ 其他□
	手术护士陈述:物品灭菌合格□ 术前术中特殊用药情况□
	仪器设备完好□ 其他□
影像资料	是否需要相关影像资料:是□ 否□
其他	

手术医师(术者或第一助手)签名:_____ 麻醉医师签名:_____ 手术室护士签

名:_____

手术患者离开手术室前:由手术医师、麻醉医师及手术室护士共同确认

患者身份及手术方式、手术部位核查	患者姓名、性别、年龄正确:是□ 否□
	手术方式确认: 是□ 否□
	手术部位正确: 是□ 否□
手术用物清点	准确□ 不准确□
手术标本确认	是 □ 否 □
皮肤是否完整	是 □ 否 □
术中用血	无□ 有□(血型:A□B□O□AB□ Rh 阳性□ 阴性□ 用血量:)
各种管路	中心静脉通路□ 动脉通路□ 气管插管□ 引流管□ 胃管□ 尿管□ 其他□( )
患者去向	苏醒室□ ICU□ 病房□ 其他□( )

手术医师(术者或第一助手)签名:_____ 麻醉医师签名:_____ 手术室护士签

名:_____

备注:粘贴植入物标签、灭菌包外标识及术中特殊情况说明

表 1-12-5 手术清点记录单

手术清点记录单(普外科)

科别: 姓名: 性别: 男 女 年龄: 病案号: 年 月 日

手术名称	术前	关前	关后	物品类	术前	关前	关后
敷料类							
纱布				缝针			
大棉条				刀片			
线棉条				头皮夹			
纱布小鱼				针头			
血垫				注射器			
油纱条				尿管			

器械类	术前	关前	关后	器械类	术前	关前	关后
消毒钳				弯带芽钳			
腹腔拉钩				直带芽钳			
甲状腺拉钩				肠钳			
剪刀				压肠板			
镊子				固定拉钩			

续表

清点人	术前		关前		关后	
	器械护士	巡回护士	器械护士	巡回护士	器械护士	巡回护士
刀柄						
吸引器头 血管钳						
特长 血管钳						
艾利斯						
大弯 血管钳						
小弯 血管钳						
蚊式 血管钳						
持针器						
巾钳						
卵圆钳						
扁桃钳						
长持针器						
直角钳						

二、手术物品清点记录

1. 手术物品清点记录内容　病人姓名、性别、年龄、科室、病案号、手术日期、术者、术前诊断、手术名称、手术类别、所准备各种器械和敷料的数量、手术洗手护士和巡回护士清点核对后签全名等。

2. 敷料、器械清点应由巡回护士和洗手护士负责,分别在手术开始前、关闭体腔前、关闭体腔后、缝合皮肤后共同清点所有手术物品,做好记录并签全名。

3. 表格内清点的物品必须用数字说明,不能用"√"表示。数目记录应清晰,如出现书写错误时,应由巡回护士即时重新书写,不得采用刮、粘、贴等方法。

4. 手术中如需添加物品,应由巡回护士负责,并与洗手护士共同核对物品数目并及时、准确记录。

5. 手术中须使用敷料填塞时,如深部脓肿切开引流术或手术大出血等,应在记录单上详细记录填塞物的名称、型号及数量,以便取出时核对,防止敷料遗留体内。

6. 手术物品清点记录保存于病历中,永久保存。

（陈荣秀）

附4：常见症状的评估

一、发　　热

（一）评估要点

1. 起病时间、起病情况（缓急）、病程、程度（热度高低）、频度（间歇性或持续性）、诱因等。

2. 有无畏寒、寒战、大汗或盗汗。

3. 应包括多系统症状询问,是否伴有咳嗽、咳痰、咯血、胸痛、呕吐、腹泻;尿频、尿急、尿痛;皮疹、出血、头痛、肌肉关节痛等。

4. 患病以来一般情况,如精神状态、食欲、体重、睡眠及大小便情况等。

5. 传染病接触史、手术史、流产或分娩史、服药史等。

6. 诊治过程,如药物、剂量、疗效等。

（二）评估内容

1. 发热的分度 按照发热的高低可分为:

低热:37.3~38℃;中等热:38.1~39℃;高热:39.1~41℃;超高热:41℃以上。

2. 发热的热型 不同的病因所致发热的热型也常不同。

（1）稽留热:体温恒定地维持在39~40℃以上的高水平,达数天或数周。24 小时内体温波动范围不超过1℃,常见于大叶性肺炎、斑疹伤寒及伤寒高热期。

（2）弛张热:体温常在39℃以上,波动幅度大,24 小时内波动范围超过2℃,但都在正常水平以上。常见于败血症、风湿热、重症肺结核以及化脓性炎症等。

（3）间歇热:体温骤升达高水平后持续数小时,又迅速降至正常水平,无热期(间歇期)可持续1 天至数天,如此高热期与无热期反复交替出现,见于疟疾、急性肾盂肾炎等。

（4）波状热:体温逐渐上升达39℃或以上,数天后又逐渐下降至正常水平,持续数天后又逐渐升高,如此反复多次。常见于布鲁菌病。

（5）回归热:体温急骤上升至39℃或以上,持续数天后又骤然下降至正常水平。高热期与无热期各持续若干天后规律性交替一次,可见于回归热、霍奇金病等。

（6）不规则热:发热的体温曲线无一定规律,可见于结核病、风湿热、支气管炎、渗出性胸膜炎等。

3. 伴随症状

（1）寒战:常见于大叶性肺炎、败血症、急性胆囊炎、流行性脑脊髓膜炎、急性肾盂肾炎、疟疾、急性溶血性疾病、输血反应等。

（2）结膜充血：常见于麻疹、斑疹伤寒、流行性出血热等。

（3）单纯疱疹：多出现于急性发热性疾病，常见于大叶性肺炎、流行性感冒、流行性脑脊髓膜炎、间日疟等。

（4）淋巴结肿大：常见于风疹、淋巴结结核、白血病、淋巴瘤、局灶性化脓性感染、传染性单核细胞增多症等。

（5）肝脾肿大：常见于病毒性肝炎、肝及胆道感染、疟疾、传染性单核细胞增多症、布鲁菌病、白血病、淋巴瘤等。

（6）出血：发热伴皮肤黏膜出血可见于重症感染，如流行性出血热、病毒性肝炎、斑疹伤寒、败血症、急性白血病、严重型再生障碍性贫血等。

（7）关节肿痛：常见于败血症、猩红热、风湿热、布鲁菌病、结缔组织病等。

（8）皮疹：常见于麻疹、猩红热、风疹、水痘、斑疹伤寒、风湿热、结缔组织病、药物热等。

（9）昏迷：先发热后昏迷者常见于流行性乙型脑炎、斑疹伤寒、流行性脑脊髓膜炎、中毒性痢疾、中暑等；先昏迷后发热见于脑出血、巴比妥中毒等。

二、水　　肿

可分为全身性水肿及局部性水肿。

（一）评估要点

1. 水肿出现时间、急缓、部位（开始部位及蔓延情况）、全身性或局部性、是否对称、有无凹陷、与体位变化及活动关系等。

2. 有无心、肾、肝、内分泌及过敏性疾病史及相关症状，如心悸、气促、咳嗽、咳痰、咯血、头晕、头痛、腹胀、腹痛、食欲、体重及尿量变化等。

3. 有无行静脉置管术、腋下淋巴结清扫术、腹股沟淋巴结清扫手术等。

4. 水肿与药物、饮食、月经及妊娠的关系等。

5. 诊治过程,如药物、剂量、疗效等。

（二）评估内容

1. 全身性水肿

（1）心源性水肿:主要是右心衰竭的表现。

水肿特点是首先出现于身体下垂部,在非卧床病人最早出现于踝内侧及大腿内侧,行走活动后明显,休息后减轻或消失,发展缓慢。长期卧床者以腰骶部及大腿内侧较明显。水肿为对称性、凹陷性,但颜面部一般不水肿。

（2）肾源性水肿:可见于各型肾炎和肾病。

水肿特点是疾病早期晨起时有眼睑与颜面水肿,逐渐发展到全身水肿,肾病综合征常见中度或重度水肿。指压凹陷明显,可伴有胸腔积液、腹水。

（3）肝源性水肿:常见肝硬化等肝脏疾病。

水肿特点:早期出现踝部水肿,逐渐向上蔓延,而面部及上肢常无水肿,失代偿期肝硬化主要变现为腹水。

（4）营养不良性水肿:由于慢性消耗性疾病,长期营养缺乏,如胃肠疾病、重度烧伤等。

水肿特点是水肿发生前常有消瘦,体重减轻等表现,水肿常从足背开始逐渐蔓延全身。

（5）其他原因的全身性水肿

①黏液性水肿:见于甲状腺功能减退者。其特点为颜面及下肢水肿较明显,指压呈非凹陷性水肿。

②经前期紧张综合征:表现为月经前7~14天出现眼睑、踝部轻度水肿,可伴乳房胀痛及盆腔沉重感,月经后水肿逐渐消退。

③药物性水肿:可见于肾上腺皮质激素、雄激素、雌激素、胰岛素、钙拮抗剂等引起的水肿,主要表现为下肢或面部水肿,重者出现

全身性水肿。其特点为水肿于用药后发生,停药后不久水肿消失。

2. 局部性水肿

(1)炎症性水肿:见于疖、痈、丹毒、蜂窝织炎等病灶局部,水肿特点是局部红、热、压痛,可伴全身感染中毒症状。

(2)静脉性水肿:常见于急性下肢静脉血栓形成、上腔静脉综合征、下腔静脉阻塞等。急性下肢静脉血栓形成起病急,主要表现为下肢肿胀、胀痛、站立时明显、下肢功能障碍、皮温稍高,较对侧下肢周径增大。上腔静脉综合征水肿特点是颜面部、颈部及双上肢肿胀,常伴胸腹壁浅静脉扩张、迂曲,下腔静脉阻塞主要表现为胸、腹、肋部、双下肢浅静脉曲张,双下肢水肿、色素沉着、足溃疡等。

(3)淋巴水肿:多见于乳腺癌根治术后及慢性淋巴结炎等。水肿特点为,初期局限于肢体远端,下肢以足与踝部明显,上肢以腕部和手背明显,随病情进展可表现皮肤变厚粗糙,变硬呈团块状,指压凹陷日渐不明显。

3. 水肿程度的评估 根据水肿的程度可分为轻、中、重三度。

(1)轻度:仅见于眼睑、眶下软组织、胫骨前、踝部皮下组织,指压后可见组织轻度下陷,平复较快。

(2)中度:全身组织均见明显水肿,指压后可见明显或较深组织下陷,平复较缓慢。

(3)重度:全身组织严重水肿,身体低部皮肤张紧发亮,甚至有液体渗出,外阴部可见严重水肿,并伴胸腔积液、腹水。

4. 伴随症状

(1)心源性水肿伴肝大,同时有颈静脉怒张,严重时出现胸腔积液、腹水。

(2)肾源性水肿:重度蛋白尿伴高血压,肾功能损害等表现。

(3)水肿伴呼吸困难与发绀提示由于心脏病、上腔静脉综合征等所致。

(4)经前期紧张综合征伴有失眠、烦躁、思想不集中等。

三、疼　　痛

疼痛是临床极其常见的症状,可分为器质性及功能性疼痛。

（一）评估要点

1. 发病年龄、起病缓急、发生疼痛的诱因、加重与缓解方式。

2. 疼痛部位、性质、程度、放射部位及持续时间等。

3. 根据疼痛部位评估是否伴有吞咽困难、咽下痛与反酸、咳嗽、咳痰、呼吸困难及其性质、程度等;疼痛与进食、活动、体位的关系等,呕吐的性质、精神状态、意识障碍等。

（二）评估内容

1. **按疼痛部位分类**　最常见头痛、胸痛、腹痛和骨、关节、肌肉痛等。

2. **按疼痛性质分类**

（1）钝性:如酸痛、胀痛、闷痛等。

（2）锐痛:如刺痛、切割痛、绞痛、撕裂样痛。

（3）其他:如压榨痛、跳痛、牵扯痛等。

3. **按疼痛程度分类**

（1）微痛:似痛非痛,常与其他感觉复合出现。

（2）轻痛:范围局限,程度轻微。

（3）甚痛:疼痛较重,合并心跳加速,血压升高等。

（4）剧痛:疼痛程度剧烈,疼痛反应强烈。

4. **根据疼痛病程长短分类**

（1）急性痛:有明确的开始时间,持续时间较短,常用镇痛剂可以控制。

（2）慢性痛:疼痛持续 3 个月以上,临床常较难控制。

（三）常见疼痛的评估

1. 头痛

（1）评估头痛性质,为搏动性、压迫性或灼热性,或是偏头痛、丛集性头痛等。

（2）评估头痛的发作方式和持续时间,为偶发性、反复性、急性剧烈性、慢性持续性或短暂性头痛。

（3）评估头痛发生的部位,为单侧、双侧或蔓延至整个头部。

（4）评估头痛伴随症状,如恶心、呕吐、食欲缺乏、眩晕、发热和意识障碍等。

（5）评估头痛病人的生命体征变化,如血压、脉搏、呼吸、体温等。

（6）评估诊治经过,如药物剂量及其疗效等。

（7）评估伴随症状

①头痛同时伴剧烈呕吐者提示颅内压增高。头痛在呕吐后或减轻者可见于偏头痛。

②头痛伴眩晕常见于小脑肿瘤,锥-基底动脉供血不足。

③头痛伴发热者常见于感染性疾病,包括颅内或全身感染。

④慢性进行性头痛伴出现精神症状者,应注意颅内肿瘤。

⑤慢性头痛突然加剧并有意识障碍者,提示可能发生脑疝。

⑥头痛伴视力障碍可见于青光眼或脑瘤。

⑦头痛伴脑膜刺激征者提示有脑膜炎或蛛网膜下腔出血。

2. 胸痛的评估

（1）胸痛的性质,如隐痛、压榨痛、闷胀痛或窒息样疼痛。

（2）胸痛部位:是局限性、左侧、右侧、心前区或胸骨后。

（3）胸痛发作方式:为突然急性发作、缓慢发作、反复发作或持续性疼痛。

（4）胸痛持续时间及影响因素,如几分钟或几小时,经休息后或服药后是否好转等。

（5）胸痛持续程度,为轻微或剧烈痛。

（6）胸痛有无牵涉痛,如向右肩背部、向颈部、向后背放射。

（7）胸痛病人的生命体征变化,如血压、脉搏、呼吸、体温等。

（8）胸痛实验室检查指标、X线检查等。

（9）胸痛的诊治经过及其疗效。

（10）胸痛伴随症状

①伴吞咽困难或咽下痛者提示食管疾病，如反流性食管炎、食管癌等。

②伴呼吸困难者，提示较大范围病变，如大叶性肺炎、自发性气胸、肺栓塞等。

③伴苍白、大汗、血压下降或休克表现时，多考虑心肌梗死、夹层动脉瘤、主动脉窦瘤破裂和大块肺栓塞等。

④如疼痛是绞榨性并有窒息性或有濒死感并局限于心前区与胸骨后或剑突下，并放射至左肩、左臂内侧，达环指或小指，亦可放射于左颈与面颊部应考虑心绞痛和心肌梗死。

3. 腹痛

（1）腹痛的性质是绞痛、胀痛、隐痛。

（2）腹痛部位是上腹、中腹或下腹，左侧或右侧。

（3）腹痛发作方式：为突然急性发作、慢性反复性或持续性疼痛。

（4）腹痛程度，为轻微或剧烈。

（5）腹痛有无牵涉痛，如向右肩背部、向下腹部放射。

（6）腹痛病人生命体征变化，如体温、脉搏、呼吸、血压等。

（7）腹痛病人各项检查结果，如实验室检查、B超检查等。

（8）腹痛对日常生活影响，如饮食规律改变等。

（9）诊治经过及效果等。

（10）腹痛及伴随症状

①突发的右上腹剧烈刀割样疼痛伴贫血者，可能多是腹腔脏器破裂（如肝、脾破裂等）；突发的中上腹剧烈刀割样疼痛、烧灼样痛，多为胃、十二指肠溃疡穿孔；中上腹持续性剧痛或阵发性加剧应考虑胃炎、急性胰腺炎等。

②右上腹剧烈阵发性绞痛，放射至右肩与右肩胛并伴有黄疸、发热等症状，应考虑为胆囊炎、胆石症等。阵发性剑突下钻顶样疼痛是

胆道蛔虫症的典型表现。

③腰部剧烈阵发性绞痛,并向下放射达于腹股沟、外生殖器及大腿内侧伴尿频、尿急等症状,考虑为泌尿系统结石。

④持续、广泛性剧烈腹痛伴腹壁肌紧张或板样强直,提示为急性弥漫性腹膜炎。

4. 骨、关节、肌肉疼痛的评估

(1)局部有无皮肤、关节、肌肉和肌腱等骨关节组织的炎症。

(2)局部有无组织外伤及其损害范围、深度。

(3)疼痛是否是针刺样、刀割样、灼烧样或跳痛。

(4)疼痛部位是表层或深层,内侧或外侧,近端或远端,单侧或双侧。

(5)疼痛发作时间是定时或不定时,以及疼痛持续时间。

(6)疼痛严重程度是轻微、中等度或严重难忍,以及有无功能障碍等。

(7)疼痛可能刺激因素,如翻身、压迫、姿态等。

(8)疼痛伴随生命体征的改变如血压、脉搏、呼吸等。

(9)评估各项检查结果,如实验室检查,X 线检查等。

(10)评估疼痛、活动能力及对日常生活的影响,如日常生活受限等。

(11)经治过程及疗效。

四、意 识 障 碍

某些疾病在其发展过程中可出现意识障碍。

(一) 评估要点

1. 起病时间,发病前后情况、诱因、病程、程度。

2. 有无发热、头痛、呕吐、腹泻、皮肤黏膜出血及感觉运动障碍等相关伴随症状。

3. 观察瞳孔大小(mm),双侧是否等大、等圆,对光反射与角膜反射是否存在,各种深浅反射的情况。

4. 有无急性感染休克、高血压、动脉硬化、糖尿病、肝肾疾病、肺源性心脏病、癫痫、颅脑外伤、肿瘤等病史。

5. 了解病人饮食和药物使用情况,有无服毒及毒物接触史等。

(二)评估内容

1. 有无意识障碍及程度 通过与病人交谈,了解其思维反应,情感活动,定向力等,必要时做痛点实验,角膜反射,瞳孔对光反射等,检查判断意识障碍程度。

(1)嗜睡表现的病人陷入持续的睡眠状态,可被唤醒,并能正确回答和做出各种反应,但当刺激解除后很快入睡。

(2)意识模糊:是深于嗜睡的一种意识障碍,病人能保持简单的精神活动,但对时间、地点、人物的定向力发生障碍。

(3)昏睡:为中度意识障碍,病人处于熟睡状态,不易唤醒,虽在强烈刺激下(如压迫眶上神经,摇动病人身体时)可被唤醒,但很快又再入睡。醒时答话含糊或答非所问。

(4)昏迷:为最严重的意识障碍,表现为意识持续的中断或完全丧失,按其程度可分为

①浅昏迷:意识大部分丧失,无自主运动,对声、光刺激无反应,对疼痛尚可表现出痛苦表情或肢体退缩的防御反应。角膜反射,瞳孔对光反射,眼球运动和吞咽反射可存在,血压、脉搏、呼吸等生命体征一般无明显变化,可有排便、排尿失禁。

②深昏迷:意识完全丧失,全身肌肉松弛,对各种刺激均无反应,深、浅反射消失,血压、脉搏、呼吸等生命体征常有不同程度变化,伴排便、排尿失禁。

(5)谵妄:是一种以兴奋性增高为主的高级神经中枢急性功能失调状态。表现意识模糊、定向力丧失、幻觉、错觉、躁动不安、言语杂乱等。可见于急性感染高热期、药物中毒、代谢障碍(如肝性脑病)、循环障碍或中枢神经系统疾患等,部分病人可康复,部分可发展至

昏迷。

2. 格拉斯哥昏迷评分表(GCS),对意识障碍程度进行评估(表1-12-6)

表1-12-6　格拉斯哥昏迷评分量表

评分项目	反应	得分
睁眼反应	正常睁眼	4
	呼叫后睁眼	3
	疼痛刺激后睁眼	2
	任何刺激无睁眼反应	1
运动反应	可按指令动作	6
	对疼痛刺激能定位	5
	对疼痛刺激有肢体退缩反应	4
	疼痛刺激时肢体过屈(去皮质强直)	3
	疼痛刺激时肢体过伸(去大脑强直)	2
	对疼痛刺激无反应	1
语言反应	能准确回答时间、地点、人物等定向问题	5
	能说话,但不能准确回答时间、地点、人物等定向问题	4
	用字不当,但字意可辨	3
	言语模糊不清,字意难辨	2
	任何刺激无语言反应	1

注:GCS总分为15分,其中14~15分为正常,8~13分为轻、中度意识障碍,≤7分为浅昏迷,<3分为深昏迷

3. 意识障碍伴随症状　主要包括有无口腔炎、角膜炎、结膜炎、角膜溃疡、压疮、肌肉萎缩、关节僵硬、肢体畸形,有无排便、排尿失禁等。

五、呼 吸 困 难

引起呼吸困难的原因主要有呼吸系统疾病和心血管系统疾病。

(一)评估要点

1. 呼吸困难发生的诱因、表现程度等。

2. 起病缓急、是突发还是渐进性。

3. 呼吸困难与活动、体位的关系,昼夜是否一样。

4. 是否伴有发热、胸痛、咳嗽、咳痰的性状,有否咯血。

5. 了解病人饮食和药物,有无服毒史及头疼、意识障碍、外伤史等。

(二)评估内容

1. 呼吸困难的程度,采用呼吸困难指数评定方法。

(1)采用美国胸科协会有关呼吸困难 5 级分级法进行评估(表 1-12-7)。

表 1-12-7 呼吸困难分级法

症状	分级	呼吸困难程度
平地快走或爬小山丘时无气短	0	无
平地快走或爬小山丘时有气促	1	轻度
因气短,与同龄人相比走平路速度减慢,或以自己的步伐走平路时需休息	2	中度
走平路约 100m 或走平路几分钟后需休息	3	严重
因气短难以户外活动,或穿衣、脱衣均感气短	4	非常严重

(2)3 级分级法

①轻度:可平地行走,登高及上楼气急,中度或重度体力活动后呼吸困难。

②中度:平地慢步行走中途休息,轻体力活动时出现呼吸困难,完成日常生活活动需他人协助。

③重度:洗脸、穿衣甚至休息时也感到呼吸困难,日常生活活动完全依赖他人帮助。

2. 呼吸困难的类型

(1)肺源性呼吸困难

①吸气性呼吸困难表现特点:吸气费力,吸气时间明显延长。重者因呼吸肌极度用力,吸气时胸骨上窝、锁骨上窝和肋间隙明显凹

陷,称三凹征,常伴干咳及高调吸气性喘鸣。常见于各种原因引起的喉、气管、支气管狭窄与阻塞。如喉炎、喉水肿、喉癌、气管肿瘤或异物等。

②呼气性呼吸困难表现特点为呼气费力,呼气时间明显延长或缓慢,常伴哮鸣音,常见于慢性喘息型支气管炎、支气管哮喘、肺气肿等。

③混合性呼吸困难表现特点:吸气与呼气均感费力,呼吸浅快,常伴呼吸音的改变,可有病理性呼吸音出现,常见于肺实质病变,如大面积肺炎、肺不张、肺水肿、弥漫性肺纤维化等。

(2)心源性呼吸困难,由于左心、右心功能不全引起,其中以左心衰竭更为显著。左心功能不全表现特点:

①劳力性呼吸困难:常在活动后出现或加重,休息时减轻或缓解,并随左心功能不全的加重引起呼吸困难的劳力强度进行性下降。

②端坐呼吸:表现仰卧时出现呼吸困难,坐位或站立后可缓解,病情较重者采取半坐位或端坐呼吸。

③夜间阵发性呼吸困难,多在病人熟睡中出现,病人突发胸闷、憋气、被迫坐起,伴有咳嗽、轻者数分钟后症状逐渐缓解。重者极度气喘,有濒死感,面色青紫、大量出汗、哮鸣音等。

右心功能不全由于体循环淤血,导致肝大、胸腔积液、腹水,使呼吸运动受限,可采取半坐位以缓解呼吸困难,常见于肺心病等。

(3)中毒性呼吸困难

①代谢性酸中毒:由于体内酸性代谢性产物堆积,出现深长而规律的呼吸,或频率加快,可伴有鼾声,如糖尿病酮症酸中毒、尿毒症性酸中毒等。

②急性感染:由于体温升高和毒性代谢产物刺激呼吸中枢,而致呼吸快速、急促。

③镇静药中毒,如吗啡,巴比妥类药物中毒等,直接抑制呼吸中枢,使呼吸变浅、变慢,常伴有节律异常,如潮式呼吸等。

（4）神经性呼吸困难

①中枢性呼吸困难：表现特点为呼吸深慢，常伴有鼾声和呼吸节律异常，如双吸气样呼吸等。如颅脑外伤、脑出血、脑炎、脑肿瘤等。

②周围性呼吸困难：呼吸困难随病情加重而进行性加重，严重者不能维持有效呼吸，如重症肌无力、肌炎、周围性神经麻痹等。

（5）精神性呼吸困难（癔症）

表现特点为呼吸平速、浅表，可达 60～100 次/分，口周、肢体麻木，手足抽搐等。

（6）血液源性呼吸困难

①缺氧性呼吸困难：表现活动后呼吸气促，心率加快，呼吸困难程度与贫血程度呈正比。

②失血后呼吸困难：因缺血或血压下降，刺激呼吸中枢，引起呼吸增快。

（陈荣秀）

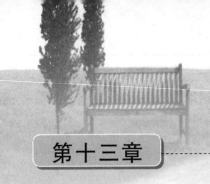

第十三章

护理工作制度

第一节　护理管理工作制度

一、护理质量管理制度

1. 根据医院护理工作发展情况,定期开展质量教育,提高全员质量意识,保证护理安全。

2. 医院成立护理质量持续改进委员会(质量管理组),负责修订护理质量标准及相关规章制度等,做到质量标准化并对护理质量实施三级(二级)控制与管理。

3. 制订持续质量改进的工作计划,建立护理质量保障体系,定期检查和抽查的形式对医院护理质量进行督导与评价。

4. 对护理质量存在问题及时分析、反馈,提出整改意见,限期整改,跟踪监控,达到持续质量改进的效果。

5. 护理部应充分使用现代质量管理工具,收集日常客观、真实数据,建立院内护理质量评价指标,找出现状值与目标值的偏差,深入分析并制定改进对策,定期进行效果评价,推动护理质量持续改进。

6. 建立护理质量三级管理档案,包括质量工作年计划、检查标准、检查安排、检查记录、总结、数据分析、专题会议记录。

二、护理部工作制度

1. 护理部有健全的领导体制,在主管院长领导下实行三级(二级)管理,对全院护理人员进行垂直管理。

2. 根据国家、地区及医院整体目标,结合临床医疗和护理工作情况制定中长期工作规划(3~5年)及年度工作计划、季度工作安排、月工作重点,并认真组织落实,年终有总结。

3. 建立健全各项护理管理制度、疾病护理常规、操作规程、工作标准及各级护理人员岗位职责,并实时修改。

4. 护理部负责全院护理人员的聘任、培训、考核、调配、奖惩等有关事宜,对护理人员的晋升、任免以及调动提出建议,负责对护理人员技术档案的登记与管理。

5. 加强对外交流活动,拓宽管理思路,使护理管理工作不断创新。

6. 建立和完善护理安全管理体系,包括建立安全管理委员会、护理不良事件报告系统,以促进护理安全管理的持续改进。

7. 健全科护士长、护士长的考核标准,定期考评,择优竞聘。

8. 护理部定期组织护理查房,协助临床解决实际问题。

9. 定期召开护理部、科护士长、护士长及全院护士大会。

10. 建立护理继续教育体系,包括成立继续医学教育委员会、制定各类人员(在职护士、护生、进修护士)教学/培训大纲、培训计划并有效落实措施。

11. 定期对护理人员岗位技术能力实施评价工作,并定期进行考核,将成绩纳入技术档案。

12. 做好与院内相关部门的协调工作,保证临床科室工作的顺利进行。

13. 定期进行住院(出院)病人、门诊病人满意度调查,并对调查结果进行分析,提出整改对策。

14. 组织护理科研及新技术推广工作。

三、护理人员管理制度

1. 护士聘用与使用须按照《护士条例》相关规定执行,护士执业应当经执业注册取得护士执业证书并按照《护士条例》从事护理活动,未经护士执业注册者不得单独从事护理工作。

2. 护士在执业期间如遇延续注册、中断执业后重新注册、变更执业地点等情况,均应按照《护士条例》相关程序办理。

3. 应采取各种措施保障护士享有《护士条例》规定的权利,如享受国家规定的工资、福利、医疗保健及社会保障等待遇并享受同工同酬、参加院内职业安全防护培训、获得与本人业务能力和学术水平相应的专业技术职务、职称等权利。

4. 在执业过程中,注册护士如违反《护士条例》规定的义务,按情节轻重给予相应处理。

5. 护理部应明确护理各岗职责、任职资质及临床能力要求,并实施各层级能力晋级考核,定期评价,不断提升护理人员能力。

6. 为提高护理人员专业水平,护理部应当结合医院实际情况,根据本单位护士岗位工作需要,制订并落实护士的培训制度及培训计划,为护士提供可持续发展的职业空间。

7. 结合人力资源配置要求,合理配置护理人力,并建立完善的绩效考核制度和激励机制,为护士营造积极、公平、关爱的职业环境,稳定护理队伍。

四、护理人员分级管理制度

1. 医院根据临床护理岗位的技术和专业要求,对护士进行分层级管理。

2. 根据护士的工作年限、专业技术职称、学历、工作经验、技术能力等综合因素,确定层级划分标准。

3. 依据护士分层级准入标准、岗位职责、考核标准、培训重点等实施护士分层级管理工作。

4. 制定各层级护士的培训计划,实施相应层级的专业培训,考核合格,方能具备晋级条件。

5. 科室应根据病人病情、护理难度和技术要求等要素,对责任护士进行合理分工、分层管理,体现能级应对。

6. 医院应定期遵照考核标准及晋级条件,对各层级护士进行综合考核及评定,考核合格,方能晋级。

7. 医院对护士进行综合考核时,应当与日常工作表现及临床护理实践能力为主要依据,做到公开、公平、公正、客观、科学。

8. 护士的薪酬分配向临床一级护理工作量大、风险较高、技术性强的岗位倾斜,并与层级护士考核相结合。

9. 各层级护理人员比例应科学合理,N1~N4 其比例原则为 4∶3∶2∶1,可根据医院及科室的实际情况酌情调整。

10. 护理部成立考评组织,N0~N2 级护士由科室组织实施考核,N3~N4 级护士由护理部组织实施考核。

五、护理人员培训与考核制度

1. 护理人员培训包括新入职护士培训、继续教育培训、专科护士培训和护理管理培训。

2. 护理部针对护士不同层级和护士职业生涯发展制定培训计划并有考核记录。考核培训效果与绩效挂钩。

3. 建立护理人员培训档案。

4. 应设专人管理,负责培训大纲、计划的制订与实施。培训要强调从基本理论、基本知识和基本技能入手,可采用岗位实践、脱产进修、建立导师制等多种途径,不断提高和深化专业理论、实践能力以及外语水平。

5. 各级管理人员定期对培训考核结果进行分析、反馈,针对问题进行整改,提高护士专业素质及综合能力。

六、专科护士培养使用制度

1. 医院护理部负责制定专科护士培养计划、明确培养目标,制定个性化职业发展规划并监督落实。

2. 专科护士均应符合国家、地区的资质要求。

3. 完成相应级别的专科护士培训并考核合格。

4. 按期完成专科护士的继续教育及考评。

5. 获得资质后的专科护士应在相关专业领域从事临床工作并发挥骨干作用,包括专业查房、护理会诊、护理教学、护理研究及参与科室护理管理工作。

6. 护理部建立专科护士培训考核档案,记录专科护士的成长过程。

7. 医院应为专科护士提供发展平台。

七、聘用护士薪酬管理制度

1. 贯彻落实国家关于卫生行业薪酬管理的相关规定,结合医院特点,制定相应科学、合理的薪酬分配与管理制度,做到同工同酬。

2. 设立专门部门管理聘用护士薪酬。

3. 薪酬分配应当根据岗位所承担的责任不同、风险不同、技术不同,并综合考虑工作质量、服务质量、工作数量、创新能力等因素,在规范成本核算的基础上,以量化考核为主,难以量化考核的部门主要以岗位职责为基础进行考核。

4. 薪酬工资的分配应当重实绩、重贡献,向优秀人才和关键岗位倾斜。

八、护理人员绩效考核制度

1. 按照公平、激励、竞争的原则进行护理人员绩效考核。

2. 根据护理人员分层管理原则建立考核综合量化指标、评价标准、考核内容,充分体现多劳多得、优绩优酬。考核内容应侧重护士的实际工作能力,要包括护理工作数量、质量、技术难度、病人满意度等。

3. 成立院、科两级考核委员会,坚持公平、公开的原则,对照绩效考核标准对所有护理人员进行考核,同一岗位执行相同考核标准。

4. 考核评价结束经双方签字确认。

5. 考核结果将与收入分配、年度考核、职位/职称晋升、学习进修、奖励评优等相结合。

九、职业卫生安全防护制度

1. 严格执行消毒隔离制度和操作规程,减少各种危险行为。

2. 强化职业安全意识,建议医务人员酌情接种乙肝疫苗。

3. 严格遵循标准预防的原则,熟练掌握和正确使用防护技术和用品。

4. 避免有可能造成医务人员伤害的操作,正确处理意外刺伤事件。

5. 正确处理病人使用后的设备、污染物品以及医疗废物。

6. 当出现职业暴露伤害时,应遵循暴露后的处理原则,按规定进行报告、登记、评估、预防性治疗和定期随访。

十、护理查房制度

1. 护理查房包括护理部主任查房、科护士长查房、护士长查房、教学查房等。通过查房逐步建立护理质量 PDCA 循环管理体系,促进护理质量持续改进。

2. 护理查房要有组织、有计划、有重点、有专业性,通过护理查房针对病人病情提出护理问题,制定护理措施并针对问题及措施进行讨论,以提高护理质量。

3. 护理查房要结合临床实际介绍新技术、新业务的进展,注重经验教训的总结,通过查房解决实际护理问题,促进临床护理技能及护理理论水平的提高。

4. 查房前要进行充分的准备（如质量查房前进行预查房,个案查房前选择适宜病例,查阅有关资料并做好个案报告）并提前通知参加人员及查房内容。

5. 各级管理者应对整个查房过程给予指导并进行质量监控,评价查房效果,制定改进措施,提高临床护理服务水平。

6. 护理部主任查房三级管理体制医院每季度不少于一次,二级管理体制医院每两月一次。科护士长查房每两月不少于一次,护士长查房每月不少于一次。

十一、护理会诊制度

1. 凡属复杂、疑难、危重症病人在本学科内或本院内无法解决的疑难问题,应及时申请会诊。

2. 科间会诊由要求会诊科室的责任护士提出,护士长同意后填写会诊申请单,送至被邀请科室。被邀请科室接到通知后由护士长或专科护士赴申请科室会诊,并记录会诊意见。

3. 全院性会诊由申请科室提出并填写会诊申请单送至护理部,护理部应及时组织相关科室的护士长或专科护士到该科室参加全院会诊,责任护士说明会诊目的并报告病情,认真记录会诊意见。

4. 会诊时间原则上在接到申请后 24～48 小时完成,紧急会诊及时进行,会诊地点设在申请科室。

5. 会诊专家查阅病历及检查病人后,提出会诊意见并记录在会诊单上签全名。

十二、制度、操作常规变更批准制度

1. 护理制度、操作常规修订均应遵守相关法律、法规和规章,立足于确保病人生命安全,实事求是,提高工作效率和工作质量。

2. 护理制度、操作常规修订由护理质量管理组负责。如有修订需求,科室向该组提出申请,待质量管理组批准后,再做出修订。

3. 修订后的文件应遵照试行、修改、批准、培训、执行程序,并有修订标识。

4. 变更程序

(1)对现有护理制度、操作常规的自我完善和补充。

(2)对开展的新项目、新技术需要制定新的护理制度和操作常规。

(3)将修改的或新制定的护理制度、操作常规提交护理质量管理组讨论,提出意见或建议,进一步完善。

(4)护理制度、操作常规变更后或新制定的,应设置3~6个月试行期,经过可行性再评价后经护理质量管理组批准,方可正式列入实施。

(5)护理制度、操作常规修订或新定后,文件上均标有本制度执行起止时间及批准人。

5. 变更后的护理制度、操作常规及时通知全院护士,认真组织培训并贯彻执行。

6. 重大护理制度、操作常规变更要与医疗管理职能部门做好协调,保持医疗护理一致性,并向全院通报。

十三、安全管理制度

1. 做好防火、防盗、防损伤的安全管理工作,贵重物品应妥善保管。

2. 氧气应做到"四防"(防火、防油、防震、防热),室内应禁止吸烟,易燃易爆等危险物品要定点存放、妥善保管。

3. 病房设施应定位放置,处于安全良好状态,发现问题及时处理。

4. 消防通道畅通无障碍,消防设备齐全,标识醒目,专人管理并放于固定位置。有火灾事故的应急预案,发现意外情况时能及时组织病人撤离现场,保证人身安全。

5. 公共区域应设有明显标识,保持地面干燥、防滑,防止病人跌倒。

6. 做好病人的安全保护工作,防止坠床。教育患儿远离危险物品,锐器玩具、易碎物品不能带入病房,避免意外发生。

7. 患儿、昏迷、危重等病人做好安全保护工作,防止坠床。

8. 对可能发生自杀、自伤、伤人、逃跑等倾向的病人必须加强安全管理,防止意外事件的发生。

9. 加强对陪伴和探视人员的安全教育及管理,根据病情开具陪伴证,如发现可疑人员应立即通知保卫部门。

10. 各科室根据特点建立安全风险防范及应急预案程序。

11. 各科室应设有预防意外伤害的安全防范措施(如床栏、约束带、防滑设施等)、警示标识及告知程序,防止病人跌倒、坠床等危险发生。

12. 入院时护士应主动向病人介绍各项安全注意事项(如禁用电器、禁烟、防火、贵重物品保管、安全通道等)以及发生紧急情况时如何呼叫医护人员。

13. 严格执行查对制度,准确识别病人身份,对危重症、意识不清、手术、有创诊疗、沟通障碍等病人使"腕带"作为识别标识,确保病人安全。

14. 应用高危药、执行静脉输液及输血操作,均应执行双人核对,保证安全给药。

15. 各科室应备有抢救车,有专人负责,车内物品按要求放置。

16. 有专人负责仪器测试及维修登记,且可追溯。

17. 危险品管理 对于易燃、易挥发的医用液体(如酒精、甲醛等)应按医院危险品管理流程按需领取,专柜专人上锁管理,有领取使用登记。

十四、护理不良事件管理制度

1. 在医疗护理活动中,科内一旦发生或发现护理不良事件时,当事人或知情人应履行上报程序,根据事件性质逐级上报,并有完整记录。

2. Ⅰ级警讯事件、Ⅱ级不良后果事件必须遵循主动及时上报原则,要求在24小时内通过强制性的报告系统完成逐级上报。遇重大紧急情况事件应在处理事件同时口头上报上级管理人员。

3. Ⅲ级未造成后果事件、Ⅳ级临界错误事件遵循保密非惩罚错误原则自愿上报。

4. 各级护理管理部门应定期(科室每月组织一次,护理部每季度至少一次)针对护理不良事件案例,从系统观进行根本原因分析、讨论、制定整改策略并有记录。

5. 一旦发生或发现医疗过失行为时,医护人员立即采取有效措施,避免或减轻病人身体健康的损害,防止不良后果发生。

6. 科室管理人员应及时将科内不良事件信息上报至护理部,护理部定期审核确认后,通过不良事件管理系统上报至相关部门。

十五、皮肤压疮管理制度

1. 对可能发生皮肤压疮的高危病人如瘫痪、意识不清、大小便失禁、营养不良、痴呆、病情危重、强迫体位者入院当天必须完成初次评估,并每班评估一次,当病人病情发生变化时随时评估。

2. 如存在上述危险因素,要及时制定防范计划与措施,加强巡视随时了解病人情况做好记录及交接班。

3. 发生压疮,应准确填写皮肤压疮评估表,如压疮发生来源、部位、分度(面积、深度、渗出等),落实压疮护理措施并评价转归效果。

4. 科室发现Ⅱ期及以上压疮应及时上报至护理部,由护理部组织伤口小组成员进行现场评估,视压疮程度给予指导。

5. 当病人转科时,认真进行压疮交接并将压疮记录交与转入科室。

6. 发现压疮按照不良事件上报流程逐级上报,疑难压疮组织护理会诊。

（李　静　孙　玫）

第二节　护理核心制度

一、护理分级制度

分级护理是指病人在住院期间,医护人员根据病人病情和生活自理能力进行综合评定,确定并实施不同级别的护理。分级护理分为四个级别:特级护理、一级护理、二级护理、三级护理。

（一）特级护理

1. 分级依据

（1）维持生命实施抢救性治疗的重症监护病人。

（2）病情危重,随时可能发生病情变化需要进行监护、抢救的病人。

（3）各种复杂或者大手术后,严重创伤或大面积烧伤的病人。

2. 护理要点

（1）严密观察病人病情变化,监测生命体征,准确记录出入量。

（2）制定护理计划或护理重点,有完整的护理记录,详细记录病人病情变化。

（3）根据医嘱,正确实施治疗、给药措施。

（4）根据病人病情,护理人员正确实施基础护理和专科护理,如口腔护理、压疮护理、气道护理及管路护理等,实施安全措施。

（5）保持病人的舒适和功能体位。

（二）一级护理

1. 分级护理

（1）病情趋向稳定的重症病人。

（2）病情不稳定或病情随时发生变化的病人。

（3）手术后或者治疗期间需要严格卧床的病人。

（4）自理能力重度依赖的病人。

2. 护理要点

（1）每30分钟巡视病人，根据病人病情，测量生命体征，随时观察病人病情变化，做好护理记录。

（2）根据医嘱，正确实施治疗、给药措施。

（3）根据病人病情，护理人员正确实施基础护理和专科护理，如口腔护理、压疮护理、气道护理及管路护理等，实施安全措施。

（4）提供护理相关的健康指导。

（三）二级护理

1. 分级依据

（1）病情趋于稳定或未明确诊断前，仍需观察且自理能力轻度依赖的病人。

（2）病情稳定，仍需卧床且自理能力轻度依赖的病人。

（3）病情稳定或处于康复期且自理能力中度依赖的病人。

2. 护理要点

（1）每1~2小时巡视病人，根据病人病情，测量生命体征，一旦病人发生病情变化应及时记录。

（2）根据医嘱，正确实施治疗、给药措施。

（3）根据病人病情，正确实施护理措施和安全措施。

（4）提供护理相关的健康指导。

（5）协助病人进行生活护理。

（四）三级护理

1. 分级依据 病情稳定或处于康复期，自理能力轻度依赖或无须依赖的病人。

2. 护理要点

(1)每3小时巡视病人,观察病人病情变化。

(2)根据病人病情,测量生命体征。

(3)根据医嘱,正确实施治疗、给药措施。

(4)提供护理相关的健康教育及康复指导。

二、查 对 制 度

1. 严格执行服药、注射、输液查对制度

(1)执行药物治疗医嘱时要进行三查七对,即操作前、中、后分别核对床号、姓名、药名、剂量、浓度、时间、用法。

(2)清点药品时和使用药品前,要检查药品质量、标签、有效期和批号,如不符合要求不得使用。

(3)给药前注意询问有无过敏史;使用麻、精、限、剧药时要经过反复核对;静脉给药要注意有无变质,瓶口有无松动、裂缝,给予多种药物时,要注意配伍禁忌。

(4)摆药后必须经二人分次核对无误方可执行。

2. 严格执行输血查对制度

(1)输血前严格执行查对制度,要求在取血时、输血前、输血时必须经双人核对,无误后方可输入。

(2)取血时,护士持交叉配血报告单与血库发血者共同查对病人姓名、性别、年龄、病案号、科别、床号、血型(含 RH 因子)、有效期、交叉配血试验结果以及血袋的外观等,准确无误,双方共同签字后方可取回。

(3)输血前由两名医护人员核对交叉配血报告单及血袋标签各项内容,检查血袋有无破损、渗漏、血液颜色是否正常,准确无误方可输血。

(4)输血时,由两名医护人员持交叉配血报告单到床旁核对病人姓名、性别、年龄、病案号、科别、床号、血型(含 RH 因子)等,确认与配血报告相符,再次核对血液准确无误后进行输血,并由双人在交叉配血报告单上签字粘贴在病历中。

(5)输血后,空血袋低温保存 24 小时,以备特殊情况核对和送检。

3. 严格执行医嘱查对制度

(1)开医嘱、处方或进行治疗时,应查对病人姓名、性别、床号、病案号。

(2)医嘱下达后,办公室护士按要求处理并做到班班查对和签字。

(3)对有疑问的医嘱必须与医师核实,确认无误后方可执行。

(4)在紧急抢救情况下,对医师下达的口头医嘱护士应清晰复诵,经医师确认后方可执行,并在执行时实施双人核对,操作后保留安瓿,经二人核对后方可弃去。抢救结束后督促医师即刻据实补记医嘱。

(5)整理医嘱单后,须经第二人查对。

(6)办公室护士及夜班护士每天各查对一次医嘱。

(7)护士长每周查对一次医嘱。

(8)建立医嘱查对登记本,办公室护士、夜班护士每日查对医嘱、护士长每周查对医嘱后应在登记本上记录医嘱核实情况并注明查对时间及查对者双签名。

4. 饮食查对制度

(1)每日查对医嘱后,以饮食单为依据核对床头饮食卡。

(2)发放饮食前,应查对饮食单与饮食种类是否符合。

(3)送餐前在病人床前再核对一次。

三、病人身份识别制度

1. 建立使用腕带作为识别标识的制度。腕带标识清楚,须注明病人姓名、性别、出生年月日、病案号等信息,作为操作前、用药前、输血前等诊疗活动时识别病人的一种有效手段。

2. 腕带佩戴前护士根据病历填写病人腕带信息,双人核对后,逐一与病人或其家属进行再次核对,确认无误后方可佩戴。若腕带损坏或丢失时,仍需要双人按以上方法核对后立即补戴。

3. 在实施任何介入或有创诊疗活动、标本采集、给药或输液、输血或血制品、发放特殊饮食等各类诊疗活动前,必须严格执行查对制度,应至少同时使用两种病人身份识别方法(如姓名、年龄等病人信息,禁止仅以房间或床号作为识别的唯一依据)。

4. 完善各专科关键流程的病人识别措施,健全转科交接登记制度。尤其急诊、病房、手术部、ICU、产房、新生儿室之间转接的关键流程中,应建立并执行对病人身份确认的具体措施、交接程序及双方交接项目的记录文书,由双方签字。

四、交接班制度

1. 交接班必须准时,接班者提前上岗。护士长应重点巡视危重症及手术病人。接班者清点物品及麻精药,阅读交班报告,交班者必须交接清楚方可离去。

2. 听取交班报告,巡视病房,检查专科及重症护理落实情况。危重病人做到床前交接。

3. 交班者应做到报告书写清楚,叙述准确。接班者应认真听取交班报告,仔细检查病人皮肤及有关情况。

4. 交接班时要做到六不交接　着装不规范不交接,环境不整洁不交接,上班为下班的物品准备不齐不交接,重症护理不周不交接,本岗工作未完成不交接,药品、物品不齐全不交接。

5. 交班中如发现病情、治疗、物品交代不清时应立即查问,保证医疗护理措施的实施。接班时发现问题应由交班者负责,接班后再发现问题则由接班者负责。

五、抢 救 制 度

1. 病情危重需抢救者方可进入抢救室。抢救工作应在主管医师/值班医师、护士长/带班护士的组织和指挥下实施,对重大抢救需根据病情制订抢救方案,并立即呈报有关部门。

2. 参加抢救人员应保持严肃、紧张而有序的工作态度全力以赴,分秒必争的抢救病人。做到明确分工、紧密配合、听从指挥、坚守岗位,严格执行各项规章制度。

3. 抢救器材及药品必须完备,做到四定　定人保管、定量储存、定位存放、定时清点,抢救物品不外借,用后及时补充,班班交接。

4. 参加抢救医护人员必须熟练掌握各种疾病抢救流程及操作技术,以保证抢救的顺利进行。

5. 严密观察病情及生命体征变化,按抢救时间、用药剂量、抢救方法及病人的临床表现做好重症记录。

6. 严格执行无菌操作,遵守各项操作抢救程序。

7. 严格交接班制度和查对制度。

8. 抢救完毕及时清理物品,进行消毒处理,保证各种抢救药品、物品处于完好状态。

9. 在紧急抢救的情况下,对医师下达的口头医嘱护士应清晰复诵,经医师确认后方可执行,并在执行时实施双人核对,操作后保留安瓿,经二人核对后方可弃去。抢救结束后督促医师即刻据实补记医嘱。

10. 科室进行重大抢救时,应及时向医院有关部门及院领导报告。

六、药品管理制度

1. 科室应根据具体情况保存适量基数的常用药品(口服药、注射药),便于临床应急使用。

2. 根据药品种类及性质(如静脉、肌内针剂,内服、外用药物,麻精药品等)分别放置,由专人负责领取和保管。

3. 高浓度电解质(如超过 0.9% 的氯化钠溶液)、氯化钾溶液、磷化钾溶液、肌肉松弛剂、细胞毒化疗药等特殊药品必须单独存放,禁止与其他药品混合存放,且有醒目标识。

4. 对包装相似、听似、看似药品、一品多规或多剂型药物的存放有明晰的"警示标识",并且临床人员应具备识别能力。

5. 特殊及贵重药品应注明床号、姓名,专柜存放并加锁,班班交接,做好记录。

6. 需要冷藏的药品(如白蛋白等)应放在 2~8℃ 冰箱冷藏,以免影响药效,对冰箱温度应有监测记录。

7. 除抢救车内固定基数的抢救用药外,病房针剂必须存放在药物原包装盒内。药品有效期以安瓿上的日期为准,对即将到失效期(1~3 个月内)的注射药物,应提前与药房联系进行更换。

8. 口服基数药无须注明有效期,每年应定期更换一次。

9. 原包装的药品分装后,应在其外包装上注明药品名称、剂量、批号。

10. 药学部门应定期提供药物识别技能的培训与警示信息,规范药品名称与缩写标准。

11. 麻精药品管理

(1)建立麻精药品使用登记本,注明病人姓名、床号、使用药名、剂量、使用日期、时间、护士签名。如有余药弃去应由执行与核对护士双签名。

(2)设专柜存放,专人管理,实施双锁、双人核对,并按需保存一定基数,每班严格交接、清点,双方签全名。

(3)医师开医嘱及专用处方后,方可给病人使用,使用后应保留空安瓿。

(4)如医师开出的 p. r. n 医嘱在病人需要时仍需由医师开具医

嘱、专用处方,使用后保留空安瓿。

12. 胰岛素的储存和使用

(1)未开启的瓶装胰岛素或胰岛素笔芯应储存在冰箱 2~8℃ 内冷藏,切忌冷冻,不能超过有效期。

(2)已开启的瓶装胰岛素或胰岛素笔芯可在室温下保存,应注明开启时间(保存期为开启后 1 个月,且不能超过有效期)。

(3)胰岛素避免受热或阳光照射,防止震荡。

(4)抽取胰岛素前,先确认是否存在晶状体、浮游物或者颜色变化等异常现象。

(5)常规注射胰岛素必须在病人用餐备好后遵医嘱双人核对后执行。

(6)选择注射胰岛素部位时,应评估病人餐后 1 小时的运动情况,注射时避开将要运动的部位,如病人餐后要打羽毛球,则不宜选择在四肢注射胰岛素等。

(7)胰岛素注射前应采用 75% 酒精进行皮肤消毒。

(8)胰岛素专用注射器及胰岛素注射笔专用针头应一次性使用,注射装置与胰岛素剂型相匹配,切忌混用。

(9)注射混合剂型胰岛素时,先在长效胰岛素瓶中注入等量空气,再向短效瓶中注入等量空气,先抽吸短效胰岛素,后抽吸长效胰岛素(切忌将短效胰岛素注入长效胰岛素瓶中,或反之抽吸)。

七、安全输血制度

1. 科室应根据《医疗机构临床用血管理办法》和《临床输血技术规范》的要求,做到科学、合理用血。

2. 取血时,护士核对医嘱持交叉配血报告单至输血科(血库)取血。取血者与发血者共同查对病人姓名、性别、年龄、病案号、科别、床号、血型(含 RH 因子)、有效期、交叉配血试验结果以及血袋的外观等,准确无误,双方共同签字后方可取回。

3. 血液自输血科（血库）取出后，应用专用器具放置，运送过程中勿剧烈震动。

4. 血液取回病房后在室温下放置 15～30 分钟，复温后即刻输入，不得自行贮血。

5. 输血前由两名医护人员核对交叉配血报告单及血袋标签各项内容，检查血袋有无破损、渗漏、血液颜色是否正常，准确无误方可输血。

6. 输血时，由两名医护人员持交叉配血报告单到床旁核对病人姓名、性别、年龄、病案号、科别、床号、血型（含 RH 因子）等，确认与配血报告相符，再次核对血液准确无误后，将血袋内的成分轻轻混匀，用符合标准的输血器进行输血，并由双人在交叉配血报告单上签字粘贴在病历中。

7. 输血前后用生理盐水冲洗输血管道。连续输用不同供血者的血液时，中间输入生理盐水，输血过程中禁止随意加入其他药物。

8. 输血起始速度宜慢，观察 15 分钟病人无不适后，根据病情、年龄及输注血液制品的成分调节滴速。

9. 输血过程中严密观察病人有无输血不良反应。如出现输血反应应立即减慢或停止输血，更换输液器，用生理盐水维持静脉通路。通知医师给予治疗和抢救，做好记录。并按要求填写输血反应回报单，上报输血科。如发生严重输血反应时，应将余血（必要时抽取病人血样）送回输血科。

10. 输血完毕后，空血袋低温保存 24 小时后按医疗废物处理。

八、护理文件管理制度

1. 由病房护士长或办公室护士负责管理，各班护理人员均需按照管理要求执行。

2. 住院期间的医疗文件，要求定点存放，非本病区医护人员不得随意翻阅。

3. 病历中各种表格均应按要求排列整齐,不得撕毁、撤销、涂改或丢失,用后必须归还原处。

4. 病人不能自行携带病历出病室,外出会诊或转院时按院方规定携带或复印相应资料。

5. 病人需复印病历时按《医疗事故处理条例》有关规定执行,家属不得自行复印。

6. 病人出院或死亡后,病历需按规定顺序排列整齐,与病案室工作人员进行交接。

7. 住院病人病情交班报告书、病房医嘱本用后保存一年以备查阅。

（李　静　孙　玫）

第三节　临床护理制度

一、病房管理制度

1. 病房由护士长及科主任全面负责管理。

2. 保持病房整洁、舒适、安静,注意通风,避免噪声。工作人员做到走路轻、关门轻、说话轻、操作轻。

3. 统一病室陈设,室内物品和床位要摆放整齐、固定位置,精密贵重仪器有使用要求并专人保管。

4. 护理人员按医院规定统一着装,衣帽整洁,严格遵守各项规章制度及操作流程。

5. 护士长全面负责保管病房财产、设备,并分别指派专人管理,建立账目,定期清点,如有遗失及时查明原因,按规定处理。

6. 护士长根据工作量、病人病情等分配责任护士,做到能级对应,责任护士为病人提供责任制整体护理服务。

7. 对病人进行健康教育,定期召开病人座谈会,征求意见,改进病房工作。

8. 病人着病人服装,未经主管医师批准不得随意离院,院外会诊应有工作人员陪同,且在医务部门备案。

9. 做好陪伴家属及病房安全管理工作。

二、病人转院、转科交接制度

1. 接到病人转院、转科医嘱后,及时与相关部门沟通,做好转科准备。

2. 病人转出前,由责任护士及主管医师向病人或亲属告知相关注意事项,取得病人及家属配合。

3. 转科时病历应当一并交接。转院时应当将医师的病历摘要及其他必要资料备妥随同转院,保障医疗信息资料连续性。

4. 制定转院、转科过程中突发病情变化的应急预案,保障转运过程病人安全。

三、住院病人饮食管理制度

1. 病人的膳食类别由医师根据病情决定。医师开具或更改膳食医嘱后,护士应及时通知营养科,并填写或更改饮食标记。

2. 根据医嘱为病人配送膳食,对于治疗性饮食应向病人讲解清楚,取得合作。

3. 工作人员送餐时应洗手、戴口罩,保持衣帽整洁,严格执行饮食查对制度,保证送餐及时、准确。

4. 进餐前停止一般治疗,协助卧床病人如厕、洗手,安排舒适卧位准备进餐,并保持室内清洁整齐。

5. 观察病人进餐情况,必要时协助病人进餐。

6. 餐具每次用后均清洗消毒,传染病病人餐具应按要求单独处理。

四、病人知情同意告知制度

1. 病人知情同意是病人对病情、诊疗(手术)方案、风险程度、费用开支、临床试验等真实情况有了解与被告知的权利,病人在知情的情况下有选择、接受与拒绝的权利。如病人拒绝接受相应治疗或检查,主管医师应当在病程记录中作详细记录,并向上级医师或科主任报告。

2. 应由病人本人行使知情同意权,对不能完全具备自主行为能力的病人,应当由符合相关法律规定的监护人、委托代理人代为行使知情同意权。

3. 医院需要列出对病人执行书面"知情同意"的目录,并对临床医师进行相关培训,由主管医师以病人易懂的方式和语言充分告知病人,履行书面知情同意手续。

4. 对急诊、危重病人,需实施抢救性手术、有创诊疗、输血、血液制品、麻醉时,在病人无法履行知情同意手续又无法与家属联系或家属无法在短时间内到达,且病情可能危及病人生命安全时,应当紧急请示报告上级部门进行批准备案。

5. 死亡病人进行尸体解剖病理检查前,必须有病人直系亲属签字同意;国家有法规规定需行尸检(如传染病)及因司法工作需要进行尸检者除外。

五、手卫生管理制度

1. 医院必须配备有效、便捷的手卫生设备和设施,重点部门必须安装非接触式洗手设施,为执行手部卫生提供必需的保障。

2. 严格执行手卫生指征,掌握正确的洗手、卫生手消毒及外科手消毒方法,达到手卫生效果。

3. 进行侵入性操作时必须戴无菌手套,戴手套前后必须洗手。

4. 当手部有血迹或其他体液等肉眼可见的污染时,应用皂液和流动水洗手。

5. 手部皮肤无肉眼可见污染时,宜使用速干手消毒剂代替洗手。

6. 医务人员在接触病人血液、体液、分泌物、排泄物以及被传染性致病微生物污染的物品后,必须先洗手,然后进行卫生手消毒。

7. 外科手消毒应遵循先洗手后消毒的原则,不同病人手术之间、手套破损或手被污染时、术中更换手术衣时应重新进行外科手消毒。

8. 洗手后的干手物品或者设施应当避免造成二次污染,使用一次性纸巾擦干双手。

9. 配备清洁剂,宜为一次性包装。重复使用的容器应每周清洁与消毒。

10. 按照医院感染卫生学监测要求对重点部门进行手卫生消毒效果的监测,当怀疑流行暴发与医务人员手有关时,及时进行监测。

六、消毒隔离制度

1. 应根据《消毒技术规范》的要求,结合医院实际情况,制定科学、可操作的消毒、灭菌制度与标准操作程序,并具体落实。

2. 应加强对医务人员及消毒、灭菌工作人员的培训,并提供相应的防护用品,保障医务人员的职业安全。

3. 使用后的诊疗器械、器具与物品处理应根据医疗物品危险度分类标准采用相应的消毒或灭菌方法。

4. 应保持诊疗环境、物体表面清洁与干燥,遇污染应及时进行有效的清洁与消毒。对感染高风险的部门应定期进行消毒。

5. 特殊感染病人应严格执行相关感染隔离措施,防止医院感染。

6. 医务人员严格执行手卫生制度,预防医院感染发生。

7. 应按照环境卫生学监测要求定期对物体表面、空气、医务人员手等进行卫生学监测并记录。

8. 医务人员应按照医院要求报告医院感染病例,对监测发现的感染危险因素进行分析,并及时采取有效控制措施。

9. 医务人员根据本病区医院感染防控主要特点开展针对性风险因素监测。怀疑医院感染暴发时,应及时报告医院感染管理部门,并配合调查,认真落实感染控制措施。

七、约束器具使用制度

1. 医院要尊重病人自主选择治疗的权利(精神病病人应除外)。

2. 对病人使用约束器具必须严格掌握指征,只有当病人的自主活动危及自身、他人与诊疗操作安全时,在帮助性措施无效的情况下,才能使用约束性措施。

3. 对清醒病人需实施保护性约束时,应由医师或护士对病情进行评估,向病人或家属讲解保护性约束的必要性,取得病人的配合方可实施操作,并做好记录。

4. 对精神障碍的病人,通知家属说明约束目的和重要性,取得家属的理解和配合后实施强制性约束,填写约束知情同意书并由家属签字。

5. 约束器具使用过程中,应预防约束器具所致并发症及意外情况的发生,及时评估病人病情,尽早解除约束。

八、仪器、设备管理制度

1. 建立健全仪器、设备管理制度,并认真贯彻执行。

2. 设专人管理,定位存放、定期检查、维护,注意防尘、防潮、防腐蚀。应妥善保管各种仪器、设备的说明书。

3. 严格执行操作规程。新仪器、新设备使用前应由专业人员对操作者进行培训,讲解仪器的性能、使用方法、保管、维修及注意事项,并作示范操作。

4. 建立仪器登记本,记录仪器、设备的品名、损坏和报废日期等情况。

5. 贵重的仪器应做到每班清点,保持清洁及性能完好。需要维修的仪器应设有标识,及时维修,并做好维修记录。

九、物品管理制度

1. 护士长应负责病房的物品、器材的领取、保管报损,并建立账目,分类保管,定期检查,做到账务相符。

2. 各类物品应指定专人管理,做到每班交接,每月清点并有登记。

3. 注意各类物品的性能,分别保管,定期保养,及时维修。防止生锈、霉烂、虫蛀等现象以提高使用率。

4. 建立设备、器材维修登记制度,以利仪器、设备的保养及使用。借出物品必须登记,经手人签名,贵重器械须经护士长同意方可外借。

5. 精密仪器应由专人保管,经常保持仪器干燥,使用后应由保管者验收并签名。

十、换药室管理制度

1. 换药室应设有专人管理,非工作人员不得进入。

2. 工作人员在换药室内进行换药操作时必须戴口罩、帽子,严格遵循无菌操作原则,操作前后严格执行手卫生。

3. 换药室清洁区域与污染区域划分明确并有标识。

4. 换药顺序依次为清洁伤口、污染伤口、感染伤口,最后换特异性感染伤口。

5. 特异性感染伤口,必须严格执行隔离制度,专人换药;使用过的敷料必须按医疗废物处理,器械应另行消毒灭菌,避免医院感染。

6. 保持环境清洁、整齐,每日进行物体表面、地面清洁擦拭,定时通风换气或紫外线消毒2次。按医院环境卫生学监测要求进行物体表面、空气、手的卫生学监测并有记录。

7. 非一次性的换药器具用后放在密闭的装载容器内,由消毒供应中心及时回收进行清洗、消毒处置。

十一、治疗室管理制度

1. 治疗室应设有专人管理,非工作人员不得进入。

2. 工作人员在治疗室内进行无菌技术操作时必须戴口罩、帽子,操作前后严格执行手卫生。

3. 各类物品应定位存放,标识清楚。无菌物品与非无菌物品分别放置。无菌包外有物品标识、消毒指示带、有效日期及签名。

4. 麻精药品应当加锁保管,严格交接。

5. 保持环境清洁、整齐,每日进行物体表面、地面清洁擦拭,定时通风换气或紫外线消毒2次。按医院环境卫生学监测要求进行物体表面、空气、手的卫生学监测并有记录。

6. 治疗室有专用清洁工具,用后清洗干净,单独存放。

十二、检查室管理制度

1. 检查室应设有专人管理,非工作人员不得进入。

2. 进入检查室衣帽整洁,操作前洗手、戴口罩,严格执行手卫生规范。

3. 室内检查设备及物品放置在固定位置,合理布局,摆放有序,保持清洁。

4. 检查室应保持环境整洁,每日进行物体表面清洁擦拭,定时通风或进行紫外线空气消毒。

5. 医护人员在检查过程中要严格执行操作技术规范。

6. 检查过程中注意保护病人隐私,观察病人反应,有异常及时停止检查并给予处理。

7. 定期对检查仪器及器械进行检测、维修及保养。

8. 每位病人检查后更换一次性床单。发现传染病病人应安排最后检查。检查后严密消毒仪器设备。

9. 各类医疗物品用后按医疗废物规范分类处置。

十三、危急值报告制度

1. 医院应制定出适合本单位的"危急值"报告制度、流程及项目表。

2. "危急值"报告应有可靠途径且医技部门(含临床实验室、病理、医学影像部门、电生理检查与内镜、血药浓度监测等)能为临床提供咨询服务。"危急值"报告重点对象是急诊科、手术部、各类重症监护病房等部门的危急重症病人。

3. 护士在接获口头或电话通知的病人"危急值"或其他重要的检验/检查结果时,必须规范、完整、准确地记录病人识别信息、检验结果/检查结果和报告者(如姓名与电话),进行复述确认无误后及时向主管或值班医师报告,并做好记录。

4. 对"危急值"报告的项目实行严格的质量控制,尤其是分析前对标本的质量控制措施,如建立标本采集、储存、运送、交接处理的规定并认真落实。

十四、医疗废物管理制度

1. 医院应当按照《医疗废物管理条例》和《医疗卫生机构医疗废物管理办法》的规定对医疗废物进行严格的管理。

2. 根据医疗废物的分类不同,使用不同的包装容器,各类医疗废物不得混放。

3. 损伤性医疗废物应使用印有医疗废物警示标识并加注"损伤性废物"字样的医疗废物利器盒盛装。

4. 所有的化疗废物必须集中后,统一放入双层防渗漏、印有医疗废物标识并加注"感染性废物"字样的黄色医疗废物包装袋盛装,包装袋外标注"化疗废物"警示标识。

5. 医疗机构收治的隔离传染病病人或者疑似传染病病人产生

的生活垃圾,使用黄色医疗废物包装袋盛装,双层双扎,并在包装袋外注明"所在科室""启用日期"及"废物种类"。

6. 医疗废物包装容器内置的污物达 3/4 时,应将袋口扎紧封闭并在包装容器外标注警示标识。医疗废物应随时整理,不可堆积。

（李 静 孙 玫）

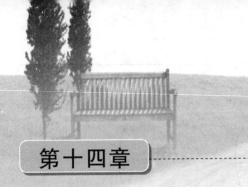

第十四章

循证护理及护理科研

第一节　循证护理基本理论和实践

　　循证护理(evidence based nursing, EBN)在临床上又称为求证护理或者实证护理,是指护理人员针对护理实践过程中发现的实践问题和(或)理论问题,通过查阅权威资料来收集实证资料,考虑当时的临床环境,再根据临床经验、专家共识等做出最佳的护理决策。循证护理是循证医学的一个重要分支,也是受循证医学影响而产生的护理干预模式,目前在临床上应用越来越广泛。

一、循证护理的基本要素

　　循证护理包含3个要素:①可利用的、最适宜的护理研究依据;②护理人员的个人技能和临床经验;③病人的实际情况、价值观和愿望。这3个要素必须有机地结合起来,树立以研究指导实践、以研究带动实践的观念,护理学科才能进步。同时,专业护理人员的经验积累也是护理实践不可缺少的因素(图1-14-1)。

二、循证护理的实践过程

　　循证护理实践的实施主要包括5个具体步骤:①寻找临床实践中的问题,并将其特定化、结构化;②根据所提出的问题进行相关文

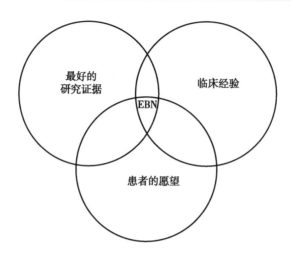

图 1-14-1 循证护理的基本要素

献的系统综述,以寻找来源于研究的外部证据;③对科研证据的有效性和推广性进行审慎评审;④将所获得的科研证据与临床专门知识和经验、病人需求相结合,即将科研证据转化为临床证据,并根据临床证据做出符合病人需求的护理计划;⑤实施该护理计划,并通过自评、同行评议、评审等方式监测临床证据的实施效果。因此,循证护理实践可以简单地归纳为循证护理五部曲:提出问题、检索证据、评价证据、证据应用和后效评价。

1. 提出问题 循证护理实践中提出的问题通常是对常规护理方式的疑问,即靠传统的理论知识和实践技能不能解决而且很有必要搞清楚的问题。提出的问题可以一至多个,但要具体,每个问题的范围不要太广,否则不易确定检索词或检索出过多不相关的结果,降低了检索的准确性。在提出问题后,尚需要将这些问题转化成可以查阅或检索的问题。这里推荐一种能更好帮助护理人员结合病人具体情况提出问题并查找相关证据的方法——PICO 法,即病人(patients)、干预(interventions)、比较(comparisons)、结局(outcomes)。

2. 检索证据 文献检索可以从因特网上通过电子检索系统或期刊检索系统检索相关的文献,检索时首先要确定关键词,然后进行检索。证据的来源如下:①教科书、专著、专业杂志。教科书必须具备经常修订(至少每年修订一次)、有大量的参考文献(便于读者查找原文)、所应用的证据经得起临床流行病学评价原则的检验等。②电子出版物或数据库。③应采用计算机检索、手工检索、网络信息检索等多渠道系统检索有关文献,以免漏查重要信息,尽可能地全面检出相关文献资料,作分析评价用。

建议尽可能多地检索数据库,检索范围不能只限于一般常用的医学信息数据库,如医学索引在线(Medline-Index Medicus Online),荷兰医学文摘(EMBASE),中国知网(CNKI)和万方数据库等,还应该扩展至循证常用的数据库,如 Cochrane 图书馆及循证护理信息网站、澳大利亚 JBI 循证护理中心、加拿大与英国共同创刊的 *Evidence Based Nursing*(《循证护理》)等。

3. 评价证据 证据的评价即证据的批判性评估,是循证护理实践中最重要和最关键的一步。在面对某一证据时,无论证据是采用何种最佳设计方案,甚至被誉为高质量证据,亦不能盲从,应结合具体临床研究类型,对其进行进一步的严格评价,甄别出真正的高质量证据。

关于循证护理证据分级,国外多个机构和组织对证据质量和推荐强度规定了标准,但方法各异、标准不一。目前应用比较广泛的有牛津循证医学中心证据分级标准(表 1-14-1)、澳大利亚 JBI 循证实践中心证据分级标准(表 1-14-2)、JBI 证据推荐级别(表 1-14-3)、GRADE 分级标准、约翰霍普金斯大学护理学院证据分级标准等。

表 1-14-1 牛津循证医学中心临床证据水平分级和推荐级别

级别	研究类型:治疗、预防、病因研究
1a	同质 RCTs 的 SR
1b	单个 RCT(可信区间窄)
1c	全或无病案系列

续表

级别	研究类型：治疗、预防、病因研究
2a	同质队列研究的 SR
2b	单个队列研究（包括低质量 RCT，如随访<80%）
2c	结局性研究
3a	同质病例对照研究的 SR
3b	单个病例对照
4	病例系列研究（包括低质量队列和病例对照研究）
5	基于经验未经严格论证的专家意见；基于生理、病理生理和基础研究的证据

表 1-14-2　澳大利亚 JBI 循证实践中心证据分级标准

证据等级	合理性/适宜性/临床意义	有效性	经济学证据
Ⅰ级证据	对研究的系统整合，有明确的结果	对高质量 RCT 的 Meta 分析，或高质量的大样本实验性设计研究（可信区间窄）	对多项重要干预的所有相关指标进行成本测量的系统整合，有临床敏感性分析
Ⅱ级证据	对研究的系统整合，有可信的结果	一项以上的 RCT，样本量小，可信区间宽或类实验设计研究	对多项重要干预的所有相关指标进行成本测量，有临床敏感性分析
Ⅲ级证据	a. 对描述性文本/观点的系统整合，有可信的结果 b. 一项或多项高质量研究结果，未整合	a. 有对照的队列研究 b. 病例对照研究 c. 无对照的观察性研究	对多项重要干预的某些指标进行成本测量，无临床敏感性分析
Ⅳ级证据	专家意见		专家意见或基于经济学理论

表 1-14-3　JBI 证据推荐级别（2010 版）

推荐等级	合理性/适宜性/临床意义/有效性
A 级推荐	证据有力支持，可以应用
B 级推荐	证据中度支持，考虑应用
C 级推荐	证据不支持

4. 证据应用 证据应用在循证实践的循环中最具挑战意义,并可能对其应用的系统进行改革。检索到的证据可能来自不同的国家、地区,可能存在人种、医疗环境、宗教信仰的不同,这些都有可能影响证据应用时的效果。另外,临床病人的各种基线水平是否和证据中病人的基线一致等也可能影响应用效果。所以在应用证据时要注意:①病人是否与研究证据中的研究对象差异很大,导致证据不能应用;②该措施在你的医院是否能实施;③循证方案对病人是否利大于害;④病人对循证方案的价值观和期望如何。

5. 后效评价 循证护理实践是一个连续、动态的过程,必须在实施循证干预后,评价证据应用后的效果。如果干预效果好,应认真总结,进一步推广应用。如果效果不好,则应对证据的应用进行具体的分析和评价,查找原因,总结教训,为进一步探讨研究提供方向。

（施月仙）

第二节　护理科研设计

科研设计是科研工作中重要的一个环节,是指根据研究目的选择合理的设计方案,用于指导研究过程的步骤和方向,从而得到理想的和可信的研究结果。

一、科研设计的主要内容

科研设计的内容包括根据研究目的确定研究对象、设对照组、随机分组、选择观察指标、采用的研究方法和统计学处理方法等。

（一）确定研究对象

研究工作中的研究对象称为样本,是总体的一部分,需从样本的研究结果推论总体。研究对象的选择要服从于研究目的,必须按设计规定的条件进行取样。在选取样本时需注意:①严格规定总体的条件;②按随机原则选取具有代表性的样本;③选取足够的样本数,例数过少无代表性,例数过多不易严格控制实验条件,易产生误差。

(二)设立对照组

有对照才有比较,通过试验组和对照组结果的比较,才能看出干预的效果,结论更有说服力。不是每个研究课题都要设对照组,但绝大多数研究需要设对照组,目的是排除与研究无关的干扰因素的影响,突出试验主要因素的效应。凡与试验无关的因素,两组间应保持基本一致,即两组尽可能在均衡的条件下进行观察,以减少误差,提高研究的精确度,使结果更具有可比性。常用的对照方法有自身对照、组间对照、配对对照等。

(三)随机抽样和分组

按随机方法对研究对象进行抽样和分组,使每个研究对象都有同等机会被抽取进入试验组和对照组,目的是排除主观因素的干扰,使所有干扰因素尽可能客观地均衡地分到试验组和对照组内,使研究结果不受研究者主观因素和其他方面误差的影响,保证研究结果的准确可靠,使抽取的样本能够代表总体。随机的方法有抛币法、摸球或抽签法、随机数字表法、分层随机法和均衡条件下的随机分组等。

(四)观察指标

就是确定研究数据的观察项目,通过观察项目可归纳出研究结果。在选择观察项目过程中,应注意指标的以下特征:①客观性:客观指标多采用仪器或化验等方法测量数据;②合理性:所选指标能准确反映研究的内容,且具有特异性;③可行性:所选指标能够真正获得科学数据;④灵敏性:所选指标的灵敏度应能明确反映指标真正的效果;⑤其他特征:包括指标的关联性、稳定性及准确性。

(五)确认变量

变量是研究工作中所遇到的各种因素,如身高、体重、血压、脉搏等。变量大都是可以观察到或测量出来的,确认变量可以帮助完善科研设计。研究中常见的变量主要有自变量、因变量和混杂变量等。

自变量是研究问题的"因"或"影响因素",而因变量是"果"或"被影响因素",大多数科研都可事先确认研究变量,再通过研究结果来解释变量间的相互关系。

二、常见科研设计的类型

按照研究目的的不同可分为回顾性研究和前瞻性研究;按照研究性质的不同可分为量性研究和质性研究;按照设计内容的不同可分为实验性研究、类实验性研究和非实验性研究。

(一)回顾性研究和前瞻性研究

1. 回顾性研究　运用临床现有的资料(如病历)进行分析和总结的一种方法。这种研究不需要预先进行设计和随机分组,资料都是从随访调查或查阅病历中得到。回顾性研究的优点是较省时、省钱、省人力,易被医护人员采用,是进行深入研究的基础。缺点是偏差大,常因记录不全而不够准确,且主观因素多。

2. 前瞻性研究　多采用随机对照方法进行研究,观察已存在差异的两组或两组以上的研究对象,在自然状态下持续若干时间后,两组研究对象某现象的变化。前瞻性研究是一种科学的、合理的研究方法。它有严谨的研究设计、设对照组、并有明确的研究指标,一般研究人员也是相对固定。因此,研究结果是可信的,可做出科学的结论。

(二)量性研究和质性研究

量性研究是一种对事物可以量化的部分进行测量和分析,以检验对某一现象的某些理论假设的研究方法。

质性研究是以研究者本人为研究工具,在自然情境下采用访谈和观察等多种收集资料的方法对研究对象进行整体性探究,使用归纳法分析资料和形成理论,通过与研究对象互动对其行为和意义获得解释性理解的一种方式。

（三）实验性研究、类实验性研究和非实验性研究

1. 实验性研究 属于干预性研究,能准确地解释自变量和因变量之间的因果关系,反映研究的科学性和客观性。实验性研究设计必须具备干预、对照、随机几个特点。干预即研究者有目的地对研究对象施加某些措施;对照目的是排除、控制混杂变量的影响;随机抽样或随机分组目的是使试验组和对照组能在均衡条件下进行比较,样本更具有代表性。

（1）随机对照试验:采用随机分配的方法,将合格的研究对象分到试验组和对照组,然后接受相应的干预措施,在一致的条件或环境下,同步进行研究和观察干预效果,并用客观的效应指标对实验结果进行科学的测量和评价。

（2）其他类型的随机对照试验

①半随机对照试验:又称准随机对照试验,与随机对照试验的区别是按半随机的分配方式,如按住院日或病案号末尾数字的奇数或偶数,将研究对象分为试验组和对照组,接受相应的干预措施和对照措施。此种分配方式容易受选择偏倚的影响,造成基线情况的不平衡,结果的真实性和可靠性不及随机对照试验。

②不对等随机对照试验:由于样本来源和研究经费有限,研究者希望尽快获得结果,将研究对象按一定比例（通常为 2 : 1 或 3 : 2）随机分配到试验组和对照组。此种方法会降低检验效能。

③整群随机对照试验:以一个整体为随机分配单位,将其随机分到试验组或对照组,分别接受相应的措施,进行研究。与一般随机对照试验的不同在于随机分配的单位不同,所需样本量较大。

2. 类实验性研究 与实验性研究方法基本相似,属于干预性研究,但可能缺少随机,或缺少对照,或两个条件都不具备。其设计方法包括以下三种:

（1）不对等对照组设计:指试验组与对照组的研究对象不是采用随机的方法分组,是由研究对象或研究者根据试验条件和人为设定的标准选择,分配到试验组或对照组,进行同期的对照试验。不对等对照组设计包括不对等对照组前-后对照设计和不对等对照组仅后测对照设计,均为同期对照试验。

(2)自身前-后对照设计:将符合纳入标准的个体随机或人为纳入研究对象后做基线调查,然后接受干预措施,测量干预后的结果,最后将前后两次的测量结果进行比较。

(3)时间连续性设计:是自身试验前后对照设计的一种改进。当自身变量的稳定性无法确定时,可以采用此种设计。

3. 非实验性研究 对研究对象不施加任何干预措施,主要观察研究对象在自然状态下的某些现象或特征,故简单易行,适用于对研究问题了解不多时选用。非实验性研究包括描述性研究和分析性研究,两种研究的原理和特征各不相同,在临床研究中有不同的用途。

(1)描述性研究:描述性研究主要包括历史或常规资料的收集和分析、病例调查、现况研究、纵向研究及生态学研究等。

①横断面研究:又称现况研究或现患率研究,是在特定的时间内(某时点或短时间内),通过调查的方法,对特定人群中某疾病或健康状况及有关因素的情况进行调查,以描述该病或健康状况的分布及其与相关因素的关系,是护理描述性研究中最常用的一种方法。

②纵向研究:也称随访研究,是对一特定人群进行定期随访,观察疾病或某种特征在该人群及个体中的动态变化。

(2)分析性研究:分析性研究是针对已经存在差异的至少两种不同的事、人或现象进行比较分析的研究。根据其性质和研究目的的不同,可以将分析性研究分为队列研究和病例对照研究两种。

①队列研究:属于前瞻性研究,观察目前存在差异的两组或两组以上研究对象在自然状态下持续若干时间后两组的结果。

②病例对照研究:是一种回顾性研究,是从果查因的研究方法,也就是从已患病的病例出发,去寻找过去可能与疾病有关的因素。

(臧小英)

第三节　护理论文撰写

一、科研论文的撰写

（一）题目

论文的题目应能概括论文的主要内容,表达论文的主题,与论文的内容相符,使读者一看就能对全文的中心内容有一个明确的概念。读者常以题目来判断论文的阅读价值,故题目应准确、简短、醒目、新颖,富有吸引力。题目不能太长,中文题目一般不超过20个汉字,英文题目一般不超过10个英文实词,尽量不加标点符号。若遇题目必须长时,可加用副标题对题目进行补充和说明,在副标题前用破折号与主题分开。

（二）作者署名和单位

题目下面要写上作者姓名和工作单位,以便编辑、读者与作者联系咨询。署名是一项极严肃的问题,若作者在两位以上时,一般按参加研究工作的多少和实际贡献大小排列先后名次,第一作者应是研究工作的构思、设计、执行和论文主要撰写者。对研究及论文撰写过程中给予过一定指导和帮助的人,不宜列在作者署名中,在征得他们的同意后,可列在文末的致谢中,对其贡献表示感谢和肯定。

（三）摘要和关键词

摘要即文章的内容提要,是论文的一个重要组成部分。摘要是论文内容高度概括的简短陈述,使编辑和读者能够迅速和准确了解论文的主要内容。国内外重要的医学杂志对摘要的书写有明确的结构要求,即四段式结构或类似的结构:①目的,用1~2句话简要说明研究目的及要解决的问题;②方法,简述课题的研究对象、设计方法、观察指标、研究内容、资料收集方法以及统计学分析方法等;③结果,准确、具体、清楚、简要地列出主要的研究成果,将最重要和最有意义的结果写在最前面;④结论,表达作者通过本研究最想阐明的观点,这些论点的价值和意义,是否有尚待解决和需要进一步研究的问题。摘要字数在 200~300 字为宜。

关键词是专门为标引和检索医学文献而设计的人工语言。关键词是反映论文主要内容的单词、词组或短语,帮助读者通过关键词快速检索文献。一篇文章可选 3~5 个关键词,往往从题目、摘要、文中小标题中选择。

（四）论文正文的撰写

科研论文正文内容有相对固定的格式,包括前言、研究对象和方法、结果和讨论等几部分。国内称之为四段式,国外称之为 IMRAD。此格式并非一成不变,而是根据文章的实际内容具体应用,对大多数研究论文或初学者采用四段式写作是非常必要的。

1. 前言,也叫引言、导言或研究背景,是正式论文的起始部分。前言应包括论文的研究背景,国内外关于这一问题的研究现状和进展,研究思路的来源和依据,本项研究要解决的问题及研究的目的和意义。因此,前言在论文中回答"研究什么"和"为何研究"的问题。前言要求开门见山、言简意赅、紧扣主题、突出重点,一般以 200~400 字为宜。

2. 研究对象和方法也叫临床资料与方法或资料与方法,是获得研究结果和论点依据的重要步骤,也是判断论文严谨性、科学性、先进性的主要依据。其内容包括研究对象、研究方法和统计分析方法。

3. 结果是论文的核心部分,包括观察到的现象和收集的数据,经过整理和必要的统计学处理后,用文字叙述的形式报告出来。当文字描述冗长时,可采用统计图或表格来归纳研究结果。一篇论文的图和表不宜太多,凡能用文字说明的就不必列表,更不要将文字叙述与列图表重复使用,以减少版面消耗,并力求简练。结果要按逻辑顺序描述,不加任何评价。必须注意研究结果的真实性和科学性,不论结果是阳性还是阴性,肯定还是否定,只要是真实的,都是有价值的,应实事求是、具体、准确地报告结果。

4. 讨论是针对研究结果的各种现象、数据及资料进行理性分析、解释、推理和评价。如指出结果的含义,解释研究结果的机制,研究结果是否证实或否定了有关假设,将研究结果与以往研究或观点进行比较并提出自己的见解,探索今后的研究方向和思路等。讨论部分是论文的精华和中心内容,篇幅约占全文的1/3,撰写时与研究结果紧密联系,分析时要多结合理论和以往的研究,并准确标引参考文献。

结论是从研究结果中概括出来的新论点,一般应慎重,不能通过一次或几次研究工作就很快下结论,而是要有很多次重复后才能确定。

5. 致谢(酌情)是对课题研究或论文撰写过程中给予某些指导、帮助、支持、协作的单位和个人,或提供技术信息、物质或经费支持的单位和个人,而这些人又不符合作者署名的原则和条件,为其贡献给予肯定并表示谢意。致谢原则上应征得被致谢者的同意。致谢一般单独成段,放在正文之末和参考文献之前。

(五)参考文献

参考文献是论文的一个重要组成部分,是论文中引用过的文献清单,主要作用是指导论文的立题,旁证论文的观点,提示信息的来源。通过引用参考文献,作者将自己的研究同他人的研究联系在一起,为作者的论点提供可靠依据,也是尊重他人工作和严谨工作作风的体现。

参考文献必须是作者亲自阅读过的最新公开发表的文献(3~5年为主),参考文献的论点必须准确无误,不能断章取义,所列参考文献采用杂志要求的书写格式和标注方法。引用的参考文献均应在论文正文中,按其出现的先后顺序将序号注在引用处右上角。

二、综述的撰写

综述是指作者在阅读大量原始文献后,对文献中提出或探讨的某些问题的进展情况进行归纳、总结、对比、分析和评价,即把多篇相关文献综合加工,加上自己的观点而写成的一种专题性学术论文,是对文献资料的综合评价。

（一）综述的写作步骤

1. 选题　选题应有明确目的性，一般综述选题来源有：①可从实际工作或科研工作中发现某方面问题需要归纳；②某问题的研究近年来发展较快，需要综合评价；③从掌握的大量文献中选择本学科的新理论、新技术或新动向的题目；④与自己科研内容和方向有关的题目。

综述不仅可为科研课题做准备，有利于科研工作的开展，而且也能向读者介绍某个领域的概况和进展。题目不宜太大，越具体越容易收集文献，写作目的性也越明确，容易深入。

2. 收集和整理资料　确定选题后，大量收集和阅读近 5 年的原始中外文献，先看近期（2~3 年）后看远期的。关于研究进展，应较多引用期刊文献，以保证时效性。关于理论和概念可适当引用权威性的专著或教科书。

在广泛阅读参考文献的基础上，选择有代表性的、权威的文献进行精读。在阅读过程中，做好摘录，摘录内容包括：作者、题目、刊名、年、卷、期、起止页、研究目的、研究方法、主要结果和结论等。

3. 草拟提纲　综述不是众多文献资料的堆积，作者需对阅读的文献进整理归类，并草拟提纲。提纲是一篇综述的整体框架，可以表达作者的写作思路，区分详细内容。提纲的重点是确定前言的内容和正文的各级标题，要求紧扣主题、层次分明、提纲挈领，并把摘录文献的编号分别置于相应标题之下。

（二）综述的写作格式和要求

综述的格式包括：题目、作者署名、摘要、关键词、正文和参考文献，其中正文部分包括前言、主体和小结。

1. 题目　综述的题目主要由综述涉及的对象及说明构成，命名时可选择更为贴切的说明语，如"……近况""……因素分析""……应用"等。

2. 摘要　综述的摘要属于指示性摘要，一般仅概括论文报道的主题,而不涉及具体的数据和结论。摘要中不应详细介绍选题背景和意义,注意避免与前言相混淆,无须使用"本文""作者"等第一人称的词。摘要需能反映论文的主题思想,不能过于简单,使读者难于获得全文纲要性的信息。

3. 前言　介绍有关的概念或定义、讨论的范围、相关护理问题的现状、存在的问题、争论的焦点、发展的趋势等,说明综述的目的和意义以引出正文。前言应起到概括和点明主题的作用,使读者对综述内容有一个初步了解。前言部分不宜过长,简明扼要、突出重点。

4. 主体　主体是综述的主要部分,包括提出问题、分析问题和解决问题。通过比较各专家学者的论据,结合作者自己的经验和观点,从不同角度来阐明相关问题的背景、现状、争论焦点、存在问题、发展方向和解决问题等。主体部分无固定的写作格式,可按问题发展的年代顺序写,即纵向写法,勾画出该问题的来龙去脉和发展趋势;也可围绕问题的国内外研究现状,通过横向对比、分析各种观点、见解、方法、成果的优劣利弊,即横式写法。总之,主体的格式取决于作者对参考文献的整理和归类的思路,初学者可通过阅读他人综述寻找归类的方法。写作时需注意以下几点:①注意综述的逻辑性、综合性;②注意综述的评述性;③正确引用参考文献;④客观、全面地阐述不同观点;⑤表达详略得当。

5. 小结　小结部分应与前言部分相呼应,即对前言部分提出的问题应给予一个比较明确的答案或回答。概括性地总结综述主体部分提出的各种观点、研究结果、结论,并加以比较,从而指出未来的发展趋势。

6. 参考文献　参考文献是综述的重要组成部分,其所列出的参考文献数量要比一般科研论文多,因为综述的写作内容主要依据文献而来,故应将文中引证的论点、数据、研究或实验结果的文献来源列于文末,以便读者查阅。写作时应用 Endnote 或 Noteexpress 等参考文献管理软件,可帮助正确进行文献的组织和标引。

(臧小英)

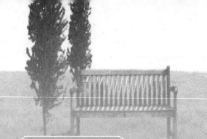

第二篇　各论

第一章

门诊部的布局、设施及管理

　　门诊部是医院的重要组成部分,也是医疗工作的前沿,具有接诊病人多、流量大、就诊时间短、就诊环节多等特点,因此应遵循科学管理的原则,优化门诊布局及流程,使病人能够在最短时间、最短距离、最快速度顺利地进行诊查和治疗护理,方便病人就医,减少等待。

第一节　门诊部的布局、设施

一、门诊部整体布局、设施

　　根据医院的规模即门诊就诊人数确定门诊部的建筑形式和面积,根据门诊病人病种排序及其常规诊查流程,合理分布各科室诊室和医技检查室,分楼层设置挂号、缴费窗口,有效引导和分流病人。门诊大厅及通道要宽敞明亮,就诊区域设置建筑平面图、科室分布图,指示标识清晰,对于危险、易燃、易爆、有毒有害物品和放射源等应设置醒目的安全警示。在门诊区域设立饮水区、自动提款机,配备轮椅、应急电话等,同时设有残障人士无障碍通道和服务设施。门诊大厅内宜安装自动体外除颤器,设有大型电子显示屏和触摸式计算机显示系统、电话及网络查询系统。设置专家简介栏介绍各专科特长,方便病人就医。有条件的医院建立信息系统,以实现门诊挂号、收费、就诊、发药、检验、检查、治疗等网络运行程序,达到门诊工作站的数字化和相关系统一体化。

二、门诊辅助部门布局、设施

1. 挂号收费处　一般设在门诊入口处或大厅一侧,规模较大医院可在各楼层分别设置,根据医院分科情况及就诊人数合理设置窗口。合理配备自助挂号机,并可利用网络、电话、微信等系统实施预约挂号,方便就医。

2. 病案室　应设在门诊明显位置,以便查找、复印病历。

3. 医疗保险窗口　设专人服务,方便病人咨询和办理医保手续。

三、医疗技术科室布局、设施

1. 药房　设在挂号收费处附近,中、西药房相毗邻,采用开放式服务,有条件可配备自动发药机,以优化流程简化环节,并提供药物咨询指导。

2. 门诊检验室　应将临床各项检查标本集中一处收集。门诊应设有采血室以方便病人采血。附近应设有卫生间,方便病人留取标本。可配备条码打印机和自动取单机,设专人管理。

3. 放射科、超声科、内镜室、心电图室、脑电图室等科室应设在门诊大厅内,便于病人进行系统检查。

4. 门诊服务中心(导诊服务台)应设立在门诊大厅明显位置,由专人服务。主要负责向病人提供医疗信息及咨询等服务,同时配备有轮椅、平车、健康教育材料、雨伞等便民设施,为病人提供便民服务。

四、医疗科室布局及设施

1. 分诊与候诊处　按照内科、外科、妇科、儿科、耳鼻喉科、口腔科、眼科、中医科等将门诊部分为若干个诊疗区域并设有分诊护士站及候诊厅。候诊厅环境宽敞明亮、通风良好、整洁、温度适宜。各候诊厅设有明显的标识牌和服务流程,安装电视、电子叫号装置,配备充足的候诊椅,并设有各专科科普类报刊及宣传手册,供候诊病人阅读。

2. 诊室　依据医院规模与性质,按各系统疾病在诊区内分设独立的就医诊室,保护病人隐私,执行"一室一医一患"诊查制度。每间诊室设有诊床、诊桌、诊椅、计算机、打印机、看片灯,并配有隔帘、洗手设施、诊查用物(如血压计,体温计等)。

3. 门诊手术室　应设在门诊较高的楼层,与外科门诊、病理科相邻近,设备、设施与住院部手术室要求相同,符合功能流程,分区明确并有明显标识。门诊手术室应设双层门,在第一层内应设有病人及工作人员更衣室、手术预约登记处。根据需要手术间可设清洁手术间与污染手术间、准备间。

4. 治疗室　应邻近注射室,内设药品柜、治疗柜、无菌柜、治疗车、各种治疗护理用具、器械、冰箱、洗手设施等。

5. 注射室　应设在门诊部的中心位置,内设注射治疗台、诊床、桌椅、隔帘、药品柜、无菌柜、治疗车、冰箱、洗手设施等。应备有抢救药品及设备,如氧气、简易呼吸器等。

6. 换药室　应设在外科诊室附近,内设器械台、药品柜、无菌柜、换药车、诊床,设有隔帘、各种敷料及换药用具、器械等。

五、专科诊室布局及设施

(一)妇产科门诊

分为产科门诊、妇科门诊和计划生育门诊等单元。

1. 产科门诊　除设有普通诊室外,还应根据产前、产后检查及母乳喂养的需要,设置产前检查室、产前监护室、产后检查室、母乳喂养宣传室。

(1)产前检查室:设诊床、诊桌、诊椅、血压计、听诊器、体重秤、胎心听筒、骨盆测量仪、皮尺、一次性手套等。

（2）产前监护室：为高危孕妇准备,除产前检查所必需的物品外,应另设胎儿监护仪及心电监护仪。

（3）产后检查室：为产后 42 天产妇检查所准备,内设诊桌、诊椅、血压计、听诊器、母婴诊查床各 1 张,婴儿磅秤及身长测量仪等。

（4）母乳喂养宣传室：为孕产妇进行母乳喂养宣教用。室内设电视、录像等设备及活动桌椅。墙上悬挂母乳喂养的各项制度和常规,张贴母乳喂养宣教图片,备有母乳喂养指导手册、宣传教育材料及婴儿、乳房模型等。

2. 妇科门诊 除设有普通诊室外,还应根据妇科疾病特点设置检查室、治疗室、手术室。

（1）检查室：根据门诊量的大小设不同数量的妇科检查床、妇科检查所用的器材、物品及可移动的照明灯等。

（2）治疗室：为门诊妇科疾病治疗所用。应备妇科治疗所需的器材、物品以及光疗治疗仪、激光治疗仪等。

（3）手术室：为妇科诊断性刮宫术、输卵管通畅术及其他妇科小手术所用。室内环境及照明设施同门诊手术室,设妇科手术床及各类妇科手术器械、药品、敷料等。

3. 计划生育门诊 设有诊室及手术室,设施及物品同妇科手术室。

（二）儿科门诊

应与成人门诊分开设置,有独立的出入口。有条件的医院应在儿科设有挂号收费处、治疗室、注射室、观察室、药房、检验室、放射投照室及设置儿童小乐园等。

（三）耳鼻喉科门诊

除设有普通诊室外,还应根据耳鼻喉科特点设检查室,有条件的医院另设测听室、噪声检查室。检查室内设有检查台、诊桌、诊椅、耳鼻喉专用检查椅一套,并备有各种检查器械、药品及敷料,另备额镜、聚光透镜的检查灯。

（四）口腔科门诊

1. 诊疗室　可采用封闭式或半封闭式,光线充足,以自然光为主,灯光为辅。内设牙科治疗台、治疗椅、各台之间应有隔帘,室内应设有洗手设施。治疗台上配以高、低速牙钻手机、水汽三用枪和负压吸引装置。牙科治疗台上备有牙科用药并有独立供水系统。

2. 消毒室　室内有操作台、物品柜、清洗池、清洗机、快速灭菌器等。

3. 其他　如X线室及技工室等。

（五）眼科门诊

除设普通诊室外,还应设视力检查室、暗室、治疗室、验光室等。

（六）专科护理门诊

专科护理门诊宜由具备专科护士资质的护理人员,对相关专科病人进行专科指导及延续性的护理服务。如中心静脉、糖尿病、造口、心理咨询等护理门诊。

六、传染病及肠道门诊布局及设施

传染病及肠道门诊应设置在医疗机构内的独立区域,与普通门诊相隔离,有醒目的标识,分设病人专用出入口和医务人员专用通道。应按照传染病管理标准设置,分为污染、半污染和清洁区,三区划分明确,流程合理无交叉并有醒目标识。同时附设传染病及肠道门诊专用的预检分诊处、挂号收费处、化验室、治疗室、观察室、药房、卫生间、污物间等,应备有抢救药品及设备和氧气袋。肠道门诊的卫生间应设于诊室附近,便于病人如厕。

七、住院接待室的布局设施

住院接待室应设于住院部入口处,便于转运病人。应设办公桌椅、体重秤、血压计等,另备平车、轮椅等转运病人的工具。

（刘爱军）

第二节　门诊部的管理要求

在护理部及门诊主任的共同领导下完成门诊护理管理工作。结合门诊工作特点建立健全各项规章制度,维持就诊秩序,做好预约和分诊工作。严格执行消毒隔离制度,避免医院感染,积极开展健康宣教。

一、门诊基本管理要求

1. 建立健全以岗位责任制为中心的一系列规章制度,确保良好的门诊秩序和服务质量。

2. 人员编制原则　每100人次门诊量配备一名护士,门诊护理人员与门诊医师之比为1：2。门诊部设护士长,可依据门诊工作量及需求合理配置护理人员。

3. 门诊护士着装整洁、仪表端庄、语言文明、积极热情地为病人服务,耐心解答病人提出的问题。

4. 门诊护士应熟悉相关专科疾病的临床症状、诊疗原则及预防措施,掌握各种检验、检查的正常值和门诊专科、专家门诊等信息。

5. 公开出诊信息,保障医务人员按时出诊,提供咨询服务,帮助病人有效就诊。

6. 根据病人流量,合理安排导诊护士巡视及时解决病人的问题,引导病人正确挂号、就诊、检查及治疗。

7. 有缩短病人等候时间的措施,减少就医等待。优化门诊服务流程,实现分时段预约,合理安排病人就诊、检查时间。

8. 有减少就医环节的信息支持系统,有条件的医院实施门诊分层挂号或科室、诊室直接挂号、缴费或自主挂号、缴费等服务。

9. 根据门诊特点建立风险防范及应急预案程序,并制定突发事件预警机制和处理预案,应急预案包括建立组织、设备配置、人员技术培训、通信保障、后勤保障等,有确保应急预案及时启动、快速实施的程序与措施,工作人员能熟练掌握各种突发事件报告和处理流程,提高快速反应能力。有条件的医院门诊可配备自动体外除颤器(AED),医务人员及院内可能的第一目击者均需接受培训,掌握使用方法,知晓放置地点。

10. 建立信息反馈机制,设意见箱。定期对门诊病人进行满意度调查,认真分析病人意见、存在问题,及时进行原因分析,制订改进措施,不断提高服务质量。

11. 严格执行传染病预检分诊和报告制度,发现传染病/疑似传染病病人,及时采取隔离措施,做好疫情报告及登记监测和统计,预防医院感染。

二、门诊环境管理要求

1. 门诊环境要做到清洁、整齐、舒适、安静、安全、温馨,布局合理,设置规范,服务标识规范、清楚、醒目。

2. 严格落实公共场所禁烟要求。

3. 有条件的医院,门诊应设独立诊室或有保护隐私的措施。

4. 诊室清洁整齐,布局规范、合理,设有洗手设施,就诊秩序有序、连贯、良好。

5. 门诊应设有预防意外伤害的安全防范措施及警示标识。

三、门诊人性化服务质量要求

1. 开展多种形式的优质护理服务,满足不同病人就医需求。提供便民服务,完善自助预约、挂号、查询等服务,提供饮水、轮椅、平车等便民设施。

2. 在医疗服务过程中,能实施人性化服务,尊重、关爱病人,为病人提供主动、热情、周到的护理服务。

3. 以多种方式向病人提供出诊信息,并及时更新,医务人员应按时出诊,特殊情况无法出诊应有替代方案并及时告知病人。

4. 在护理病人过程中,应注意护患沟通,语言应通俗易懂并采用病人及其家属易于接受的方式。

5. 保护病人隐私,实施"一室一医一患",在门诊诊室、治疗室设置私密性保护设施。

6. 针对科室特点采取多种形式如科普宣传栏、电视录像、文字图片等加强候诊、输液、换药等期间的健康教育。

(刘爱军)

第三节 门诊部的管理制度

一、门诊护理工作制度

1. 门诊护理人员必须准时上岗,坚守岗位,着装整齐。

2. 门诊护理人员以高度的责任心和同情心对待病人,使用文明语言,做到关心体贴、态度和蔼,耐心解答问题。

3. 门诊护理人员要认真完成本岗位职责,刻苦钻研业务、熟练掌握本科的各种护理技术操作,减少病人痛苦,提高护理质量。

4. 门诊环境要做到整洁、整齐,保持良好的候诊及就诊环境,采取多种形式进行健康宣教。

5. 各科门诊均应设分诊台,尽量简化手续,建立便民措施,方便病人就医。

6. 做好开诊前的准备工作,按时开诊,维持好门诊秩序,科学地组织安排病人就诊。对老弱病残及行动不便的病人,优先照顾就诊。对危重及病情突变的病人配合医师采取积极有效的抢救措施。

7. 认真做好病人的预检分诊工作,对可疑传染病病人应转至感染科,并及时采取必要的隔离措施。

8. 门诊护理人员要负责各种医疗器械、用品的保管、维修和补充,以利于医疗护理工作的顺利进行。

9. 严格执行消毒隔离制度,执行每天通风,桌椅、诊查台每天清洁消毒,医疗器械按照规定消毒灭菌,防止医院感染。

10. 每天做好各室清洁卫生和消毒工作,按要求进行环境卫生学监测,并有检验报告单及完整记录。

二、门诊预检分诊制度

1. 优先安排临床护理经验丰富、专业能力强的护士担任预检分诊工作,做好分诊、咨询、解释和答疑。

2. 预检分诊护士必须坚守岗位,不得擅自离岗,如有事离开时必须由相应的护士代替。

3. 预检分诊护士应主动热情接待每一位前来就诊的病人,简要询问病情,并进行必要的检查,根据病人的基本情况决定病人去向。

4. 预检分诊应重点询问病人有无发热、呼吸道感染症状、流行病学史等情况,必要时应对疑似病人测量体温。对疑似经空气传播疾病病人发放医用外科口罩,并指导病人正确佩戴,指导病人适时正确实施手卫生。正确引导疑似经空气传播疾病病人到指定的感染疾病科门诊就诊。

5. 对患有传染病的病人或疑似传染病病人分诊到相应科室,以防医院感染及传染病扩散。

6. 严格执行登记制度,做好传染病登记、预检登记。

7. 在预检分诊过程中遇有困难时,应向门诊护士长汇报,或与医师商讨,决定病人去向,以提高预检分诊质量。

三、注射室管理制度

1. 注射室的工作人员应准时上岗,坚守岗位,态度热情。

2. 各种注射治疗应按处方和医嘱执行。对可能引起过敏的药物,按照规定做好注射前的药物过敏试验。

3. 严格执行查对制度,注射前认真核对药物和处方。

4. 密切观察注射后的情况,若发生注射反应或意外应及时处理并通知医师。

5. 严格执行无菌操作规程。器械定期消毒和更换,保持消毒液的有效浓度,注射器做到"一人一针一管"。

6. 备好抢救物品和药物,要定点放置,做好交接,定期检查,及时补充、更换。

7. 注射时注意遮挡,以保护病人隐私。

8. 随时做好与治疗相关的健康教育和指导。

9. 严格执行消毒隔离制度,防止医院感染。

10. 每天做好室内清洁卫生和消毒工作,按要求进行环境卫生学监测,并有检验报告单及完整记录。

四、肠道门诊管理制度

1. 医院设立专用肠道门诊诊室、观察室、专用诊桌以及肠道门诊专职医师,负责对门诊腹泻病人的诊断和治疗工作。对腹泻病人做到"逢泻必检、逢疑必报、就地处理、隔离治疗"。

2. 肠道区域划分有明确的标识,医务人员穿戴隔离衣、帽子、口罩、鞋套并符合要求,严禁穿隔离衣外出,并做好交接工作。

3. 有传染病管理制度并贯彻落实。

4. 医务人员坚守岗位,做好准确分诊,密切观察病情变化。

5. 进行护理技术操作时严格执行无菌技术原则。

6. 按要求正确采集大便标本,并做好粪便处理。

7. 做好腹泻病人的就诊专册登记及统计,建立"工作日报"制度,做好向区、市防疫部门的疫情报告工作。法定肠道传染病及疑似病例在传染病法规规定时间内报告。

8. 严格遵守消毒隔离制度,掌握消毒剂的正确使用方法和配制浓度,做好用物消毒处理,防止医院感染。

9. 每天做好室内清洁卫生和消毒工作,按要求进行环境卫生学监测并有完整记录。

（刘爱军）

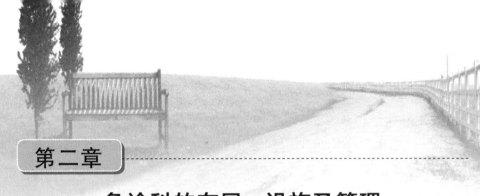

第二章

急诊科的布局、设施及管理

急诊科是抢救急、危、重症病人的重要场所,其特点是危重病人多、病情急、周转快、时间紧、任务繁重复杂。因此,急诊科不仅要求布局合理、设备齐全、还必须有严格的管理制度,配备一支素质高、业务技术熟练的护理队伍。特别是在重大抢救工作中必须有高效的指挥系统及相关科室的紧密协作,才能进行快速有效的抢救,保证急诊工作质量。

第一节　急诊科的布局、设施

一、急诊科整体布局、设施

急诊科完善的设施、合理的布局、畅通无阻的绿色通道以及良好的急救环境,是保证急救质量的重要条件之一。急诊科区域设置应以"急"为中心,设置在医院显著、便于病人迅速到达的区域,标识突出、醒目。白天有指路标识,夜间有指路灯光标明急诊科以及急诊科各区域位置。与手术部、重症监护病房等相连接的院内紧急救治绿色通道标识应当清楚明显,邻近大型影像检查等急诊医疗依赖较强的部门。急诊科应当设医疗区和支持区。医疗区包括分诊处、就诊室、治疗室、处置室、抢救室和观察室,三级综合医院和有条件的二级综合医院应当设急诊手术室和急诊重症监护室；支持区包括挂号、各类辅助检查部门、药房、收费等部门。在医院挂号、收费等窗口有危重病人优先的措施。设有绿色通道，方便急危重者病人直接进入抢救室进行急救处理。急诊科入口应当通畅，设有无障碍通道，方便轮椅、平车出入，并设有救护车通道和专用停靠处；有条件的可分设普通急诊病人、危重伤病病人和救护车出入通道。

二、急诊科诊治区域分区

结合急诊病人病情分级（表 2-2-1）与分区，病人诊治区域可分为红、黄、绿三个区域，分流急诊病人。

表 2-2-1　急诊病人病情分级

级别	标准	
	病情严重程度	占用急诊医疗资源数量
1级	濒危病人：病情可能随时危及病人生命，包括气管插管病人，无呼吸、无脉搏病人，急性意识改变病人，需立即采取挽救生命的干预措施	—
2级	危重病人：病情有进展至生命危险或致残危险者，应尽快安排接诊	—
3级	急症病人：病人有急性症状和急诊问题，但目前明确没有危及生命或致残危险，应在一定的时间段内安排病人就诊	≥2
4级	非急症病人：轻症病人或非急症病人，病人目前没有急性发病情况，无或很少不适主诉	0~1

注：1. 病情严重程度评估时生命体征异常者，病情严重程度分级上调一级；

2. "占用急诊医疗资源数量"是急诊病人病情分级补充依据，临床判断病人为"非急症病人"（4级），但因其病情复杂，需要占用 2 个或 2 个以上急诊医疗资源，则病人病情分级定为 3 级红区：即复苏与抢救区域，接受濒危病人和危重病人，进行迅速支持、抢救和诊疗。其中濒危病人应立即应诊，危重病人需要迅速急诊处理。

黄区：即候诊与观察区域。急症病人需在黄区进行诊治，在诊治过程中要密切观察病情变化，及时上调病人病情分级。

绿区：即快速处置区域。非急症病人在绿区就诊。

三、急诊科医疗区布局、设施

1. 分诊处　应设在急诊科入口处较为明显的位置，标识要清楚，室内光线要充足，面积要足够，便于进行预检分诊。应当设有电话、对讲机等急诊通信装置、候诊椅、平车、轮椅等；各种检查、急救用物，如血压计、听诊器等，有条件的医院可建立急诊临床信息系统。

2. 抢救室　急诊科抢救室应当邻近分诊处，根据需要设置相应数量的抢救床，每床净使用面积不少于 $12m^2$。抢救室内应当备有急救药品、器械及心肺复苏、监护等抢救设备，并应当具有必要时施行紧急外科处置的功能。

3. 急诊手术室　位置应与抢救室相邻，主要用于外伤病人的清创、缝合。手术室的设施要求与住院部手术室相同。

4. 观察室　根据急诊病人流量和专业特点设置观察床，一般观察床位占全院总床位的 5%。急诊病人留观时间原则上不超过 72 小时，之后应根据病情离院、住院或转院。

5. 治疗室　可采用分隔式治疗室，设无菌操作间和处置间。治疗室可用于各种无菌操作及治疗准备，处置间用于治疗物品的处置。无条件的医院一间治疗室内可用标识牌标出清洁区、污染区，以防止医院感染。

6. 急诊重症监护室（EICU）　床位不少于 6 张，布局合理，设中央监护台，实行 24 小时连续不间断监护。每床至少配备 1 台监护仪、

1 台呼吸机,另配备简易呼吸器、心电图机、临时心脏起搏仪、除颤器、血流动力学监测设备、血气分析仪、纤维支气管镜、血液净化仪、心肺复苏抢救车及降温设备等。

7. 胸痛中心　医院周边地区的主要交通要道、医院门诊、急诊入口处、门诊大厅、医院内流动人群集中的地方有醒目的指引和标识。配备急性胸痛诊疗和抢救设施如心电图机、供氧系统、监护仪、除颤器等急救设备和急救药品。面积和床位以能满足医院所承担的急诊任务为原则。

（刘爱军）

第二节　急诊科的管理要求

一、急诊科一般管理要求

1. 建立健全各项规章制度,以保证急诊抢救工作质量。

2. 根据急诊工作量及需求合理配置护理人员,护士结构梯队合理,有固定的急诊护士,且不少于在岗护理人员的 75%。急诊观察室护士与床位比应当≥0.4∶1,急诊抢救室护士与床位比≥1.5∶1。

3. 由护士长负责本科的护理管理工作。三级综合医院急诊科护士长应当由具备主管护师以上职称和 5 年以上急诊临床护理工作经验的临床护士担当;二级综合医院的急诊科护士长应当由具备护师以上职称和 3 年以上急诊临床护理工作经验的临床护士担任。

4. 急诊科护士要有良好的职业道德、健康的身体素质、沉稳的心理素质、扎实的理论与操作技能、良好的应变能力、全面的法律知识、良好的协作精神及协调能力。

5. 急诊护士应掌握与急救相关的技术和技能,经过急诊专业培训,能够胜任急诊工作,考核达到"急诊医师、护理人员技术和技能要求"。

6. 急诊服务及时、安全、便捷、有效,实行 24 小时应诊制。

7. 遇重大抢救病人需立即报告医务部门、护理部,凡涉及法律纠纷的病人,应在积极救治的同时,向有关部门报告。

8. 建立急性创伤、急性心肌梗死、急性心力衰竭、急性脑卒中、急性颅脑损伤、急性呼吸衰竭等重点病种的急诊服务流程与规范。

9. 按要求妥善处理以下病人:

(1)特殊人群:无劳动能力、无法定义务抚养人、无生活经济来源人员,可疑急性呼吸道传染病隔离者。

(2)特殊病种:急性创伤、急性心肌梗死、急性心力衰竭、急性脑卒中、急性颅脑损伤、急性呼吸衰竭等。

(3)群体性伤、病、中毒等。

10. 加强急诊检诊、分诊工作,落实首诊负责制,及时救治急危重症病人。

(1)有专人负责急诊检诊、分诊工作,有效分流非急危重症病人。

(2)落实首诊负责制。

(3)实行急诊分区救治,建立绿色通道,保障病人获得连贯医疗服务。病人按病情轻重分级分类处置,急危重症病人抢救迅速、规范,对急性心脑血管疾病、严重创伤、急危重孕产妇、急危重老年病人、急危重儿科病人,开通绿色通道,先救治、后缴费。

(4)落实急会诊制度,保障病人得到及时救治。

(5)急诊抢救登记完善,病历资料完整,入院、转诊、转科有病情交接。

(6)有急诊信息网络支持系统,有急诊与院前急救、急诊与院内各相关科室、急诊与卫生行政部门的信息对接,急诊科能够在病人送达前获取急救中心转送或基层医疗机构转诊病人信息,院内相关各科室在病人收住入院前获取病历资料,提高效率。

11. 各诊室环境要保持清洁整齐,用物齐全并设隔离室,防止医院感染。每天做好清洁卫生和消毒工作,按要求进行环境卫生学监测,并有检验报告单及完整记录。

二、急诊科护理安全管理要求

1. 根据急诊特点建立风险防范及应急预案程序,制定突发事件预警机制和处理预案,提高快速反应能力。

2. 设有预防意外伤害的安全防范措施(如床栏、约束带、防滑设施等)及警示标识。

3. 严格执行查对制度,保证护理安全。在危重症病人紧急抢救的特殊情况下,对医师下达口头医嘱,护士应清晰复诵,医师确认后方可执行,在执行时实施双人核对,操作后保留安瓿,双人核对后方可弃去。抢救结束后督促医师即刻据实补记医嘱。

4. 建立病人身份识别制度,完善关键流程,使用腕带作为识别病人身份的标识,提高对病人身份识别的准确性。

5. 防范及减少压疮发生,执行压疮风险评估与报告制度程序。

6. 建立健全急诊与病房、ICU、手术室之间管理流程和交接规范,并建立病人身份识别和交接记录。

7. 急诊科建立"危急值"报告制度,要求"危急值"必须规范、完整地记录检验结果和报告者信息,复述准确无误后方可提供医师使用。

（刘爱军）

第三节　急诊科的管理制度

一、急诊抢救室管理制度

1. 急诊抢救室必须有完整的抢救设备和严格的管理制度。

2. 抢救室实行 24 小时值班制,认真执行抢救程序。

3. 抢救人员应有高度的责任感,分秒必争地抢救病人。抢救过程中的指挥者应为在场工作人员中职务最高者,医师与护士在场时,应以医师指导为主,各级人员应听从指挥,分工明确,密切合作。

4. 抢救室内一切抢救药品、物品、器械必须实行"四定",即定量储存、定点存放、定人管理、定期检查和维修,保证各类仪器材料性能良好。值班护士要详细交接班并做好记录。

5. 一切抢救工作应做好记录,要求准确、清晰、简要、完整,并且必须注明执行时间。抢救中执行口头医嘱时护士必须复述一遍,无误后方可执行。抢救结束后医师应即刻依据事实补写医嘱。

6. 抢救室物品使用后,要及时处置、清理、补充,并保持清洁整齐,随时处于备用状态。

7. 每天做好室内清洁卫生和消毒工作,按要求进行环境卫生学监测并有完整记录。

二、急诊观察室管理制度

1. 急诊观察室实行 24 小时值班制,凡需留观病人应由接诊医师开出留观医嘱,建立观察病历。

2. 急诊观察病人观察时间一般不超过 72 小时,需住院者应在 24 小时内收入院。

3. 观察室实行病房化管理,保持清洁、整齐、安静、舒适、安全的环境,做好家属的管理。

4. 严格执行各项护理制度及操作规程,做好病人基础护理和重症护理。

5. 熟练掌握常见疾病的护理常规及操作技术,做好病人的护理记录,护理表格要求书写正规、项目齐全、字迹清晰,正确使用医学术语。

6. 按时巡视病房,密切观察病情,发现病情变化及时报告医师,并配合抢救治疗。

7. 凡确诊传染病、精神病病人不得收入急诊观察室。

8. 对可离院的病人,各级医护人员应及时动员其离院,并开具诊断证明、处方,详细告知注意事项。

（刘爱军）

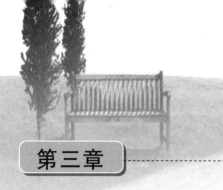

第三章

病房的布局、设施及管理

第一节　普通病房的布局、设施及管理

病房是医院中最基本的组成部分,是住院病人接受诊疗、护理、康复,临床教学实习、科研的场所。病房布局、设备和管理质量,直接影响到病人医疗、护理和康复。病房管理的目标是为病人提供清洁、整齐、舒适、安全的医疗、休养环境,并提供优质的服务。

一、普通病房的布局、设施

病房一般有两种结构形式,既单向走廊和双向走廊。每个病房一般设病床 30~50 张左右。目前我国医院仍以多床病室设计为主,通常采用二床制、三床制,也有大间病室采用六床制。病房的朝向以日照时间长,光线充足,通风良好为宜。病房走廊应宽阔,便于抢救病人和紧急情况下人员疏散。走廊、楼梯有扶手,设置安全通道和消防设施。病房分设不同类型的病室及附属房间两部分,病房根据病人病情轻重分设抢救室、危重病室和普通病室;附属房间为医师办公室、护士站、治疗室、会议室、值班室、更衣室、配膳室、洗漱室、处置室、储藏室、污物间、卫生间等。

1. 病室　双人间或多人间每张病床占用面积 6~7m²,床位数单排不应超过 3 张病床,双排不超过 6 张病床。床间距≥1.0m,床沿距墙壁面≥0.6m。单排病床病室通道净宽≥1.1m,双排床(床尾端)通道净宽≥1.4m。两床之间的间距要能满足病人快速、安全转运,按要求有足够的抢救位置。每床之间设有隔帘,满足对病人私密性保护的要求。每个床单位应配备床旁桌、椅,床头设床头灯、中心供氧及中心吸引装置、呼叫装置。病室内应设有调温装置。室内温度保持在 18~22℃,相对湿度保持在 50%~60%为宜。病室地面可采用防滑、耐腐蚀、易清洗材质。室内墙壁宜采用环保型油漆涂料,以便于清洁、消毒。病室色调柔和,给病人以轻快、洁净的感觉。病室应设壁柜,方便病人存放杂物。成人病室照明宜采用一床一灯,避免对卧床病人产生眩光。病室内设有卫生间,有安全扶手和防滑设施。卫生间地面应易于清洗、防滑。

2. 护士站　应设在病房的中心位置,设有办公桌、椅、病历车、电话、计算机、打印机、对讲系统、非接触式洗手设施,办公桌上放置病人一览表。

3. 治疗室　应靠近护士站,面积不少于 $12m^2$,内设操作台、药品柜、治疗车、治疗柜、各种护理治疗用物、器械及空气消毒设备、冰箱、非接触式洗手设施等,并设有物品柜。

4. 换药室　手术科室的病房均应在治疗室附近设置换药室。室内设诊查床、换药车、器械台、外用药柜、换药用物、各种敷料、医疗废物桶,并设有空气消毒设备和非接触式洗手设施。

5. 抢救室　位于护士站附近,内设 1 张病床,床单位设备与普通病房相同,同时增设抢救车和抢救仪器设备,如心电监护、除颤仪、简易呼吸器、呼吸机等。

6. 隔离病室　以单人房间为宜,门外及床尾悬挂隔离标识。配隔离用物,如隔离衣、鞋套、洗手设施、医疗废物桶、专用餐具、便器、空气消毒设备、存放清洁用物的物品柜等。有条件的医院设空气净化装置。

7. 库房　依据医院情况设置库房,室内设有壁柜及储藏柜,放置临床所需备用物品,物品应分类放置。

8. 配膳室　设有电开水箱、微波炉、配餐桌、洗涤池等,应设有排风扇及排水孔。

9. 污物间　内设污物收集桶、污物池、便器消毒器、便器架、清洗池等。

10. 医师办公室　应邻近护士站,便于医护联系,内设办公桌椅、计算机、看片灯、书柜、非接触式洗手设施等。

11. 会议室/示教室　内设桌椅、多媒体、书柜等,可供示教、开会使用。

12. 值班室　供医护人员专用,内设值班床、桌椅、柜子等。

13. 更衣室　无集体更衣的医院,病区应设更衣室。

二、普通病房的管理要求

病房护士长应认真履行护士长职责,从组织管理、财务管理、业务技术管理及质量控制等方面做到有目标、有计划、有具体措施并切实贯彻落实,不断总结经验,提出改进措施,使病房管理达到科学化、制度化、工作程序化、技术操作常规化、病房设施规范化的要求。

1. 在人员编制上,应按照国家卫生计生委要求落实床护比,普通病房护士与病床之比至少达到0.4∶1。

2. 应在实施责任制整体护理的基础上,根据病人病情、护理难度和技术要求等要素,对责任护士进行合理分工、分层管理,体现能级对应。

3. 加强护理人员业务培训,熟练掌握基础护理和专科护理技术操作,提高护理质量。

4. 建立健全以岗位责任制为中心的各项规章制度并认真落实。按照分级护理要求为病人提供护理服务。

5. 根据科室特点建立风险防范和应急预案程序。

6. 护士长严格检查各项规章制度执行情况,及时发现可能发生不良事件的隐患,采取防范措施,确保病人安全。

7. 认真落实不良事件登记报告制度,定期分析、总结各类缺陷,落实整改措施,达到护理质量持续改进。

8. 病房备用药及麻精、限制药品依据药品管理制度严格管理。

9. 严格执行消毒隔离制度,防止医院感染。做好病室内清洁、消毒,保持病区内环境整洁、干燥,无卫生死角。按照要求进行环境卫生学监测,留存报告并记录。

10. 各类物品做到计划领取,避免积压,并有专人负责、定点存放、定期清点,日常用品做好交接、账物相符。

11. 对住院病人进行满意度调查,定期召开公休座谈会,听取病人意见,不断改进工作。

（王 莹）

第二节 重症监护病房的布局、设施及管理

重症监护病房(intensive care unit,ICU)又称重症医学科。重症监护病房是医院集中监护和救治重症病人的专业病房,为因各种原因导致一个或多个器官与系统功能障碍危及生命或具有潜在高危因素的病人,及时提供系统的、高质量的医学监护和救治技术。重症监护病房的建立、规模与管理水平已成为衡量一所医院现代化急救医疗水平的重要标志。

一、重症监护病房的布局、设施

（一）重症监护病房的布局

重症监护病房应设在方便病人转运、检查和治疗的区域,接近检验科、手术室、血液净化中心、医学影像科和输血科,并设有方便快捷

通道。专科重症监护病房应与专科病房邻近。

重症监护病房周围环境要安静,病区应有良好的通风和消毒设施,安装具备空气净化消毒装置的集中空调通风系统,室内温度和湿度能独立控制。可配备空气净化负压病室 1~2 间。重症监护病房装饰应遵循不积尘、耐腐蚀、防潮、防霉变、容易清洁的原则和符合防火的要求。天花板、地板、墙间交角应为弧形且可靠密封。

重症监护病房整体布局应以洁污分开为原则,可呈圆形、扇形或双走廊型。工作人员、病人、医疗物品三者进出通道应分开。医疗区域、医疗辅助用房区域、污物处理区域等应相对独立。医疗区域包括病室、护士站(监护台)、治疗室、储藏室、仪器室、配膳室、处置室、卫生间、病人家属接待室等。医疗辅助用房区域包括办公室、更衣室、值班室、会议室/示教室、工作人员卫生间等。

病床设置可分为单间式和开放式,开放式病床之间可用玻璃或活动隔帘分隔。重症监护病房的面积和空间应符合要求,每张床占地面积不少于 $15m^2$,床间距大于 1m,床头距墙 1m 以方便抢救。每个病房最少配备一个单间病室,其使用面积不少于 $18m^2$。不应在室内摆放干花、鲜花或盆栽植物。

中心护士站应设在病区中央,设有中央监护报警系统,还可根据重症监护病房面积划分若干分护士站以便观察危重病人。

重症监护病房病床数量应符合医院功能任务和实际收治重症病人的需要,三级综合医院床位数为医院病床总数的 2%~8%,每天至少应保留 1 张空床以备应急使用。有条件的二级医院可以根据医疗任务的需要设置 ICU 床位。

（二）重症监护病房的设施

重症监护病房内应配备多功能病床(具备自动/手动升、降、体温调节、测量体重、调节温度),配有脚轮和制动装置,方便转运。护栏、床头、床尾栏板可拆卸,方便治疗和抢救,配备防压疮床垫。

每床配备完善的设备带或功能架,提供电源、中心供氧装置和中心吸引装置等功能支持。每张监护病床装配足够的电源插座、氧气接口、压缩空气接口、负压吸引接口。各管道设施有醒目标识,插口设置应有区别,以防误接。医疗用电和生活照明用电线路分开。每个床位的电源应是独立的反馈电路供应,配有不间断电力系统(UPS)和漏电保护装置。

每床配备床旁多功能监护系统,可进行心电、血压、脉搏、血氧饱和度、有创压力监测等基本生命体征监护。为便于安全转运病人,每个重症加强治疗单元至少配备1台便携式监护仪和1台便携式呼吸机。

每床均应配备输液泵和微量注射泵,其中微量注射泵原则上每床4台以上。另配备一定数量的肠内营养输注泵。其他必配设备有心电图机、血气分析仪、除颤仪、抢救车、纤维支气管镜、升降温设备等。三级医院必须配置血液净化设备、血流动力学与氧代谢监测、心肺复苏机等设备。

二、重症监护病房的管理要求

(一) 一般管理要求

1. 在人员编制上,重症监护病房护士人数与床位数之比不低于3:1以上。重症监护病房护理人员应经过严格的专业理论和技术培训并考核合格,应具有 ICU 护士资质证书及一定的临床护理工作经验。可以根据需要配备适当数量的护理辅助人员,有条件的医院还可配备相关的设备技术与维修人员。

2. 重症监护病房的护士长应当具有中级以上专业技术职务,在重症监护领域工作3年以上,具备一定管理能力。

3. 护理人员应严格执行各项操作规程和无菌操作原则,熟练掌握风险防范应急预案,严防不良事件。

4. 重症监护病房应加强质量控制和管理,指定专(兼)职人员负责护理质量和安全管理。

5. 重症监护病房的仪器和设备应由专人保管、定点存放、定期维修,保证性能良好,处于备用状态。

6. 护理部应加强对重症监护病房的护理质量管理与评价,应履行日常监管功能。

(二) 医院感染管理要求

1. 重症监护病房应建立由科主任、护士长与兼职感控人员等组成的医院感染管理小组,全面负责本科室医院感染管理工作。

2. 重症监护病房应具备良好的通风、采光条件。医疗区域内温度应维持在 24℃±1.5℃,相对湿度维持在 30%~60%。环境清洁、整齐、安静、舒适、安全。

3. 定期进行空气消毒,可每日开窗通风 1~2 次,每次 20~30 分钟。不宜开窗通风时,使用动态空气消毒器进行空气消毒。

4. 应配置足量的、方便取用的个人防护用品,如医用口罩、帽子、手套、护目镜、防护面罩、隔离衣等。医务人员应掌握防护用品的正确使用方法。医务人员进入重症监护病房区域要穿专用工作服,换鞋或穿鞋套,戴帽子、口罩,洗手,患有感染性疾病者不得进入。乙肝表面抗体阴性者,上岗前宜注射乙肝疫苗。

5. 区域划分规范,布局合理。具备足够的非接触性洗手设施和速干手消毒剂,单间病房每床 1 套,开放式病床至少每 2 床 1 套。

6. 加强医院感染管理:①重症监护病房地面、物体表面应保持清洁、干燥,每天清洁消毒 1~2 次,消毒时可使用含 1000~2000mg/L 季铵盐消毒液擦拭;②一般性诊疗器械(如听诊器、叩诊锤、手电筒、软尺等)宜专床专用,如交叉使用应一用一消毒;③呼吸机外壳及面板应每天清洁消毒 1~2 次,呼吸机外部管路及配件应一人一用一消毒/灭菌,长期使用者每周更换。呼吸机内部管路消毒按厂家说明书进行;④病人使用的便器及尿壶应专人专用,每天清洗、消毒;腹泻病人便器应一用一消毒;有条件医院宜使用专用便器清洗消毒器处理,一用一消毒。

7. 严格执行手卫生规范。严格执行预防与控制呼吸机相关性肺炎、中心静脉导管相关性血流感染、留置导尿管相关泌尿系感染的各项措施,加强耐药菌感染管理,对感染的高危因素实行监控。

8. 对感染病人应依据其传染途径实施相应的隔离措施,对经空气感染或特殊感染的病人安置在隔离房间,有条件的医院应安置在负压隔离病室进行隔离治疗,负压隔离病室气体交换每小时不少于6次。

9. 严格执行消毒隔离制度,应将感染、疑似感染与非感染病人分区安置,防止医院感染。对于特殊感染或多重耐药菌感染,严格执行消毒隔离措施。

10. 定期关注与感染相关的呼吸机相关性肺炎、中心静脉导管相关性血流感染和留置导尿管相关泌尿系感染等核心指标,加强对重症监护病房的护理核心指标质量管理与评价,从而持续改进护理质量。

11. 严格执行探视管理制度,限制探视时间和人数。探视人员进入重症监护病房宜穿专用探视服,更换专用鞋或穿鞋套。探视服专床专用,探视结束后清洗消毒。患有呼吸道感染性疾病的探视人员谢绝入内。探视者进入病房前后应洗手或用速干手消毒剂消毒双手。

(王 莹)

第三节 儿科病房的布局、设施及管理

儿科病房收治从出生28天以后至14岁的住院患儿。由于小儿正处于生长发育时期,生活自理能力和表达能力比较差,故儿科病房的建筑布局和病房管理要适合儿童心理、生理特点。

一、儿科病房的布局、设施

儿科病房应单独设置或设在住院楼的一层,病房有单独的出入口,除一般的建筑要求外,还应要求病室之间宜采用玻璃隔障,以便于观察患儿。窗户开启应限制角度,窗外应设护栏,以防发生意外。

电源开关应装在高处或装在壁盒内加锁。病室浴室、卫生间等设施满足患儿生活需求,并在病房一端可设儿童活动室,室内宽敞,阳光充足,布局符合儿童特点,备有小桌椅、电视及各种玩具。

小儿病房最适宜的床位数是30~40张。病房应根据小儿年龄特点及病种的不同合理安排床位,大病室可设4~6张,小病室设1~2张病床。

病床两侧应有床栏,可上下拉动。每张床单位占地面积为2m^2,床间距及床与窗台相距各1m。床头设有呼叫装置,每间病室均应设有洗手设施、夜间照明设施,方便照顾患儿。病房装饰适合儿童心理,减少恐惧感,以适应不同年龄、不同疾病患儿的需要。

二、儿科病房一般管理要求

1. 儿科病房环境应根据小儿特点,适当调节温湿度,注意通风、照明,并保持安静。儿童病室应保持在18~20℃,婴幼儿室温应在20~22℃,室内相对湿度应保持在55%~65%。

2. 儿科病房应当建立健全各项规章制度、岗位职责和本专科疾病护理常规、专业技术规范、操作规程并严格执行,保证医疗质量及医疗安全。

3. 由护士长领导下的科室质量管理组负责科室护理质量指标监管工作,并进行指标数据的分析、评价,达到持续改善的效果。

4. 加强急救药品管理,遵循"四定"原则,定人管理、定量储存、定位存放、定时清点,用后及时补充。仪器设备保持功能完好,定期检查维修保养。严格执行药品管理制度。

5. 严格执行交接班制度和查对制度,根据患儿的病情变化及时做好护理记录。

6. 严格执行消毒隔离制度以及无菌操作,预防医院感染。

(1)儿科病房应有消毒隔离设施,要严格执行清洁、消毒、隔离等制度。

（2）不同病种患儿应尽量分室护理。家长患感染性疾病时应禁止探视。

（3）病房中发现传染病患儿应及时隔离或转院，对患儿的污物、病室进行消毒处理。

7. 对患儿家属进行疾病知识和儿童护理的健康教育。

三、儿科病房安全管理要求

1. 儿科病床的床栏应超过婴幼儿站立时肩部的高度，离开患儿或操作完毕时及时拉好床栏，防止坠床，并注意勿挤伤患儿手脚。

2. 测量体重、身长时要将患儿扶好，患儿在治疗台上时，护士应在旁守护或正确使用约束带，防止坠床。

3. 婴儿户外活动及游戏时，应有专人带领，防止走失、跌伤或其他意外发生。

4. 护理操作要轻柔，特别是婴幼儿，不要硬拉，避免发生病理性骨折或脱臼。

5. 凡接触患儿眼、鼻、口等处的玻璃仪器的顶端应接橡皮管，避免直接接触。非治疗需要，患儿不得进入治疗室，药柜要加锁，防止患儿误服药物。

6. 护士在执行各项护理操作中严格执行操作规程，测量体温时护士应用手扶持，防止体温计折断或患儿将体温计放入口中咬破。

7. 危重患儿、新生儿盖被时切勿盖住口鼻，以防窒息。

8. 院外带入的玩具、物品及食品等要进行检查。凡不安全、不卫生的物品，如剪刀、锐器物品、子弹枪、有尖、有毛的玩具及易破损的玻璃物品不得带入。对豆类、瓜子、花生米等禁止家属带入病房，防止患儿吞食异物造成意外。

9. 热水、热饭、电源插座等危险品必须由护理人员妥善管理，勿让患儿任意接触。患儿不可进入污物间及开水间，以防意外或烫伤。

10. 病房中用于特殊情况的消防、照明器材应有固定位置，安全出口要保持通畅。病房阳台要加护栏,患儿不能单独到阳台或楼梯玩耍。

(邹 萍)

第四节 新生儿病房的布局、设施及管理

根据医院实际需要和区域卫生规划设置可酌情建立新生儿科、新生儿病区或新生儿病室。

一、新生儿病房的布局、设施

新生儿病房应收治从出生至出生后 28 天的新生儿。病房应设置方便患儿转运、检查和治疗的区域,接近产房、产科病房、手术室、医学影像科、化验室和血库等。病室床位空间应当满足患儿医疗救治的需要,救治单元每床净使用面积不少于 $6m^2$,间距不小于 1m;其他床位每床净使用面积不少于 $3m^2$,间距不小于 0.8m。每个床单位应配备新生儿监护仪、保温箱、辐射式抢救台、蓝光治疗仪、新生儿专用复苏囊与面罩和气管插管等基本设备及设施。有条件的医疗机构可以配备功能设备吊塔。

二、新生儿病房的管理要求

1. 足月儿室温为 22~24℃,相对湿度为 55%~65%;早产儿室温为 24~26℃,相对湿度为 60%~65%。

2. 新生儿病房护士要相对固定,经过新生儿专业理论和技术培训并考核合格。

3. 加强新生儿的安全管理

(1)新生儿急救物品(气管插管、仪器、氧气、药品等)齐备,定位放置,性能良好,处于备用状态。

(2)严格执行查对制度,如给新生儿治疗、沐浴、哺乳、出院时均

应严格核对腕带信息,严防抱错新生儿。

（3）新生儿保温箱每班应检查温湿度,湿化水量,有无漏电,发现异常及时停用。保温箱操作动作轻柔勿挤伤新生儿手脚。

（4）新生儿外出检查时应有家属陪同,医护人员全程陪护。

4. 加强新生儿病房医院感染预防与控制管理

（1）病房入口处应遵循洁污分开的原则,严格区域划分,进入科室的工作人员需洗手、穿工作服、穿鞋套后方可进入。

（2）新生儿病房应保持空气清新与流通,每日通风不少于 2 次,每次 15~30 分钟。有条件者可使用空气净化设备。

（3）新生儿病房环境、物品表面每日用 1000mg/L 季铵盐消毒液擦拭消毒,一桌一巾,各室擦拭布巾分开使用,清洗消毒分类晾干放置。

（4）使用中的新生儿床和保温箱内表面,日常清洁应以清水为主,不应使用任何消毒剂。新生儿保温箱表面及内壁、操作窗、水箱及出水口每天清洁擦拭,每天更换灭菌注射用水。连续使用保温箱时,应每周更换保温箱并终末消毒,终末消毒后应用清水彻底冲净,干燥备用。

（5）高危新生儿、特殊或不明原因感染新生儿,按传染病管理实施单间隔离、标识清晰,专人护理,采取相应消毒措施。

5. 凡患有呼吸道、胃肠道、皮肤黏膜、肝脏或其他可传染的感染性疾病者,均不得在新生儿病房工作。

6. 新生儿病房禁止家长探视。参观或实习人员需医院有关部门同意,更衣、更鞋、戴帽子、戴口罩、洗手方可进入。

三、新生儿病房的管理制度

（一）新生儿配奶制度

1. 新生儿科室应设有独立配奶间,保持适宜温湿度,非工作人员禁止进入。

2. 配奶间有专人负责,护士操作时应衣帽整洁,戴口罩,严格执行手卫生制度。有感染性疾病者不得入内。

3. 配奶间环境清洁、整齐,各类橱柜、操作台整洁,有专用的清洗池。

4. 各类配奶用物标记明确,定位保存,摆放整齐、有序,无菌物品与非无菌物品分类放置,无过期物品。

5. 使用的奶粉开封后标记开启时间,14 天内有效,注意干燥避光保存,如有潮湿或污染应弃去。

6. 配奶用水为新制备的白开水,水温在 38~40℃ 左右。储水容器每次用后清洁,每日消毒一次。

7. 严格按照医嘱计算奶量,保证热卡准确,奶品现用现配,操作过程中注意避免污染。

8. 新生儿奶具一人一用,严禁重复使用,用毕及时收回,统一处理,剩余奶及时弃去。

9. 配奶用具每次使用后清洗灭菌后备用,奶粉勺使用后保持清洁,干燥并单独放置。

10. 新生儿病房环境每周彻底清洁 1 次,每月对空气、物体表面及操作人员手进行环境卫生学监测并有记录。

(二)新生儿腕带管理制度

1. 新生儿出生常规处理后,护士根据病历填写新生儿双腕带信息(产妇信息),双人核对后,逐一与产妇或其家属进行再次核对,确认无误后立即佩戴双腕带。腕带信息必须保证准确无误,注明产妇姓名、病案号及新生儿性别及出生日期。书写腕带信息时必须字迹清楚,使用不褪色笔。

2. 新生儿住院期间必须佩戴腕带。腕带松紧适宜,脱落应及时重新固定。若腕带损坏或丢失时,仍需要双人按以上方法核对后立即补戴。

3. 新生儿入室时,交接双方严格查对新生儿基本信息与腕带和新生儿出生记录是否一致,并做好交接记录。

4. 每次护理及操作前后,严格核对新生儿腕带、腰牌及床头卡,确保新生儿信息准确无误。

5. 新生儿腕带信息字迹模糊需更换时,应由两名护士共同核对后完成,并做好记录。

6. 做好产妇及家属的宣教工作,保证腕带常规佩戴,便于新生儿身份识别。

7. 出院新生儿应严格核对腕带所有信息,准确无误后方可摘掉并统一回收处理。

(邹 萍)

第五节　产科病房的布局、设施及管理

产科病房应注重孕产妇这一特殊人群的人文关怀,环境布局满足其需求并制定完善的管理要求及制度,保障孕产妇安全。

一、产科病房的布局设施、管理要求及管理制度

（一）产科病房的布局、设施

产科病房应与产房隔开,以免影响休息。病房分为待产室、生理性产科病房、病理性产科病房、家庭化病房、产科宣教室。根据新生儿护理要求,附设有新生儿治疗室、沐浴室、配奶室等,要求布局合理、专室专用。

1. 待产室　待产室应靠近产房,室内床位以 1~4 张为宜,每床使用面积不少于 $6m^2$。墙壁一侧装有扶手栏,供产妇走动时使用。室内设卫生间,备有中心供氧装置、血压计、听诊器、多普勒胎心仪、胎儿监护仪、骨盆测量仪、一次性手套等。室内墙上可根据产妇心理、生理特点张贴或悬挂健康教育图片,播放舒缓、轻柔的音乐,努力为产妇营造一个温馨、舒适、宁静的环境。

2. 生理性产科病房 生理性产科病房实行母婴同室,条件允许以放置 1~2 张床为宜。母婴同室应配有同一水平位的母、婴床,每一产妇与新生儿为一护理单元,其面积不可少于 $6m^2$。要求室内布局设计人性化、温馨、舒适、安全、注重保护孕产妇隐私。空气流通、温度湿度适宜。室内应备有中心供氧及中心吸引装置、温控设施、非接触式洗手设施、床头对讲系统及夜间照明装置等,并配有卫生间、电视机等。

3. 病理性产科病房 病理性产科病房可根据医院性质设若干病房,每室以放置病床 1~2 张床为宜,为妊娠期特发病及产科危重症病人或隔离病人使用。室内环境及设备除与生理性产科病房相同外,另备有心电监护仪、胎儿监护仪及抢救物品等。

4. 家化病房 随着人们观念的转变,有条件的医院可设家庭化母婴同室。室内设备除按母婴同室要求外,还应备有沙发、冰箱、电视及生活用品等。

5. 产前宣教室 产前宣教室是对产妇及家属进行健康宣教的场所。室内宜暖色调,室温 22~24℃,配备调温设施、电视、可移动桌椅等。墙壁可悬挂与产妇健康宣教、康复训练、母乳喂养护理等相关的图片并备有宣教手册。

6. 新生儿治疗室 新生儿治疗室备有疫苗专用冰箱,严格管理、标识清楚。卡介苗按照高危药品管理原则,有醒目警示标识并与乙肝疫苗分别放置。每日两次记录冰箱温度(2~8℃),并做好交接。

7. 新生儿沐浴室 新生儿沐浴室可作为新生儿沐浴及护理脐带、眼、口腔时所用。必须备有温控设施,沐浴室温 26~28℃。室内设有浴池、冷热水供应装置、操作台、婴儿磅秤等,有条件者备有婴儿辐射保暖台。新生儿沐浴也可以在母婴室进行,但要保证沐浴的室温要求。

8. 新生儿配奶室要求详见本章第四节"新生儿配奶制度"内容。

（二）产科病房管理要求

1. 人员编制 除按普通病房的人员编制外,产科病房护理人员还要根据母乳喂养的需求,母婴同室护士与床位比至少为 0.6∶1。产科护士应当接受定期培训,熟练掌握产科专业护理常规、流程与操作规范,并具备新生儿疾病早期症状的识别能力。

2. 产科病房的质量管理

(1)孕产妇入院及时进行评估。产科入院评估表(表 2-3-1)适用于非高危孕产妇入院时评估,产科高危入院评估表(表 2-3-2)适用于高危孕妇入院时全面评估。

(2)加强对孕、产妇的观察及护理。

①提供生理、心理、体力、精神全方位的支持,鼓励孕产妇建立分娩的信心。

②待产过程中鼓励自由体位,并保持口服营养摄入。

③严密观察产程进展,全面评估产妇及胎儿情况,监护母婴状况,及早发现异常,及早请示医师,及早处理。

④待产须交班的孕妇观察并记录产前护理记录单(表 2-3-3),正常情况每班交班前应有完整的评估记录。

⑤提供分娩镇痛服务。

⑥自然分娩产后 12 小时,剖腹产后 24 小时严密观察并有观察记录(表 2-3-4、表 2-3-5),均以产妇返回病房时间界定为记录开始的时间。正常情况每 3~4 小时记录一次,每班交班前应有完整的评估记录。当病情变化或出现异常、特殊情况随时填写记录。

⑦密切关注产妇产后第一次坐起,第一次下床,第一次小便,并给予床旁护理。避免产妇意外伤害的发生。

⑧防止尿路感染,密切观察产后及术后尿潴留情况,严格执行会阴护理常规,每日 2 次进行会阴冲洗或擦洗,保持会阴清洁。会阴有缝线者,应每天观察伤口愈合情况及分泌物,并嘱产妇向会阴伤口对侧卧位。

⑨做好乳房护理,协助产妇每天用清水清洗乳房,并对乳头平坦、凹陷、皲裂及乳腺管阻塞等进行相应护理,防止乳腺炎的发生。

表2-3-1 产科入院评估表

姓名_____ 年龄_____ 床号_____ 病案号_____

一、一般资料

入院时间:_____年____月____日_____时　　　　入院方式:□步行 □轮椅 □平车

入院诊断:_____

孕产史:_____ 末次月经:_____ 预产期:_____

既往史: □否认 □有_____

过敏史: □否认 □有_____

宗教信仰:□无 □有_____

二、社会评估

职业_____ 民族_____ 文化程度_____ 育有____子____女

籍贯 □本市 □外埠

费用来源:□自费 □医保 □生育险 □商业保险 □其他_____

三、身体评估

T____℃ P____次/分 R____次/分 BP____mmHg 身高____cm 体重____kg

营养状况:□良好 □消瘦 □肥胖 □其他_____

水肿:□无 □有(□+ □++ □+++ □++++)

乳房:□发育正常 □乳头凹陷 □乳头扁平 □其他_____

腹型:□膨隆 □悬垂腹

子宫收缩:□无 □不规则 □规则

胎先露:□头 □臀 □足 □其他_____

胎方位:_____

胎心音:_____次/分

胎膜:□未破 □已破

胎动数:□正常 □增加 □减少

外阴情况:□正常 □水肿 □炎症 □静脉曲张

见红:□无 □有

阴道出血:□无 □有

四、心理评估

□开朗 □焦虑 □恐惧 □抑郁 □其他_____

责任护士签字:_____

表 2-3-2　产科高危入院评估表

姓名＿＿＿＿＿　　　年龄＿＿＿＿＿　　　床号＿＿＿＿＿　　　病案号＿＿＿＿＿

一、一般资料

入院时间：＿＿＿年＿＿月＿＿日＿＿时　　　入院方式：□步行　□轮椅　□平车

入院诊断：＿＿＿＿＿＿＿＿＿＿＿＿＿＿＿＿＿＿＿＿＿＿＿＿＿＿＿＿

孕产史：＿＿＿＿＿＿＿＿　　末次月经：＿＿＿＿＿＿＿　　预产期：＿＿＿＿＿＿＿

既往史：□否认　□有＿＿＿＿＿＿＿　　家族史：□否认　□有＿＿＿＿＿＿＿

过敏史：□否认　□有＿＿＿＿＿＿＿　　宗教信仰：□无　□有＿＿＿＿＿＿＿

不适主诉：□无　□有＿＿＿＿＿＿＿＿＿＿＿＿＿＿＿＿＿＿＿＿＿＿＿

二、社会评估

职业＿＿＿＿＿　　　民族＿＿＿＿＿　　　文化程度＿＿＿＿＿　　　育有＿＿子＿＿女

籍贯　□本市　□外埠

费用来源：□自费　□医保　□生育险　□商业保险　□其他＿＿＿＿＿

三、身体评估

T ＿＿℃　P ＿＿次／分　R ＿＿次／分　BP ＿＿mmHg　身高＿＿cm　体重＿＿kg

意识状态：□清醒　□嗜睡　□意识模糊　□昏睡　□浅昏迷　□深昏迷　□谵妄

皮肤情况：□正常　□潮红　□苍白　□发绀　□黄疸　□出血点　□湿疹　□皮疹

　　　　　□痒疹　□其他＿＿＿＿＿

　　　　　□完整　□破损　□压疮　压疮分期：□Ⅰ期　□Ⅱ期　□Ⅲ期

　　　　　　　　　　　　　　　　　□Ⅳ期　部位＿＿＿＿　面积＿＿＿＿cm

营养状况：□良好　　□消瘦　　□肥胖　□其他＿＿＿＿＿

水肿：□无　　□有(□+　□++　□+++　□++++)

乳房：□发育正常　□乳头凹陷　□乳头扁平　□其他＿＿＿＿＿

腹型：□膨隆　□悬垂腹　　　　　　　子宫收缩：□无　□不规则　□规则

胎先露：□头　□臀　□足　□其他＿＿＿＿　胎方位：＿＿＿＿　胎心音：＿＿＿＿次／分

胎膜：□未破　□已破　　　　　　　胎动数：□正常　□增加　□减少

外阴情况：□正常　□水肿　□炎症　□静脉曲张　见红：□无　　□有

阴道出血：□无　□有

饮食：□普食　□低盐碱饮食　□糖尿病饮食　□半流　□流质　□其他＿＿＿＿＿

排尿：□正常　□尿频　□多尿　□少尿　□置尿管

排便：□正常　□便秘　□腹泻

睡眠：□良好　□入睡困难　□易醒　□多梦

四、心理评估

□开朗 □焦虑 □恐惧 □抑郁 □其他_____

五、危险因素评估

可根据孕产妇情况酌情进行危险因素评估(如压疮、跌倒、坠床等),在评估基础上重在临床护理措施的落实,后附部分评估表仅供参考。

责任护士签字:_____

⑩产后鼓励产妇尽早活动,以利于产妇子宫复旧,并预防产后下肢深静脉栓塞。保证产妇产后休息和营养,产妇每日应进餐 4~5 次,指导并协助产妇按婴儿需要哺乳。出院时做好出院护理及指导(表 2-3-6)。

(3)有明确的质量安全指标。

(4)有针对性地开展健康教育:①孕期教育;②母婴同室健康教育;③母乳喂养宣教及母乳喂养指导;④鼓励父母参与新生儿护理教育;⑤新生儿常见问题预见性宣教(新生儿黄疸、新生儿低血糖、新生儿呕吐、新生儿皮肤问题、新生儿头皮血肿等)。

(5)新生儿观察护理

①新生儿为一级护理,应定时巡视病房,严密观察并记录新生儿护理记录单(表 2-3-7)。一般情况下每 3~4 小时记录一次,每班交班前应有完整的评估观察记录。当病情变化或出现异常、特殊情况随时填写记录。

②母婴室实行责任护士母婴一体化管理,全面履行护理职责,为孕产妇、新生儿提供全程、全面、专业、人性化的优质护理服务。

③新生儿出生后护士应认真检查其全身情况及有无畸形,检查脐带有无渗血,发现特殊情况及时通知医师。新生儿身上的血渍应用温水(38~40℃)和灭菌毛巾轻轻擦拭干净,皮肤皱褶处胎脂则用无菌油棉块擦拭干净,擦浴前后应测体温。护理过程中应观察新生儿一般情况(呼吸、皮色、肌张力等)并注意保温。出生 24 小时内注意观察有无大小便。

表 2-3-3 产前护理记录单

姓名_____ 年龄_____ 床号_____ 病案号_____ 诊断_____ 入院时间： 年 月 日 点 分

日期	时间	生命体征				胎方位	胎心音(次/分)	自诉胎动			胎膜		羊水			子宫收缩			阴道出血		病情记录	签名
		T ℃	P 次/分	R 次/分	Bp mmHg			正常	增加	减少	未破	已破 清亮	Ⅰ度	Ⅱ度	Ⅲ度	无	不规则	规则	无	有		

姓名____　　年龄____　　床号____　　诊断____　　病案号____

手术时间：____年__月__日__时__分　　新生儿体重____g

表 2-3-4　剖宫产术后护理记录单

日期	时间	生命体征					宫底高度	宫缩情况		按摩子宫	阴道出血量(mL)	腹部情况					会阴护理	尿管		乳房情况			乳房护理		镇痛泵使用		病情记录	签名
		T ℃	P 次/分	R 次/分	Bp mmHg	SpO$_2$ %		硬	软			伤口干燥	伤口渗血	腹痛	腹胀	排气	擦/冲洗	留置尿管	拔除尿管	无泌乳	泌乳	胀痛	热敷	按摩	是	否		

表2-3-5 阴道分娩护理记录单

姓名＿＿＿＿ 床号＿＿＿＿ 年龄＿＿＿＿ 病案号＿＿＿＿

分娩时间：＿＿年＿月＿日＿时 新生儿体重＿＿g 诊断＿＿＿＿ 分娩方式 1.顺产 2.产钳 3.臀(助、牵引) 会阴(1.完整 2.侧切 3.裂伤)

日期	时间	生命体征				宫缩情况				阴道出血量(ml)	会阴情况				会阴护理		小便自解(ml)	肛门坠胀		乳房情况			乳房护理		病情记录	签名
		T ℃	P 次/分	R 次/分	Bp mmHg	宫底高度	软	硬	按摩子宫		伤口干燥	疼痛	水肿	血肿	擦/冲洗	湿敷		有	无	无泌乳	泌乳	胀痛	热敷	按摩		

说明：1.记录时阴性体征以"√"表示,涉及具体数值的以客观、准确的数字体现 2.宫底高度:脐上(+)、脐下(-)、脐平(=0)

表 2-3-6 产科出院护理记录单

姓名_____ 年龄_____ 床号_____ 病案号_____

出院时间：_____年___月___日___时___分

产后天数（天）	恶露		喂养情况			出院指导						签名
	正常	其他	纯母乳喂养	人工喂养	混合喂养	42天复查	饮食指导	卫生指导	避孕指导	母乳喂养指导	新生儿护理指导	

④按要求接种乙肝疫苗、卡介苗,遵照原卫生部《新生儿疾病筛查技术规范》做好新生儿各项筛查工作。

⑤阴道分娩的新生儿于出生后 30 分钟内与母亲进行肌肤接触及早吸吮;剖宫产分娩的新生儿待产妇清醒后,新生儿与母亲进行肌肤接触及早吸吮。新生儿出生 24 小时后可以做抚触。

⑥每日测量 2 次体温,若体温超过 37.5℃ 或低于 36℃ 时每 4 小时测量体温一次。

⑦每日新生儿称体重一次,观察其体重变化及大小便情况,评估喂养状况。

⑧新生儿沐浴每日一次,室温应保持在 26～28℃,水温以 38～40℃ 为宜。保证浴盆一人一用一消毒,浴巾一人一用一灭菌。每日沐浴后更换被服,清洗消毒后备用。

⑨新生儿脐带处理每日一次,沐浴后进行,通常用 75% 医用酒精消毒脐带断端及脐轮,以保持干燥,使用尿布时切勿超过脐部,以防尿粪污染脐部。

⑩新生儿眼睛护理每日一次,沐浴后用生理盐水棉签轻轻擦拭双眼,必要时遵医嘱滴眼药。

⑪新生儿臀部护理:新生儿每次大便后用温水清洗臀部,擦干后也可涂凡士林等护臀油,尿布松紧适中,及时更换尿布。

表2-3-7　新生儿护理记录单

母亲姓名＿＿＿＿　年龄＿＿＿＿　床号＿＿＿＿　病案号＿＿＿＿

出生时间＿＿年＿＿月＿＿日＿＿时＿＿分　生后评分＿＿分　出生方式(1. 剖宫产　2. 顺产　3. 产钳　4. 臀(助、牵引))　婴儿性别(1. 男　2. 女)：＿＿＿＿

出生体重＿＿＿克　出生血糖＿＿＿mmol/L　孕期合并症\并发症：＿＿＿＿

日期	时间	体重	体温	呼吸		面色		皮肤		脐带						臀部		入量		出量(第1次大小便请注明)		◆喂养后反应	病情记录	签字
				平稳	◆异常	红润	◆异常	正常	◆异常	干	湿	渗血	渗液	正常	红	正常	红	母乳(次)	◆加奶(ml)	大便(次)	小便(次)			

◆呼吸异常：鼻翼煽动　呻吟　三凹征　其他(准确描述)　　◆面色异常：黄染　发绀　青紫　苍白　其他(准确描述)　　◆皮肤异常：皮疹　红斑　其他(准确描述)

◆加奶：人工喂养须遵医嘱执行并记录　　◆喂养后反应：溢奶　恶心　呕吐　腹胀　其他(准确描述)

⑫新生儿皮肤护理：沐浴、擦浴时用软无菌毛巾，各项护理操作轻柔。每天注意观察婴儿的皮肤情况，一旦发现脓疱疮应立即采取隔离护理。

⑬严格执行母乳喂养有关规定。合理喂养，尽早开奶可防止新生儿低血糖，并有利于维持体温，喂奶后轻拍背部驱气，然后取右侧卧位。

3. 产科病房的安全管理

（1）产科安全管理相关规定

①严禁任何人私自将住院新生儿带离病区。

②对于无监护人的新生儿，要按照有关规定报告公安和民政等部门妥善安置，并记录安置结果。

③严禁倒卖和泄露产妇和新生儿相关信息。

④对于死胎和死婴，医院应当与产妇或其他监护人沟通确认，并加强管理，严禁按医疗废物处理死胎、死婴。

⑤对于有传染性疾病的死胎、死婴，经医院征得产妇或其他监护人等同意后，产妇或其他监护人等应当在医疗文书上签字并配合办理相关手续。医院应当按照《传染病防治法》《殡葬管理条例》等妥善处理，不得交由产妇或其他监护人等自行处理。

⑥胎盘及附属物处理遵照市妇幼规定要求，各环节交接记录必须完整。

（2）新生儿安全管理

①新生儿出生后，及时将其右脚印和母亲右食指印印在婴儿出生记录单上。新生儿须佩戴双腕带，写有母亲姓名、病案号、新生儿性别及出生日期。新生儿腕带一经佩戴住院期间不得随意取下、涂改，如有损坏、丢失，应当及时补办，并认真核对，确认无误。

②新生儿床宜平行放在产妇床的一侧，便于观察，周围环境安全。新生儿床配有床围，床上不得放置危险物品。

③院内应当加强母婴同室陪护和探视管理。住院期间产妇或家

属未经许可不得擅自抱新生儿离开母婴同室区。

④责任护士按护理要求定时巡视病房,并向产妇及家属做好健康教育及安全宣教工作,提高产妇和家属安全防范意识以及对新生儿的监护意识。

⑤严格执行岗位责任,落实新生儿各项安全管理制度和各环节交接流程,杜绝新生儿错抱和(或)丢失事件的发生,确保新生儿安全。

新生儿入母婴室时责任护士应与产妇家属履行交接程序、因医疗或护理工作需要新生儿与其母亲暂时分离时应由责任护士与产妇或直系家属履行交接程序(如与直系家属交接须确认家属身份),填写新生儿交接记录一(护士与产妇/家属交接)并双签字(表2-3-8)。

新生儿转入、转出时应由医师/责任护士双方交接,填写新生儿交接记录二(医护人员交接)并双签字(表2-3-9)。

新生儿出入病房时,工作人员要对接送人员和出入时间进行登记,并对接收人员身份进行有效识别。

⑥严格执行新生儿出、入院交接流程。新生儿出、入院应当由医护人员对其陪护家属身份进行验证后,由医护人员和家属签字确认,并记录新生儿出入院时间。

⑦各项治疗护理严格执行查对制度。

⑧建立病区质量管理追溯制度,完善质量过程和关键环节管理。

⑨院内应有新生儿防盗措施。

⑩院内应当制定消防应急预案,定期开展安全隐患排查和应急演练。加强医院感染管理,降低医院感染发生风险。

(三)产科病房的管理制度

1. 产科消毒隔离制度

(1)病室环境清洁、整齐、布局合理、设置规范、定时通风。室内温度 22~24℃,相对湿度 55%~65%。

(2)有健全的产科医院感染防控措施,严格执行消毒隔离制度,防止医院感染。

表 2-3-8 新生儿交接记录一（护士与产妇/家属交接）

产妇姓名_____ 新生儿性别_____ 床号_____ 病案号_____

	身份识别				分娩方式:□阴道分娩 □剖宫产						
新生儿入室交接	腕带信息准确：□是 □否				物品齐全:□是 □否						
	床头牌信息准确:□是 □否				新生儿直系家属签字:						
	腰牌信息准确: □是 □否				责任护士签字:						
	交接日期、时间:				备注:						

	交接日期	腕带		母婴暂分离				分离时间	签字		交于母亲时间	签字	
		有√	无×	治疗	护理	检查	转科		产妇	责护		产妇	责护
母婴分离交接													

	身份核对		一般情况		接种情况	
新生儿出院交接	腕带信息完整准确:□是 □否		面色:□红润 □发绀		卡介苗:□是 □否	
	床头牌信息完整准确:□是 □否		皮肤 :□正常 □皮疹 □红斑		乙肝疫苗:□是 □否	
	腰牌信息完整准确: □是 □否		脐带:□干燥 □渗液		疫苗接种本:□有 □无	
			臀红:□有 □无		卡介苗接种证:□有 □无	
	备注:					
	产妇签字: 责任护士签字: 交接日期、时间:					

表2-3-9　新生儿交接记录二（医护人员交接）

产妇姓名＿＿＿＿＿　　新生儿性别＿＿＿＿＿　　床号＿＿＿＿＿　　病案号＿＿＿＿＿

产房/手术室与母婴同室/新生儿室医护交接	身份核对	腕带信息完整准确：□是　□否 床头牌信息完整准确：□是　□否 腰牌信息完整准确：□是　□否	一般情况	呼吸：□平稳　□困难 肌张力：□正常　□减弱　□增强 面色：□红润　□发绀　□青紫　□苍白 头颅：□正常　□变形　□水肿　□血肿 脐带：□干燥　□渗血　□渗液 皮肤：□正常　□破损　□脱皮　□红斑 　　　□瘀斑　□皮疹
	疫苗接种	卡介苗：□是　□否 乙肝疫苗：□是　□否		胎便：□有　□无　　小便：□有　□无 血糖值：＿＿＿＿＿
	双方签字	转出科室：　　　　　　　医生/责任护士签字： 转入科室：　　　　　　　医生/责任护士签字：　　　　　日期、时间：		
	特殊事项：			
转科交接	身份核对	腕带信息完整准确：□是　□否 床头牌信息完整准确：□是　□否 腰牌信息完整准确：　□是　□否	疫苗接种	卡介苗：□是　□否 乙肝疫苗：□是　□否
	一般情况	呼吸：□平稳　□困难　　　　　　　肌张力：□正常　□减弱　□增强 面色：□红润　□黄染　□发绀　□青紫　□苍白 头颅：□正常　□变形　□水肿　□血肿 脐带：□干燥　□渗血　□渗液　　　　喂养：□耐受　□不耐受 皮肤：□正常　□破损　□脱皮　□红斑　□瘀斑　□黄染　□皮疹 胎便：□有　□无　　　　　　　小便：□有　□无 血糖值：＿＿＿＿＿		
	双方签字	转出科室：　　　　　　　医生/责任护士签字： 转入科室：　　　　　　　医生/责任护士签字：　　　　　日期、时间：		
	特殊事项：			
转科交接	身份核对	腕带信息完整准确：□是　□否 床头牌信息完整准确：□是　□否 腰牌信息完整准确：　□是　□否	疫苗接种	卡介苗：□是　□否 乙肝疫苗：□是　□否
	一般情况	呼吸：□平稳　□困难　　　　　　　肌张力：□正常　□减弱　□增强 面色：□红润　□黄染　□发绀　□青紫　□苍白 头颅：□正常　□变形　□水肿　□血肿 脐带：□干燥　□渗血　□渗液　　　　喂养：□耐受　□不耐受 皮肤：□正常　□破损　□脱皮　□红斑　□淤斑　□黄染　□皮疹 胎便：□有　□无　　　　　　　小便：□有　□无 血糖值：＿＿＿＿＿		
	双方签字	转出科室：　　　　　　　医生/责任护士签字： 转入科室：　　　　　　　医生/责任护士签字：　　　　　日期、时间：		
	特殊事项：			

（3）每天做好各病房清洁卫生及消毒工作。

（4）限制陪伴探视人数,严禁患有呼吸道疾病、消化道疾病、感染性疾病、皮肤化脓性疾病的工作人员和陪伴探视人员进入母婴同室。

（5）新生儿物品严格消毒,各类物品应做到一婴一用一消毒。新生儿被服、护理用物（沐浴用物）病区统一管理。

（6）患有传染性疾病孕产妇应进入隔离病室,其用物处理应遵守特殊感染物品的处置要求及医疗废物处置有关规定。

（7）病房所有物品的处理应符合消毒规范要求及医疗废物处理原则。

2. 新生儿腕带管理制度及配奶制度详见本章第四节"新生儿病房的管理制度"内容。

二、产房的布局设施、管理要求及管理制度

（一）产房的布局、设施

产房与产科病房、新生儿病房和手术室相邻近,相对独立,便于管理,产房总面积应在 100m² 以上。环境清洁、安静,光线充足,空气流通。产房应有独立的产科手术室或产房有到达手术室的快速通道。产房结构可为 U 形或走廊式,应设双通道,有条件的医院应设三条通道,即病人通道、工作人员通道、污物通道,保证洁污合理分流。病人通道宜靠近待产室,工作人员通道应靠近更衣室,污物通道以使污物直接从外走廊运出。有条件的医院开设家庭式一体化产房,用于产妇待产、分娩、产后康复至出院的全过程。产房布局合理,严格划分三区,即非限制区、半限制区和限制区,区域之间应用门隔开。非限制区包括更鞋区、更衣室、办公生活区、污物处理区等。半限制区为辅助区域,包括临产室、敷料准备间、器械清洗室等。限制区包括分娩室、隔离分娩室、刷手间、无菌物品存放间等。

1. 临产室 凡孕妇已进入第一产程,均应送入临产室。临产室应靠近分娩室与办公室,室内床位不宜过多,以 1～4 张为宜,并设办

公桌、椅,备有中心供氧装置、多普勒胎心仪、胎儿监护仪、血压计、听诊器、一次性手套等。有条件的医院临产室内可配置导乐仪、分娩球椅等,可供产妇在选择不同体位及分娩镇痛时使用。

2. 敷料准备间　此室应设工作台、推车、敷料柜、器械物品柜/架。专为器械擦洗、敷料、器械打包,等待送消毒、灭菌的准备工作。

3. 洗涤间　用于器械的清洗,室内设洗涤池及各种用物初步处理的设施。

4. 正常分娩室　分娩室宜设一张产床,面积不少于 $25m^2$,产房墙壁、天花板、地面应无裂缝,表面光滑,便于清洁和消毒。室内应有调温设施、空气消毒装置。室内温度保持 24～26℃ ,相对湿度 55%～65% 。室内设无菌器械柜、无菌敷料柜、药品柜、手术器械台、新生儿辐射抢救台、无影灯、婴儿磅秤、中心供氧及中心吸引装置、多普勒胎心仪、心电监护仪、心电图及复苏装置等。分娩室的门应处于关闭状态,每次接产后及时对物表、仪器、地面等进行清洁消毒。

5. 隔离分娩室　设于分娩室的入口端,设备简单,根据标准预防的原则和疾病的传播途径,采取相应的消毒隔离措施。其用物处理符合特殊感染物品的处置要求及医疗废物处理有关规定。

6. 刷手间　设在分娩室之间(两室间用玻璃相隔便于观察),应能容纳 2～3 人同时洗手,配备非接触式洗手设施。

7. 无菌物品存放间　设有物品架和柜,贮藏已灭菌的产包及各种器械与敷料,有控温抽湿设备。

(二)产房管理要求

1. 产房的人员管理

(1)产房应根据医院分娩量配备足够数量的助产士,助产士的培养周期长,应考虑助产士梯队的培养。

(2)助产士资质:助产士应具有国家认可的大专及以上专业学历,取得护士执业资格,并经培训考核,获得助产技术合格证书。助产士每年应接受理论及助产技术业务培训,知晓本岗位履职要求。

（3）助产士脱离助产专业岗位2年以上者,需重新接受理论及助产技术岗位培训与考核,经考核合格方可上岗。

（4）分娩室实行24小时负责制,每例接产时必须由2名以上具备新生儿复苏技能的助产技术人员在场,高危妊娠分娩时必须有产科医师和新生儿医师在场。

2. 产房的质量管理

（1）产房环境整洁、安静、舒适、安全,各种物品放置规范有序。

（2）有健全的规章制度、护理常规、技术操作常规及流程、岗位职责,并严格执行以确保母婴安全。

（3）进入产房的医护人员必须洗手、更衣、更鞋、戴口罩及帽子,严格控制入室人员数量。

（4）产妇及新生儿各种抢救物品、药品及产房内仪器设备,定位放置,性能良好,每班交接,保证良好备用状态。

（5）严格执行空气及各类物品的消毒隔离制度,防止医院感染。每月按要求进行环境卫生学监测(物体表面、手、空气)。

（6）凡产妇合并传染病者按隔离病人处理,进入隔离产房分娩。

（7）产房所有物品的处理符合消毒规范的要求及医疗废物处理原则。

（8）助产人员熟悉并掌握本岗位风险防范及应急预案。分娩前由具有法定资质的医师和助产人员按照制度、程序进行母婴再评估/诊断。

（9）产程质量管理

①实行一对一产程护理,鼓励自由体位,适时提供分娩镇痛,促进自然分娩。

②严密观察产程进展,宫缩、宫口、胎膜破裂、胎先露下降、胎心及胎动的变化等,正确绘制产程图,识别高危因素,发现异常及时通知医师。

③应用缩宫素时严格掌握适应证与禁忌证,正确执行医嘱,专人

负责观察并记录。

④指导产妇正确的屏气用力方法,禁止在腹部加压。

⑤适度保护会阴,严格控制会阴侧切术。

⑥准确评估出血量,方法有:称重法、容积法、面积法及休克指数法等。

⑦产后2小时观察产妇血压、脉搏、血氧饱和度、子宫底高度、阴道出血量、膀胱充盈度及会阴伤口情况。

3. 产房的安全管理

(1)新生儿安全管理

①有在产台上用消毒纱布擦净新生儿皮肤上的羊水和血渍,戴帽子等预防新生儿散热措施。

②观察新生儿精神状态、皮肤颜色、哭声、呼吸、肌张力等,准确进行 APGAR 评分。

③正确结扎脐带,防止新生儿脐带出血。

④指导母乳喂养,进行母婴皮肤接触,完成早吸吮,促进早开奶。

⑤严格执行新生儿及产妇身份识别制度。

⑥严格执行新生儿交接制度并填写交接记录。产房助产士、母婴同室责任护士、家属共同核对新生儿身份,查看新生儿腕带信息,核对母亲姓名、病案号、新生儿性别、出生日期及时间。

(2)孕产妇安全管理

①产妇进入产房,贵重物品交给家属保管并做好各项安全宣教工作。

②产妇进入产程后,有专人护理。

③产程中需要用药,须严格执行查对制度。

④分娩后产妇在产房观察2小时无异常,用平车送入病房,与责任护士进行床旁交接,认真填写交接记录。

⑤做好各种物品、设备的管理、保养工作,如平车、设备维修,氧气的安全管理等,确保有效、安全使用。

（三）产房消毒隔离制度

1. 凡入室者必须在指定区域内更换衣服、戴口罩、帽子及产房专用鞋。外出应更换外出衣、鞋。

2. 产房地面应防滑，地面不能布电线、网线，以便地面进行清洁消毒。

3. 严格执行空气及各类物品的消毒隔离制度，防止医院感染。

4. 每月按要求进行环境卫生学监测（无菌物品、物体表面、手、空气细菌监测）及咽的细菌培养，并有检验报告单及完整记录。

5. 患有皮肤疾病处于感染期的工作人员暂调离产房。呼吸道感染者若进入应戴双层口罩。

6. 临产室应经常保持安静、整洁，产妇入临产室必须更换病人衣裤和鞋。

7. 凡产妇合并感染或传染病者，按隔离病人处理，应在隔离分娩室分娩，所有用物均按消毒灭菌常规处理，产妇离开分娩室后，必须用消毒液擦拭室内所有物体表面及地面，并进行空气消毒，然后通风。

8. 每次分娩结束，应及时整理、清洁、消毒产床及使用后的物品，符合消毒规范。

（叶 朝）

第六节 康复病房的布局、设施及管理

康复病房是残疾病人进行治疗和部分功能训练的场所。随着我国进入老龄化社会和人们对医疗需求的不断提高，专业化、系统化的康复治疗需求日益增加。因此，康复病房的布局设施要适应康复病人的需要，以无障碍、方便、实用为原则，并通过科学的管理保证康复护理质量，达到提高病人生活质量、使其回归社会的康复目标。

一、康复病房的布局、设施

康复病房的整体环境应安静舒适,宽敞明亮,还应满足病人安全的需要。

入住康复病房的病人都有不同程度的功能障碍,因此应重点体现的是人性化及无障碍设计理念。

1. 康复病室配套设施应以"无障碍环境"为原则,使用自动门、推拉门或平门,避免使用弹簧门,门槛高度应以斜面过渡,走廊要有扶手,地面应注意防滑。例如以坡道取代阶梯,坡道的坡度为5°,宽度不小于1m。各种开关、按钮、门把手、桌面及洗手池等高度均应低于一般高度,距地面不超过92cm,以适应乘坐轮椅的病人使用。窗户亦应低于一般高度,并采用推杆或把柄,以方便病人开关。

2. 康复病室床位数的设置应为医院总床数的2%~5%,每间病室可以设置1~4张床,每张病床净使用面积不少于6m²,两床之间的距离不能小于1.2m,便于轮椅回旋、进出。病床的高度应与轮椅相同,通常为52~55cm,以利于病人移动。病床两侧要有扶手,以便于病人起床。病床旁放置一张可移动的桌子,便于病人在床上进行简单的取物动作。

3. 病室内设有沐浴间、卫生间,浴盆或沐浴间有扶手或坐椅,以防病人滑倒。病室内备有自动或助动装置,如轮椅、助行器、拐杖、假肢矫正器、支架、足踏板、牵引设备、砂袋、抬举器以及理疗设备等。病室床头、走廊、卫生间、淋浴间均应安装呼叫装置,以备病人急需。应增设盲人路标、指示牌等,以便失明者辨认方向。

4. 随着康复需求的日益增加,康复病房还应设有各种治疗室,如运动治疗室、作业治疗室、物理治疗室、语言心理治疗室等,还可以设立阅览室、娱乐室等。除病室外其他附属间与普通病房相同。

二、康复病房的管理要求

康复病房的管理除按照普通病房的管理要求外,还必须做到以下几点:

1. 康复病房应配备足够数量、受过专业培训,且掌握康复护理学理论知识的护理人员。

2. 积极为病人创造一个适宜康复治疗的良好环境,使康复病人的心理、身体和精神处于最佳状态。

3. 语言障碍者应避免安置在同一病室,以免影响相互间的信息交流及语言训练。视力障碍者应避免地面及空间放置障碍物,室内物品摆放要合理、固定。

4. 特别注意与各类康复专业人员保持良好关系,仔细观察病人的残疾情况以及康复训练过程中功能康复程度、心理状态等变化,及时反馈给医师、营养师、心理治疗医师,共同协调配合,使整个康复过程得以统一。

5. 护理人员要学习掌握有关功能训练的专科护理技术,如吞咽功能训练、神经源性膀胱康复训练技术等,配合医师及其他康复技术人员对残疾者进行功能评估和功能训练。

6. 尽快提供康复护理,预防二次致残,如偏瘫病人应尽早采取措施预防肌肉萎缩、关节挛缩变形。

7. 保持康复护理的连续性,如肢体功能锻炼要循序渐进、先易后难、被动运动与主动活动相结合直至功能恢复,防止间断和训练动作不当。

8. 鼓励病人进行自我护理,发挥其主动性和创造性。指导残疾病人及其家属学习有关康复的知识与技术,耐心引导,鼓励和帮助,使他们掌握自我护理的技巧,从而做到部分或全部的生活自理。

9. 根据病情和病人心理状态适当放宽探视条件,以便家属在陪伴中学习掌握康复训练技术。

10. 护理人员要注意尊重残疾病人的人格,以满腔热情对待和爱护残疾病人,一视同仁、平等相待。同时还要深入了解残疾者的心理和残疾状态,有针对性地进行疏导,耐心解释,使他们能面对现实,树立起生活的信心,以积极的态度努力创造新生活。

11. 出院指导

(1)病人出院时要协助调整家庭训练计划并提出要求和注意事项,有计划地做好家庭访视。出院指导要求根据病人的疾病特点、个性特征、文化程度、社会地位、经济条件做到重点突出、通俗易懂、因人施导,达到个体化要求。

(2)针对病人身心状态与对疾病的认识程度,提出出院指导的具体内容,包括饮食、用药、休息、继续功能训练、卫生保健、定期复查等方面的注意事项,并有记录。

12. 延续性护理　科室应配置有外线电话和计算机上网设备,以便于出院病人的康复指导和随访管理,也有利于康复护理文件的收集和管理。

(张　洁)

第七节　精神科病房的布局、设施及管理

由于部分精神疾病病人受精神症状支配,出现自杀、自伤、冲动伤人、毁物、外跑等危险,因此精神科病房的布局设施应以病人安全为重要原则,既考虑满足病人治疗需求,方便医疗护理工作的实施,又要创造一个人性化温馨舒适安全的休养环境,为病人康复提供保障。

一、精神科病房的布局、设施

(一)精神科病房的建筑要求

精神科病区应单独设置,病区有单独的出入口(防火通道),除具

备一般病房的建筑要求外,还应具有以下要求:

1. 病区设备及门窗要简洁牢固,使用门禁设施。普通病室不设门锁,病区大门出入做好门禁卡管理。病房窗户安全、美观,一般采用密闭防爆玻璃窗,有通风设施。如使用开启式窗户,其打开后直径应小于11cm。

2. 病房安装观察窗,其角度应以病人活动在护士观察视线范围内为宜。

3. 病房设置简洁,有夜间照明设施,病区走廊及洗漱室需安装扶手。

4. 病区的电源开关应统一设置在办公区,置于壁盒内,加锁管理。

5. 病区内各种管道不宜露在外面或较低处。

6. 设有病人多功能活动厅及适合儿童娱乐的活动场所,厅应宽畅、明亮、地面防滑。

（二）精神科病房的布局及设施

1. 精神科病房可根据疾病种类、年龄实行分区管理,包括普通精神病科、心境障碍科、老年精神病科、中西医结合科、戒断科、感染科、心理科及儿童青少年科。

2. 精神科病房可根据病人疾病程度不同在病房管理形式上又分为:封闭式病房、半开放式病房和开放式病房。

3. 精神科病房的布局、设施应简洁合理,以确保病人安全为原则。

4. 病区分设病人区域和工作区域两部分,病人区域按功能分为多功能活动厅、发泄室、病室、洗漱室、卫生间、配膳室、吸烟室、防火通道。工作区域主要包括医护办公室、护士站、治疗室、处置室、休息室、卫生间。

（1）多功能活动大厅:大厅设置应在150m²左右,内放活动式桌椅供病人娱乐活动、集体进餐及探视时使用,电视机应固定在墙壁适当位置,电源应设在工作区域。

(2)护士站:与重点病室相邻,中间用防爆透明玻璃相隔,内设有办公桌椅、计算机等,用于病人病情观察与记录。

(3)处置室:用于储存病人食物,具备清洗、存放食物的器具。

(4)配膳室:病人饮食应由医院统一配送至此,餐前由护理人员进行物品清点,室内设有微波炉,以方便病人使用。

(5)病室:重点病室设6~10张床,普通病室设4~5张床。单间病室配有电视、冰箱和独立卫生间,床与墙壁垂直排列,每床应占用至少 $10m^2$ 面积,且每张床应配备无棱角床旁桌。床单位设施宜简单、实用、舒适,有护栏,适于约束。被服以舒适为宜,被套、枕套系带不宜过长,以防病人撕拆作为自缢的工具。有条件的病室内设有壁柜。

① 发泄室:位于护士站一侧,用于安置严重兴奋、躁闹、冲动伤人的病人,内设1~2张床,一侧设观察窗,以便于护理人员观察及监测病情,有通风设施,具备防暴力功能。

② 卫生间、洗漱室、淋浴间:建于病房中间位置,三室相邻,地面采用防滑材质,有防摔伤温馨提示。卫生间内设坐式、蹲式便池并设有扶手及隔栏,以方便病人使用和护理人员观察为宜,卫生间门勿加锁。淋浴间门上锁,定时开放,病人沐浴时需在护理人员看护下进行。

(6)心理科病房:为开放式病房,分别设有单间、双人间或3~4人间,每间病室内均设有独立卫生间,光线柔和,墙壁可配有不同的装饰物,以符合多数住院病人心理为宜,病房中间区域设有阳光厅、活动厅,供病人交谈、学习、活动时使用。

(7)儿童科病房:病房设计同心理科均为开放式病房,病房环境的色彩配置及墙壁的装饰物应特别照顾儿童的生理和心理特点,病房应设儿童活动室,有开放式的玩具架、儿童图书等,创造以患儿需要为中心的人文环境。

(8)老年科病房:可设置为半开放式或开放式病房,每张床占地面积至少 10m²,活动区域光线充足,具备防摔伤设施,房间及特殊区域应设醒目标识,以便病人识别,根据病情需要配有护理员。

5. 病室需设夜间照明设施,地面要防滑,地面湿滑时需有警示标识,病区走廊应安装扶手。

6. 做好消防安全管理,设有消防通道、管道间及吸烟室,病人吸烟由专人管理。

7. 其他 有条件的医院应设置闭路电视监控系统,以便及时观察病人的异常情况并采取相应的护理措施。

二、精神科病房人员管理要求

由于精神科服务对象的特殊性和复杂性,精神科护士不仅应具备一般医务人员的素质,还需具有精神科所需的特殊素质要求。

(一) 人员编制及资质要求

1. 精神科病房应当根据床位设置配备足够数量的护理人员,护理人员与床位比≥0.4:1,人员梯队合理,实施责任制整体护理。

2. 临床护理岗位分层级(N0~N4)进行管理,各层级护理人员需按要求参加培训,考核合格后方可晋级。

3. 责任护士需熟练掌握专科知识及技术操作,具备中专及以上学历,护士及以上职称,能承担危重及伴有躯体疾病病人的临床护理工作,具有独立解决专科问题的能力。

(二) 精神科护士素质要求

1. 需具备精神医学、心理学、社会学、精神科护理学基本专业技能,能正确运用沟通技巧。

2. 仪表整洁,佩戴胸卡,按规定执行各项操作。

3. 具备较强的责任心,慎独精神及良好的心理素质和乐观的心态。

4. 应当尊重、关心、爱护病人,保护病人隐私。

5. 具有较强的伦理法律意识。

（三）精神科病房的管理特点

1. 病人的组织管理 建立病人管理委员会,由责任护士及有组织能力、热心为病友办事的康复病人组成。病人在组织中可担任委员,与责任护士共同完成和参与娱乐、学习、康复技能训练等活动。

2. 病房的组织管理 有健全的管理制度(交接班制度、病房安全管理制度、探视管理制度等)并落实。

3. 病房的管理模式

(1)封闭式管理模式:管理模式适用于兴奋、躁动、自杀、冲动、伤人、外走、生活不能自理的一级护理病人。

(2)半封闭式管理模式:是目前多采用的管理模式,病人可以在半开放的区域内自由活动,适用于精神症状基本稳定的二级护理病人。

(3)开放式管理模式:病人住在完全开放的病区,能够与社会保持密切接触,病人可自由出入病房、活动室。此管理模式适用于二、三级护理的病人,是精神科管理的趋势和方向。

4. 安全管理

(1)护理人员在执行各项治疗和护理操作时,应严格执行查对制度及技术规范,确保医疗安全。

(2)无抽搐电休克治疗前后,辅助护士将病人接回和送回病房时,应与病房责任护士共同核对腕带、病历信息及临床路径单,交接双方签字。

(3)病人外出检查、治疗、转科时应有护理人员陪同,交接双方签字。

(4)各种仪器及抢救物品,必须定点存放,专人管理,及时清洁、清点、补充和检测,保证各种仪器及抢救物品处于完好状态,并有记录。

(5)病人吸烟由专人管理,定点、定时、定量发放,严禁病人在吸烟室以外吸烟或自留烟、火,防止发生火灾事故。

(6)定期组织全员进行不良事件根本原因分析及其改进对策,不断完善护理安全管理。

(7)加强对新入院、外出返院、外出检查活动回病房、探视等环节的管理,危险物品不得带入病房。同时加强病房安全检查(环境设施、物品),每日不少于 2 次,对存在的安全隐患及时解决并做好记录。

(8)加强对精神疾病病人的观察和护理,加强巡视,尤其对病人如厕、洗浴、进餐、睡眠等关键环节的观察与监护,保证病人睡眠及营养,发现异常,及早请示医师,及早处理,严防护理不良事件发生。

(9)对病人采取保护性约束应遵医嘱执行,并加强观察和护理,填写保护性约束观察记录单,约束用具严格保管,重点交班。

5. 消毒隔离管理

(1)各室每日做好清洁及消毒工作,保持室内环境清洁,防止医院感染。

(2)严格执行消毒隔离制度及无菌技术操作规程。

(3)发现特殊或不明原因感染的病人,要按照传染病管理有关规定实施单间隔离、专人护理,并采取相应消毒措施。所用物品宜选择一次性物品,非一次性物品必须专人专用专消毒,不得交叉使用。

(4)医疗废物的处理符合医疗废物分类及处理规范。

6. 生活护理 除一般的生活护理外,每周至少剪发、刮胡须、剪指(趾)甲、沐浴一次。对精神症状所致的完全不能自理者应给予床上擦浴。

7. 饮食管理 根据病人病情遵医嘱给予不同的饮食,集体用餐,餐具统一消毒。对拒绝进食者,针对原因采取不同的方法,使症状各异的病人进食,保证营养的摄入。

三、精神科病房的管理制度

（一）分级护理制度

1. 一级护理

（1）护理指征：自伤自杀、伤人毁物、外走、兴奋躁动、木僵、拒食、伴有严重的躯体疾病、生活不能自理者。

（2）护理要点

①住重点病室，24小时监护，病人的活动应在工作人员的看护下进行，注意安全防止意外的发生。

②护理人员要坚守岗位，密切观察病人的病情变化，及时与医师沟通，记录并交班。

③根据医嘱，正确实施治疗、给药措施。

④做好晨晚间护理，日常的生活护理，对长期卧床者做好口腔、皮肤等的护理，防止并发症发生。

⑤对拒食、特殊治疗、特殊症状的及需要安全护理的病人，按护理常规进行护理。

2. 二级护理

（1）护理指征：精神症状不危害自己和他人，伴有一般躯体疾病，生活尚能自理或被动自理者。

（2）护理要点

①住普通病室，护士2小时巡视病房一次，夜间半小时巡视一次（普通精神科病房），观察病人病情变化，治疗反应，发现异常及时与医师联系，并做好记录。

②关心病人的饮食、睡眠、服药与二便情况，对生活自理差者，进行督促、协助。

③组织和鼓励病人参加工娱体疗活动，以适应社会环境。

④做好心理疏导与健康教育。

3. 三级护理

（1）护理指征：症状缓解、病情稳定、康复待出院者、神经症病人。

（2）护理要点

①住普通病室，护士3小时巡视病房一次，护理人员要基本掌握病人的病情及情绪变化，随时做好心理护理。

②鼓励病人参加工娱体疗活动，在陪同下可到室外参加适当的活动。

③做好健康知识教育及出院前康复指导。

（二）病房安全管理制度

1. 病房应做到防火、防盗、防损伤、防意外的安全管理工作。

2. 对新入院病人根据病情做好自杀、跌倒、噎食、压疮、攻击、外走危险因素评估，及时记录并实施有效防范措施。

3. 严格各岗位交接班制度，对自杀、自伤、冲动、外走及危重病人要心中有数，床头交接，防止意外事件的发生。

4. 病房及治疗室设施及器械要定位放置，保持安全良好状态，定期检查发现问题及时处理。

5. 严格执行无菌操作规范，落实各项流程及查对制度。

6. 病人要在指定地点吸烟，并按要求定时、定点、定量、专人看护，禁止病人自留烟、火等物品。

7. 加强病房的安全检查（环境设施、物品），每日不少于2次（晨晚间护理时），对存在的安全隐患及时解决并做好记录。

8. 加强对新入院、外出返院、活动回病房、探视等环节的管理，危险物品不得带入病房，并做好约束带等物品的管理，定点放置，详细交班。

9. 加强对陪伴及探视人员的管理，做好宣教，落实医院相关制度，以保证病人的安全。

10. 病人做各项物理检查均需有辅助组护理人员陪同，并做好交接。

（三）精神科住院病人康复治疗管理制度

1. 住院病人需经主管医师评估后方可进行康复治疗，康复科对康复治疗的病人做好全程评估。

2. 根据病人基本情况、不同能力及爱好，制定个体化治疗方案，同时向病人介绍康复治疗活动方案，进行针对性讲座和指导，鼓励病人努力完成。

3. 精神科康复的基本内容包括建立康复信念、社会技能训练、学习行为的技能训练、职业行为训练、放松训练等。

4. 康复活动病人由康复科护士负责接送并与病房护士做好交接并签字。

5. 开展治疗活动前，工作人员应做好物品器械的准备工作，治疗结束时应及时清点各类工具和物品等危险品的数目，清除不安全因素。

6. 在康复活动过程中要密切观察了解病人情况和反应，并向病人交代注意事项和自我观察的方法，取得病人合作。

7. 定期对病人及家属进行有关精神疾病知识的培训，争取家属配合对病人进行康复治疗。

（张　靖）

第八节　器官移植病房的布局、设施及管理

随着器官移植相关技术的不断突破、安全新型免疫抑制剂的不断推出、外科技术的日臻成熟，器官移植已经成为有效的治疗手段在临床广泛应用。移植病房的布局、设施、管理，病人围手术期的护理，特别是消毒隔离、排斥反应的早期发现与处理，免疫抑制剂的合理应用及并发症的处理，都对提高病人的术后生存率起着重要的作用。

一、器官移植病房、ICU 的布局、设施

器官移植病房是一个独立病区,专门从事肾、肝、心脏、肺等器官移植及教研工作。根据器官移植的特点设有器官移植病房和器官移植 ICU。

(一)器官移植病房布局、设施

器官移植病房为移植病人术前准备及术后恢复,应设有独立病区,床位应符合医院功能任务和实际收治移植病人的需要。移植病房的布局及设施与普通外科病房相似,但依据移植病人特点,最好为单间病房或双人间病房。

(二)器官移植 ICU 布局、设施

移植手术后,病人一般转入器官移植 ICU 进行监护,各项指标稳定后转入器官移植病房。移植 ICU 布局、设施详见本章第二节"重症监护病房的布局、设施及管理"内容。

1. 器官移植 ICU 应宽敞明亮,光线充足,空气新鲜,环境幽雅安静,不受外界干扰。病室内床间距应大于 1.5m,以便于治疗和抢救。

2. 监护病房应为层流病房。无层流条件的监护病房内应具有调节温度设施和空气净化装置,维持室温 22~24℃,湿度 60%~70%。

3. 每床配备设备带,设有数组电源插座,保证电源的供给;设有中心供氧及中心吸引装置,各管道设施有醒目标识,插口设置应有区别,以防误接。

4. 各种治疗监测设备如心电、心肺功能监护仪应置于病人床旁便于观察。另备呼吸机、输液泵、营养输注泵等设备。

5. 病区照明以日光灯为主,床头须放置能活动的白炽灯泡光源,以利于对病人病情的观察。监护病房应有移动光源和无影灯,以备床旁手术时应用。

二、器官移植病房的管理要求

除按照普通病房的管理要求外,还必须做到以下几点:

1. 在人员编制上,一般移植病房护士人数与床位数之比应为0.5∶1,移植监护病房护士人数与床位数之比应为(2.5~3)∶1。

2. 护理人员要有高度的责任心、扎实的医学基础知识、专业知识,丰富的临床工作经验和娴熟的技术操作能力,熟练掌握各种仪器的性能及操作方法。

3. 护理人员应严格执行各项操作规程及无菌操作原则,严格执行消毒隔离制度,防止医院感染。

4. 护理人员应及时采集及准确记录病人体温、脉搏、血压、呼吸、出入量的变化。观察各种引流液的性质,伤口情况。动态观察评价病人移植后器官功能,指导进一步治疗和护理。

5. 护理人员应按时巡视病人,密切观察病情变化,及时发现各种并发症及排斥反应的早期症状。

6. 确保各种抢救仪器设备性能良好,专人保管,定期维修,定点放置,严格交接制度。

7. 严格执行探视陪伴制度,监护病房减少非本科室人员及家属进入,禁止鲜花裸露进入病房。有感染性疾病的医护人员或病人家属避免接触病人。

8. 做好病人及家属的健康教育工作。术后及时与家属交代病情,如有特殊情况应随时与家属联系。

9. 有健全的消毒隔离制度,每月按要求进行环境卫生学监测并有检验报告及记录。

10. 器官移植 ICU 管理可参照重症监护病房的各项管理要求。

（王　莹）

第九节 造血干细胞移植病房的
布局、设施及管理

造血干细胞移植(HSCT),是经大剂量放/化疗或其他免疫抑制剂预处理,清除受者体内的肿瘤细胞、异常克隆细胞,并把自体或异体造血干细胞输注给受者,使受者重建正常造血和免疫功能,从而达到治愈效果。但是,病原菌感染是造血干细胞移植过程中最常见的并发症,因此,建立 HSCT 病房是为移植病人创造一个高度洁净、实施保护性隔离的重要环境,以保证病人的安全。

一、HSCT 病房的布局及设施

HSCT 病区建筑的基本要求为全封闭的空气层流洁净病房,以去除空气介质中的微生物。位置应设在远离传染病区,房屋建筑材料要求环保、易清洁、色泽柔和,地面不设地漏,应有独立的管道系统。

HSCT 病房大致分为四个区域:

(一) 第一区域

为无空气层流洁净装置,包括大厅、外走廊、打包间、传递间、清洁间、通道。

1. 大厅 设病区平面示意图、宣传栏、各种公示栏等。

2. 外走廊 设探视窗、对讲机、家属座椅、污物传递窗口。

3. 打包间 设操作台、物品柜、臭氧消毒机。

4. 传递间 设有单向打开的传递窗口、放物台/架。

5. 清洁间 清洗池、便器消毒器。

(二) 第二区域

为万级空气层流洁净装置,包括一更衣室(浴室)、二更衣室、药浴室、办公室、值班室和卫生间。

1. 一更衣室　男、女浴室,设淋浴设施,更衣柜数个。

2. 二更衣室　设风淋设施,更衣柜,供紧急情况下使用。

3. 药浴室　病人药浴缸、座椅、衣柜(架)、防滑设施。

4. 办公室及值班室　包括主任办公室、医师办公室、值班室等。

（三）第三区域

为千级空气层流洁净装置,包括内走廊、护士站、治疗室、无菌物品存放室、储物室以及细胞冷藏(冻)室。

1. 内走廊　每个病室门口设有手消毒剂。

2. 护士站　除办公设施外,设中心监护系统。

3. 治疗室　同普通病房治疗室。

4. 无菌物品存放室　存放病人使用的高压无菌物品和一次性无菌物品。

5. 储物室　存放各种抢救仪器及其他日常物品。

6. 细胞冷藏(冻)室:主要用于造血干细胞(自体或异体)液氮深低温保存。

（四）第四区域

为百级空气层流洁净装置,是病人移植时居住的病室,设有透明玻璃的隔断,并有活动窗口,便于医护人员观察病情及治疗操作。风机正常运行室内压差保持在 8～15Pa,室温保持在 24～26℃,相对湿度保持在 70%,噪声<60dB,风速可根据需要进行调节。

病室内备有病床、床旁桌椅、血压计、听诊器、体温计、体重计、电视机、电话-电视监视系统、可升降的输液架,设备带上设有中心供氧装置、中心吸引装置、对讲系统、照明系统以及充足的电源。

二、HSCT 病房的管理要求

1. 护理人员编制　护士与层流病床之比为(2～2.5):1,根据床位数和工作量配备若干护理员。护士长根据病人人数、病情和工作量动态调配护士岗位。

2. 护理人员的素质要求

（1）应具有良好的身体素质、高度的责任心和慎独精神。

（2）具有较强的业务能力和娴熟的操作技能。

（3）掌握 HSCT 的基本理论和干细胞输注技术。

（4）熟悉无菌和消毒的概念及操作流程。

（5）了解层流洁净病房的性能，能根据病人和医疗的要求及时解决各种问题。

（6）护士应掌握造血干细胞输注流程及应急预案，知晓本部门"危急值"项目。

3. 加强病房管理，落实各项规章制度、工作流程、疾病护理常规及护理技术操作流程，并保证层流病房设备运转正常，有净化设备检测和过滤器更换记录。

4. 严格控制各区域出入的人数、频率，保持病区的洁净度。

5. 严格遵循层流病室的管理要求

（1）百级层流病室的消毒方法：病人入室前，室内固定设施、物品表面、设备，去污、清洁、含氯消毒液擦拭，过氧化氢喷雾进行空气消毒，密封 0.5~1 小时，开风机通风 24 小时，空气监测合格，病人方可进住。病人出室后病室消毒方法同前。

（2）无菌环境保护

①工作人员进入各层流区域程序：

进入二区（更衣室）：更换拖鞋→修剪指甲→清洁洗澡→穿无菌衣裤→戴无菌帽。

进入三区（内走廊）：换拖鞋→消毒手。

进入四区（病室隔断外）：戴一次性口罩→消毒手。

进入四区（病室隔断内）：加戴无菌帽和口罩→穿无菌隔离衣、袜套→换拖鞋→戴无菌手套。

②物品传递：耐高压蒸汽消毒物品，去除外层包布，进入三区（内

走廊)或放入无菌储物间备用,再去除内层包布进入四区(病室)。不耐高压消毒物品,经消毒液浸泡或擦拭后传入室内。医疗废物和污物放入规定的医疗废物包装袋内,由污物传递窗口递出。

(3)层流病室日常清洁消毒:使用含有效氯 500mg/L 的消毒液无菌巾擦拭每日两次,依次为屋顶→四周墙壁→屋内所摆放的物品→地面。地面可用专用地巾擦拭,用后清洗高压灭菌后再次使用。各区域的卫生,必须认真、仔细、彻底,不留死角,注意保护环境的整洁,必要时随时清理。

6. 病房的微生物学监测

(1)空气监测:2 周一次,包括三区、四区。

(2)物体表面监测:每月一次,包括三区、四区的所有物体表面。

(3)手的监测:每月一次,包括医师、护士、护理员。

(4)消毒剂监测:每月一次,包括所有消毒剂。

7. 造血干细胞移植病人的管理要求

(1)移植的病人在入室前一天遵医嘱口服肠道清洁剂。做好皮肤准备、修剪指(趾)甲、清洁沐浴及药浴、穿消毒衣裤、袜入层流病室。

(2)病人入室后常规给予口腔、眼、耳、鼻、会阴、肛周的清洁。

(3)病人入室后每隔一天进行清洁擦浴并更换消毒衣裤、消毒袜及床上用物。

(4)定期进行口鼻、外耳道、腋下、肛周、会阴等拭子细菌培养监测,必要时做粪便细菌培养。

(5)病人在层流室期间应遵医嘱进食灭菌饮食。

三、HSCT 病房的管理制度

(一)层流病房环境管理制度

1. 层流病房分别设工作人员和病人出入通道,做到洁污分开,流向合理。

2. 百级层流病室设一张病床,布局合理,分区明确,标识清楚。

3. 百级层流病室应减少开关感应自动门的次数,保持层流病房的相对密闭状态,保持有效的正压梯度,保持洁净度。进行各项无菌操作时,避免频繁开关造成空气流动污染。

4. 层流病房应定期监测净化空调系统的各项指标,空气净化装置应在有效期内使用。24小时监测空调、风机等设备的运行状态并记录,有异常及时报修处理。

5. 层流病室每日清洁消毒两次,采用湿式打扫,宜使用微细纤维材料的擦拭地巾,用后洗净、晾干、高压消毒灭菌。

6. 层流病房环境卫生学监测每月一次。

(二)层流病室消毒隔离制度

1. 工作人员应维护无菌环境。

2. 工作人员患有上呼吸道传染性疾病、皮肤疖肿、皮肤渗出性损伤等疾病并处于感染期时不得进入层流病房,避免接触病人。

3. 工作人员严格执行出入层流病室的流程及要求,按层流病室内的级别及要求更换拖鞋,外出时穿外出鞋和外出衣。

4. 工作人员应严格执行无菌技术、消毒隔离制度以及手卫生制度。

5. 凡进、出层流病室的物品均应按照物品进出要求和规定路线传递,未经消毒的物品不可带入层流病室内。

6. 层流病室的环境、设施按要求每日清洁消毒;擦拭布巾、地巾等分区使用、定位存放;无菌物品固定存放,标识清楚、无过期。

7. 接触病人的仪器、器械后有消毒措施,消毒液配制符合要求。

8. 对于可疑传染病人、特殊感染或高度耐药菌感染的病人,及时采取隔离措施。

9. 病人出层流室后,进行终末消毒。对于有传染病或耐药菌感染的病人出室后,根据感染种类,分别采用微生物敏感的高水平消毒剂对室内环境和非一次性用物进行消毒处理,同时更换洁净系统过滤网。

（三）层流病房病人管理制度

1. 需要进行干细胞移植病人在进入层流病室前一天需做好个人清洁卫生，如剪短头发、剪指（趾）甲、沐浴等。病人必须在护理人员指导下进行全身药浴，更换消毒衣裤后方可进入层流病室。

2. 病人所带入病室的必需用品，要经过严格的消毒处理。

3. 病人按要求入室后不得擅自出、入病室，不准家属陪伴。

4. 病人在层流病室期间应遵医嘱进食灭菌食物。

5. 病人应当自觉遵守医院规章制度，听从医务人员指导和管理，积极配合各项检查、治疗和护理。

6. 制定作息制度，安排好病人休息时间，夜间按时熄灯、关闭电视。

7. 病人应保持病室内环境整洁与安静，保持所有物品完好正常使用。

（马新娟）

第十节　烧伤科病房的布局、设施及管理

烧伤是创伤外科学的一个分支，是研究烧伤的发生、发展规律、救治理论与技术方法的学科。其特点是病人病情危急，变化快而急骤，病程长。烧伤病房布局、设施和管理直接影响着烧伤病人的护理质量和救治效果。

一、烧伤病房的布局、设施

病房分为普通病室、烧伤监护室、整形病室，附属间设有清创室、换药室、浸浴室、功能康复室、仪器室、污物间等。因大面积烧伤病人病情危重，变化快，烧伤病房应与重症监护病房、手术室相邻，为避免医院感染应该与整形病房分开，并建立工作人员、病人

及污物通道。

1. 烧伤普通病室　主要收治面积小于30%的病人及烧伤后康复的病人。病室通风良好,日照充足,有空气消毒器,保持空气新鲜。室温夏季26~28℃,冬季30~32℃,相对湿度在20%~40%,做到随时监测室内温湿度并及时调整。每室可设病床2~3张,床间距大于1.5m,便于创面换药。床头墙壁上设有中心供氧、中心吸引装置、对讲系统及夜间照明装置。室内设有卫生间、病人椅、电视、壁柜等,另备翻身床、悬浮床等。烧伤病房用电量大,应备有380伏及220伏电源线路,并设数个低压电源插座。

2. 烧伤监护室　主要收治烧伤面积30%~50%及烧伤面积50%以上病人、吸入性损伤以及危重烧伤病人,用于危重烧伤抢救及治疗。烧伤监护室应位于病房的末端,可设置成4个房间为1个监护单元,中间为更衣室和监护站,两边为监护病房。监护室可设层流空气净化装置,将外界细菌隔离,减少外源性创面感染。监护室设有中心监护仪、除颤仪、血气分析仪、多功能呼吸仪、抢救车、非接触式洗手设施、物品柜、治疗柜、办公桌椅等。

3. 整形病室　室内布局设计人性化,设备与普通病房相同。

4. 清创室　设立在病房入口,用于对新入院烧伤病人的清洗、清创和创面处理。设有水源、清创机及换药设施。

5. 换药室　用于烧伤病人常规换药,应划分清洁区和污染区,室内设有检查床,由于烧伤病人需要大量的敷料和无菌棉垫,因此应设有充足的无菌柜,另备换药柜、换药车以及医疗废物桶。

6. 浸浴室　设有浸浴缸、上下水设施,其中有热水供应系统,病人转运车,室内备有加温设施。

7. 功能康复室　设有各种功能康复训练器材,供烧伤病人康复锻炼所用。

8. 仪器室　室内放置各种烧伤治疗仪,每台仪器上应标明操作程序及注意事项,注意仪器设备使用情况,如运转是否正常,参数设置、灵敏度是否良好,特别是报警装置是否失灵。

二、烧伤病房的管理要求

1. 烧伤监护室护士与床位比例应按(2.5~3)∶1配置,普通病房护士与床位比例0.5∶1。

2. 烧伤病房新护士入职应进行烧伤专科知识培训,考试合格后才能上岗。

3. 烧伤病房护士长应根据烧伤的特点、护理问题、新技术、新业务及护理人员的层次需求制定烧伤专科护士培训计划,组织实施教育,检查教育结果并进行改进,以不断提高专科护士的专业水平。

4. 烧伤病房应成立烧伤抢救小组,以便在收治成批伤员或大面积烧伤病人时能够在最短时间内进行有序抢救。成批抢救时,护士长应根据伤员轻重情况,结合护理人员能级对应,统一调配护理人员,合理安排,实行弹性排班。

5. 感染控制管理　感染是烧伤病人重要死亡原因之一,因此,抓好感染控制管理,对提高烧伤病人的治愈率至关重要。

(1)工作人员进入病室必须换鞋、穿工作衣、戴口罩、戴帽子,患有呼吸道、消化道、感染性、皮肤化脓性疾病的工作人员不应进入烧伤监护室。

(2)早期对病人实施保护性床旁隔离,严格执行消毒隔离制度,执行手卫生,同时做好病人及家属手卫生健康宣教。

(3)有健全的医院感染防控措施,严格划分无菌区、清洁区及污染区。

(4)感染病人与非感染病人分开,同类感染病人相对集中、特殊感染病人单独安置。同时根据烧伤科的特点,应将围术期、重度烧伤、烧伤康复期病人分室收治。多重耐药菌感染病人不应与气管插管、留置中心静脉导管、有开放伤口或者免疫功能抑制的病人住同一病房。

（5）治疗车使用前后要用含有效氯 500mg/L 的消毒液擦拭,保持治疗车干燥。

（6）换药时注意无菌操作,烧伤无菌敷料应每天一人一用一灭菌,根据《消毒管理办法》要求对介入人体组织、器官的医疗器具必须达到灭菌标准,对接触完整的皮肤、黏膜的医疗器具应达到消毒要求。

（7）病人使用过的所有敷料、一次性医疗器械等医疗废物必须放入医疗废物袋内,锐利器械用后及时放入专用锐器盒内,按医疗废物处理。

（8）保持烧伤病房环境清洁、整齐、干燥,每日定时使用空气消毒器进行空气消毒。每天用含有效氯 500mg/L 的消毒液进行环境及物体表面的擦拭;当有病人血液、体液、分泌物、排泄物等明显污染时,先用吸湿材料去除可见污染物,再清洁,并用含有效氯 1000mg/L 的消毒液消毒;隔离病房有固定专用的清洁工具(擦拭布巾、地巾)进行室内清洁和消毒。

（9）烧伤病房限制陪伴探视人数。烧伤监护室不宜家属探视或陪伴。

（10）每月按要求进行环境、物体表面、空气及手的卫生学监测并有检验报告及完整记录。

6. 护理人员应做好重度、特重度烧伤危重病人的评估,严密观察病人的病情变化,提高护理安全。

7. 病人安全管理　危重病人易产生恐惧悲伤心理,应给予病人关怀尊重,做好病人的心理护理,掌握病人的心理变化,满足病人需求。防止病人出现自伤、自杀、坠楼等危险。应用冷热疗法时应有专人负责,保证护理安全。

8. 护士应根据烧伤病人的不同阶段进行针对性的健康教育。

（齐华英）

第十一节　安宁疗护病房的布局、设施及管理

安宁疗护病房是为肿瘤晚期等临终病人及家属提供安宁疗护(临终关怀)相关服务的医疗区域,其病房布局、设施和管理应有别普通病房,尽量满足临终病人身、心、社、灵完整照顾需求,让病人在舒适的环境和人文照护中有尊严地、安详地、舒适地走到生命终点。

一、安宁疗护病房的布局、设施

根据晚期病人特点,安宁疗护病房除具有普通病房的功能和区域以外,还应设有谈心室、活动室、康复室等,有条件的医院可设家庭式厨房。病房的朝向以朝阳为宜,建筑整体设计应当满足无障碍设计要求。病人活动区域和走廊两旁应设扶手,地面采用防滑材质以防跌倒,墙壁色调以暖色为宜。如条件允许设置花园式庭院,方便病人室外活动。

1. 病室　安宁疗护病房应当尽可能提供单人间,布局除具备普通病房标准以外,其设计和配备应尽可能维护晚期病人的尊严、舒适和隐私,体现"家庭化"设计理念,让病人感到温馨、舒适、安静。室内家具和设备贴近生活,注重方便、实用,可以按照晚期病人和家属的愿望对病室内摆设进行调整。病房出入门应宽敞,能自动开关,便于轮椅、平车进出。病室内应配备舒适的病床、电视机、台灯、书架、沙发椅和家属休息床、物品柜等。室内可结合病人的喜好,放置绿色植物如花卉、盆景等。病室内设无障碍卫生间,应装有坐便器或升降坐架,配备恒温水龙头及自动调节水温的淋浴设备,设置淋浴椅,地面放置防滑胶垫。在坐便器、洗漱台、淋浴间两侧均设置扶手,配备对讲系统及紧急按钮。病室应定时开窗,适时消毒,做到空气新鲜,温

湿度适宜。

2. 谈心室　内设舒适座椅、茶几、电话等,设计应体现安全、宁静与温馨。用于工作人员同晚期病人和家属个别谈话,病人会见亲友,以及供晚期病人家庭活动时使用。

3. 活动室　应设在病区的一端,布局设计应光亮、开阔、舒适。备有电视机、计算机、投影仪、沙发、桌椅、书柜、文娱物品、书报、棋类、手工艺品等,供病人在活动室休闲和娱乐,此室也可作为开展各种联谊、过生日等活动的场所。

4. 康复室　室内宜宽敞、明亮,室内设置各种物理治疗仪器、舒适座椅、诊疗床、治疗柜、看片灯等,为病人提供运动治疗、止痛治疗、压力治疗、平衡力及步行训练等治疗。

二、安宁疗护病房的管理要求

(一)安宁疗护病房人员管理

1. 人员配备　姑息护理团队是一个多元性的跨学科专业训练队伍,该团队由全科医师、临床护理专家、护士、心理咨询师、营养师、康复治疗师、药剂师、社会工作者及经培训过的志愿者共同组成。根据住院病人的数量、病情严重程度、治疗护理计划实施内容等合理进行人员配备。

2. 安宁疗护病房护士的素质要求

(1)必须经过姑息护理和临终关怀规范化的训练,精通有关疼痛控制、症状控制,掌握多学科的知识及心理辅导的新方法和技巧,具有纯熟过硬的专业技能,临床护理经验丰富。

(2)热爱临终关怀事业,有奉献精神,自愿从事晚期病人服务工作。具有高尚的道德修养,富有同情心、责任感、懂得尊重病人,尊重生命。

(3)要具有一定处理问题的能力及管理能力的综合素质,具有一定的语言交流能力和技巧。

（4）接收死亡教育，能够坦然地同晚期病人及家属探讨生命和死亡的意义。

3. 安宁疗护护理职责

（1）全面评估病人，掌握病人各种症状严重程度、排序及对生活的影响程度，与医师共同制定个体化治疗计划及护理措施，控制病人各种症状。

（2）对晚期病人的排泄、睡眠、皮肤进行全面的护理和照顾，注意保持病人体位舒适。病人的衣着要清洁、舒适，服装面料使用柔软的纯棉面料，定期更换床单、枕巾或其他床上用品。

（3）评估病人摄取营养的状况，根据病人病情、年龄、身体状况、饮食习惯等方面情况，为病人推荐饮食搭配和营养供给，创造条件增加病人的食欲。

（4）合理安排晚期病人的日常生活，积极组织并安排参加各种文娱活动，举办各种病友活动和沙龙活动，开展志愿者支持活动。

（5）评估晚期病人及其家属的社会、文化、教育、经历、经济状况、家庭状况、心理状况、宗教信仰等背景情况，提供社会资源，帮助他们建立社会支持系统。

（6）对家属提供教育和支持，进行家居照护技能的指导，如按摩、翻身、正确安全搬运病人、采取舒适的方式洗头、洗澡及如厕、口腔清洁等。

（7）及时向意识清醒的晚期病人及其家属开展死亡教育，使他们尊重死亡，直面死亡，不避讳死亡，使病人平静、有尊严地离世。

（8）认真观察病人心理反应和需求，收集病人的心理信息，制定心理关怀计划，给予病人心理护理。

（二）安宁疗护病房管理要求

1. 建立安宁疗护病房质量管理体系，包括各级人员的工作职责、各项规章制度、技术规范和标准、质量控制措施、诊疗护理相关指南、诊疗护理服务流程、技术操作规程、工作人员培训管理制度等。

2. 定时组织召开团队会议,根据病人具体情况提供个性化的护理计划。对临终护理做出评估、计划和决策,并根据需求为本病房及其他病房晚期病人进行会诊服务。

3. 为临终病人提供连续、全程的护理服务,对病情稳定晚期病人制订出院计划,通过电话、网络咨询及家庭访视等方式做好出院随访,为病人提供家居改装及辅助设备建议,做好个别的指导和咨询,及时发现病人病情变化及回院治疗的征象,协助家属将病人转入医院。

4. 尊重晚期病人的知情同意权和宗教信仰,维护晚期病人的隐私,包括病人保密性主诉或临终护理资料。

5. 应为丧亲者提供情绪支持和辅导服务,协助家属处理病人的善后工作,帮助家属进行尸体料理,联系殡仪馆等,做好晚期病人家属的居丧照护工作。

6. 严格执行消毒隔离相关要求,做好病室内清洁、消毒,按照要求进行环境卫生学监测,防止医院感染。

（三）安宁疗护病房管理制度

1. 病房管理团体人员要职责明确,相互协调,共同为晚期癌症病人提供照护方案。护士是姑息护理团队的主要实施者和协调者,对临终关怀计划提供指导,对临终护理的实施进行督导与管理,对团队成员进行教育与支持。

2. 晚期病人须自愿入住安宁疗护病房,经病人本人和家属同意,签署晚期病人入院同意书,清楚了解临终护理的目的和内容。

3. 临终护理计划付诸实施前必须征得病人或家属同意,制订临终护理预期目标和短期目标,医疗计划与临终护理计划统一。

4. 制定症状评估和护理流程规范,有健全的规章制度和岗位责任制并贯彻落实。

5. 为晚期病人提供内容充实的姑息性医疗照护,有效地控制症状,开展符合姑息护理质量要求的临终生活护理、舒适护理、心理护理,同时向晚期病人及家属提供有效的心理社会支持。

6. 制定感染控制计划,预防和控制感染性和传染性疾病,为病人提供清洁卫生的住院环境,保护病人、医务人员和其他人员的安全。

7. 遵守姑息护理的伦理原则,在与晚期病人及其家属接触中充当支持者和帮助者的角色。

8. 实行开放性探视和陪伴制度,鼓励家属来院探视,彼此交流感情,相互鼓励相互安慰。

9. 制定并落实工作人员岗前培训和在岗培训计划,使工作人员具备与本职工作相关的专业知识,落实相关管理制度和工作规范。

（岳　林）

第十二节　老年病房的布局、设施及管理

鉴于老年病人生理功能逐渐减退,自理能力减弱,活动迟缓,机体对环境的适应能力下降等特点,老年病房的布局设施应符合老年人的需求,以适应其身心安全的需要,而护理人员更要按照老年病房的管理要求,为病人提供优质的护理服务。

一、老年病房的布局、设施

老年病房的布局除与普通病房相似外,还应注意以下要求:

1. 老年病房应阳光充足、空气流通、环境安静。病区设有中央空调,温湿度适宜。病区过道宽敞,走廊两旁设置扶手,方便病人行走及轮椅无障碍通过。出入门应宽敞(大于1.2m),易开关,便于轮椅和病床的出入。地面采用防滑材质以防跌倒。墙壁色调柔和悦目,以暖色为宜。

2. 统一病室陈设,床单位和室内物品要摆放整齐,固定位置。病室床头设有呼叫装置及明显的防跌倒、压疮、坠床等高危标识。

3. 病室带有独立卫生间,设有坐便器,安装可升降扶手及呼叫装置,以便与医护人员或家属联系。如为淋浴,应设扶手和椅子,地面可放防滑垫以防老年病人滑倒。

4. 病区设有多功能厅,为老年人提供休闲娱乐及功能锻炼的场所。设备要维持病人的独立性,如准备轮椅、拐杖等,保证病人安全。设有生活服务区,24 小时提供开水供应,提供微波炉,方便病人就餐。

二、老年病房的管理要求

除按照普通病房的管理要求外,还必须做到以下几点:

1. 病室温度应尽量保持在冬季 18～22℃,夏季 20～25℃,相对湿度保持在 50%～60% 为适宜。

2. 老年病房的护士应按照各级护理人员职责要求,熟练掌握各项护理技术及操作规程。熟悉专科疾病诊疗原则及护理常规,具备独立工作的能力。

3. 学习老年护理学的相关知识与沟通技巧,掌握临终关怀的理念、方法和技术,做好老年病人的日常护理和健康评估。根据老年人的生理、病理及心理特点,护理人员应服务周到,做到“四心”(细心、耐心、爱心、责任心),做好病人心理、生活、饮食护理。

4. 护理人员要做到“四轻”,即说话轻、走路轻、操作轻、关门轻。上班应穿工作鞋。定期清洁和保养平车、治疗车、餐车等,降低噪声。

5. 老年病人的饮食应以低盐、低脂、易消化食物为主,在病情允许情况下,应以高蛋白、高维生素饮食为主,增强机体抵抗力。不能进食的病人和医师协商,进行静脉补充营养。糖尿病病人应注意控制含糖量高的食物摄入。

6. 老年人随着年龄的增长,各个器官的退化,感觉功能障碍,视力、听力减退,对外界的各种刺激反应迟钝,故应耐心听其主诉,密切观察病情变化。

7. 老年病人免疫功能低下、对疾病的抵抗力弱,应加强空气消毒及消毒隔离工作,防止医院感染。

8. 注重细节管理

(1)床单位整洁、平整、松软、干燥,衣服合体,若有潮湿或污染时要及时更换。

(2)由于老年病人感觉迟钝,热敷治疗(如使用热水袋或进行理疗)时注意温度切不可过高以免烫伤。

(3)加强夜间的巡视。

(4)为老年病人喂饭时避免发生咳呛、吸入性肺炎及窒息。

9. 加强安全管理

(1)从入院开始应进行安全教育,如环境、医院有关制度等。

(2)不能完全自理者进入卫生间及浴室时应由他人帮助,防止独自被反锁室内。

(3)高危病人床头悬挂风险警示标识,多巡视并进行床旁交接班。

(4)对长期卧床病人应勤翻身,必要时使用气垫褥等减轻局部组织的压力。

(5)对意识障碍、动作不灵敏者应加设床栏,对病人及家属进行健康教育。

(6)轮椅操作使用中易发生患肢夹伤、患足擦伤、脚踏板绊倒跌伤,应严格检查轮椅制动闸的功能,对平衡有问题者应系安全带,轮椅座位及靠背软硬要适宜,以防压疮。

(7)偏瘫病人危险最大的是搬移中易发生各种问题,如跌倒而造成软组织损伤、骨折,或足内翻时的踝关节扭伤。

(8)偏瘫伴痴呆、失语者应由护士重点照顾,特殊病人衣服上应设有标识以免走失。

（宋　颖）

第十三节 感染性疾病病房的
布局、设施及管理

感染性疾病病房适用于主要经接触传播疾病病人的隔离,职业暴露风险高,因此加强感染病房的护理管理对保障病人安全、提高护理质量有着举足轻重的作用。

一、感染性疾病病房的布局、设施

感染性疾病病房的建筑布局与隔离要求应符合国家《医院隔离技术规范》相关要求。感染性疾病病房应设在医院相对独立的区域,远离普通病房、儿科病房、重症监护病房和生活区。医护人员通道、物流通道、病人通道分开设置,并设病人入、出院处理室。中小型医院可在建筑物的一端设立感染性疾病病房,应通风良好,以自然通风为主。病房可安装通风设施,通风系统应区域化,防止区域间空气交叉污染。地面、墙面材质易清洁、易擦洗、防止积垢。应配备适量的非接触式洗手设施。

二、感染性疾病病房的管理要求

1. 工作人员应明确工作流程,保证洁、污分开,分区明确,标识清楚。防止因人员流程、物品流程交叉导致污染。

2. 每间病室不应超过 4 人,病床间距应不少于 1.1m。不同种类的感染性疾病病人应分室安置,疑似感染病人应单独安置。

3. 应根据国家的有关法规,结合本医院及科室的实际情况,制定隔离预防制度并实施。

4. 科室工作人员应接受隔离与防护知识的岗前培训,正确掌握常见传染病的传播途径、隔离方式和防护技术,熟练掌握操作规程。

工作人员经培训及考核合格后方可上岗,并应定期接受传染病防治和医院感染防控知识的培训与考核。

5. 工作人员上岗应穿工作服、戴工作帽,并遵循标准预防的原则,做好职业防护。病房需配备合适、必要的防护用品,工作人员可根据预期可能的暴露选用口罩、手套、隔离衣、专用防护鞋、防护镜、防护面罩、安全注射器具等,避免发生职业暴露。

6. 工作人员在工作中严格执行消毒隔离制度,工作结束或外出时应脱去医用防护用品。

7. 诊疗、护理病人和接触污染物品后严格按照手卫生规范及时进行手的清洗和(或)消毒。

8. 保持各区域清洁、卫生,物体表面应遵循先清洁后消毒的原则,进行湿式清洁,遇污染及时清洁与消毒。频繁接触的物体表面,如床栏、床旁桌、卫生间、门把手以及周围的物体表面,每班至少清洁消毒一次。无明显污染时可采用消毒湿巾进行清洁消毒。

9. 清洁工具应分区使用,并有颜色标记。不同病人床单位之间及洁、污之间物体表面擦拭应更换布巾。擦拭不同病房与区域地面时应更换地巾。各种擦拭布巾应分区域使用,用后统一清洗消毒,干燥备用。

10. 严格探视制度,减少不必要的探视,探视者应采取必要的隔离防护措施。

11. 病人的床上用品应一病人一更换,住院时间长者应每周更换,遇污染时及时更换。更换后的用品及时清洗消毒。

12. 病人出院、转出、死亡应做好终末消毒。

13. 严格执行《医疗废物管理条例》,感染性疾病科病人的生活垃圾按照医疗废物处理,均使用加注"感染性废物"字样的双层黄色医疗废物包装袋盛装,并及时密封。

14. 认真贯彻执行《传染病防治法》和《突发公共卫生事件应急

条例》,指定专人负责传染病报告工作。感染性疾病科医务人员必须了解、掌握法定传染病分类、不同传染病的报告时限和内容要求,及时、准确报告传染病。

（林　梅）

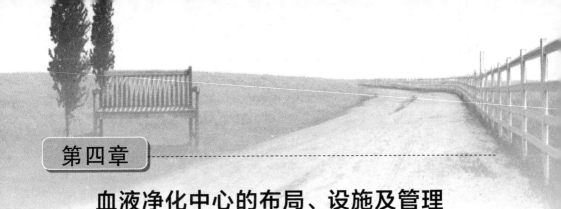

第四章

血液净化中心的布局、设施及管理

第一节　血液净化中心的布局、设施

　　血液净化中心（室）是对患有慢性或急性肾衰竭、免疫性疾病和中毒等疾病者进行血液净化治疗的场所。其结构布局合理，设施齐全是保证血液净化顺利进行的有利条件。

　　血液净化中心（室）应该布局合理，分区明确、标识清楚，清洁区、污染区及其通道必须分开。可分为辅助区域和工作区域。辅助区域包括工作人员更衣室、办公室等。工作区域包括透析治疗区、治疗室、水处理间、候诊区、接诊区、库房、污物处理间等。有条件的可设置专用手术室。

　　血液净化中心（室）墙面应选用安全消毒板或防菌涂料。地面宜选择耐久性长、耐磨性强、防滑、污渍易擦洗、防潮、防水、防腐蚀的材料，并设置地漏。安装空气净化装置及除湿、空调、通风设备，保持空气清新，温度适宜。应当具备双路电力供应。配备操作用的治疗车、抢救车（内含必备抢救物品及药品）及基本抢救设备（如心电监护仪、除颤仪、简易呼吸器等）。

　　1. 血液净化治疗区　包括普通净化区和隔离净化区（乙肝、丙肝、艾滋病、梅毒），血液净化区应配备中心供氧装置、中心吸引装置或配备可移动负压抽吸装置。一台透析机与一张床（或椅）称为一个透析单元。透析单元间距按床间距计算不能小于 0.8m,实际占用面积不小于 3.2m²。单元间距能满足救治及医院感染控制的要求。每一个透析单元应当有电源插座组、反渗水供给接口,废透析液排水接口,备有非接触式洗手设施。根据环境条件,可配备网络接口、耳机或呼叫装置等。

2. 透析准备室(治疗室) 应靠近血液净化治疗区,配备药品柜、器械柜、治疗台、冰箱、空气消毒装置、非接触式洗手设施,用于配制透析中需要使用的药品如肝素盐水、低分子肝素等,储存备用的消毒物品(缝合包、静脉切开包、置管及透析相关物品等)。

3. 水处理间 其面积应为水处理装置占地面积的 1.5 倍以上,地面承重应符合设备要求,地面应进行防水处理并设置地漏。应维持适合的室温,并有良好的隔音和通风条件。水处理设备包括:石英砂过滤器、活性炭过滤器、树脂软化器、单级或多级反渗透膜、精密过滤器等,应避免日光直射,放置处应有水槽。应配备双路供水系统。

4. 库房 由专人管理,环境符合标准,温湿度适宜。用于透析器、管路、穿刺针等耗材的存放。透析浓缩液、消毒液需要存放于专用库房。

5. 候诊区 供透析病人更衣、候诊、休息时使用。更衣区面积应满足病人数量需要,以不拥挤、舒适为度,并应配备沙发/座椅、电视、物品柜、饮水机、微波炉等必须用品,注意物品摆放避免影响病人行动,造成安全风险。

6. 接诊区 病人在接诊区测量体重、血压和脉搏,确定病人本次透析的治疗方案,开具化验单、药品处方等,分配透析单元。

7. 污物处理间 污物处理间用来暂时存放生活垃圾和医疗废物,需分开存放,按相关部门要求分别处理,污物处理室需与污物通道比邻,便于运输。

(高 敏)

第二节　血液净化中心的管理要求

1. 人员配备　血液净化中心(室)应当配备具有血液净化从业资质的护士长(或护士组长)和护士,护士长应由具备一定透析护理工作经验的中级以上专业技术职务的注册护士担任。护士配备应根据透析机和病人的数量及透析布局等合理安排,每名护士每班负责治疗和护理的病人应相对集中,每个护士最多同时负责 5 台透析机的操作及观察。

2. 工作人员从专用通道进入血液净化中心,于更衣室更换工作服,按工作要求穿戴个人防护用具,如手套、口罩、帽子等。

3. 建立护士培训制度,定期组织护理人员进行专业学习,定期进行考核。护士应熟练掌握血液透析机及各种血液透析通路的护理技术操作,掌握不同种类血液净化方式操作、观察及护理的知识及技能。

4. 在进行各种护理治疗技术操作时,严格遵循手卫生的要求,严格执行无菌技术操作规程及消毒隔离制度。

5. 血液净化前,应对病人常规进行乙型肝炎病毒、丙型肝炎病毒、梅毒及艾滋病感染的相关检查。对明确乙肝和丙肝病人必须分区分机进行隔离透析,并配备专门的透析操作用品车,护理人员相对固定。HIV 阳性病人建议到指定的医院透析或转腹膜透析。每6 个月复查乙肝和丙肝病毒标志物,每年复查梅毒和艾滋病感染指标。

6. 每次治疗前,护士应认真评估并全面掌握病人情况。透析过程中及时巡视,掌握病人病情变化,做好生命体征的监测,配合医师做好透析并发症的预防及治疗。密切观察透析机运转状况,遇有故障及时处理。治疗后再次评估病人状况,予以相应的护理及健康指导。

7. 每次透析结束应更换床单、被套、枕套等,对透析单元内所有的物品表面及地面进行擦拭消毒。

8. 每日进行有效的空气消毒,每季度对透析室空气、物体、机器表面及部分医务人员手进行环境卫生学监测,空气培养结果细菌数应 ≤4CFU/皿,物体表面细菌数 ≤10CFU/ cm^2 ,保留原始记录。

9. 做好血液净化设备的消毒、监测及保养,专人负责。

(1)每次透析结束后,应对透析机外部进行擦拭消毒,对机器内部管路进行热化学消毒(消毒方法按不同透析机厂家出厂说明进行)。

(2)每台血液透析机应当建立独立的运行档案,每半年应该由机器生产厂家的工程师或本单位专业技师对血液透析机进行技术参数的校对。按设备说明进行定期保养并记录。

(3)建立水处理设备运行档案,每天检查水处理设备各个管路部位及地面有无明显漏水现象,每天记录水处理设备的运行状态。

(4)定期进行反渗机及反渗水管路的消毒,消毒后应测定消毒剂残余浓度,确保安全范围,定期更换透析用水过滤芯并记录。

(5)每天治疗前,水处理设备运行 15 分钟后,检测总氯含量(总氯含量<0.1mg/L)。每天透析结束时,检测软水硬度(软水硬度<17.1mg/L)。

(6)透析用水的化学污染物至少每年检测一次,透析用水及透析液细菌培养应每月 1 次,要求细菌数<100CFU/ml;内毒素检测至少每 3 个月 1 次,透析用水内毒素<0.25EU/ml,标准透析液内毒素<0.5EU/ml 每台透析机每年至少检测一次。

10. 血液净化中心工作人员应定期进行乙肝和丙肝标志物检测。对于乙肝抗体、抗原均阴性的工作人员建议注射乙肝疫苗。操作时必须注意个人防护,实施标准预防,防止职业暴露。

(高 敏)

第三节 血液净化中心的管理制度

一、血液净化中心管理制度

1. 透析中心应由副主任以上职称医师全面负责,由主治医师具体管理透析中心的医疗工作,护士长负责护理工作,主治医师定期查房,处理病人。

2. 非本中心工作人员不得随意进入。

3. 进入本透析中心人员必须衣帽整齐,换鞋,并保持室内环境整洁。

4. 保持透析中心内安静,严禁大声喧哗。

5. 保持室内空气清洁,禁止吸烟,定期通风。室内温度保持在20~25℃,湿度50%左右。

6. 工作人员工作时间不得擅离职守,遵守劳动纪律及请假制度。

7. 中心不得随意接待参观人员,参观者须经院方及科内批准,参观者按规定日期、时间、人数进行参观。

8. 非中心工作人员不得擅自动用机器、设备。

9. 中心工作人员须严格遵守消毒隔离制度。

10. 严格执行各项制度,认真观察病人的病情变化及透析机运转情况,保持高度责任心,确保透析病人的安全。

11. 定期对维持性血液透析病人进行健康教育,每月召开病人座谈会,征求意见,进行问卷调查,改进病房工作。

二、血液净化中心查对制度

护理人员在血液透析上机过程中应本着病人安全的原则,严格执行各环节的查对流程,并密切观察病人不良反应,保证病人安全。

1. 责任护士在治疗前持血液净化治疗记录单与病人身份信息核对卡核对病人信息(至少使用两种方法进行病人身份识别)。

2. 透析前,责任护士按照血液净化治疗记录单医嘱内容设置透析参数并核对无误。

3. 病人上机后,责任护士持血液净化治疗记录单再次核对参数无误。

4. 责任护士与另一名护士持血液净化医嘱治疗记录单双人单次独立查对治疗参数及医嘱信息,保证体外循环管路的密闭性和治疗方式及相关参数设定的准确性。双人核对无误后,签字。

5. 在配制抗凝剂和执行抗凝剂给药操作过程中,须严格执行三查七对,保证用药的准确性。

三、血液净化中心消毒隔离制度

1. 血液净化中心工作人员进入血液净化中心应换鞋,穿工作服,戴工作帽。进行各项治疗操作时应遵循无菌技术操作原则,严格执行手卫生制度,戴口罩。

2. 对于初次开始透析的新病人或由其他透析中心转入的病人必须在治疗前进行乙肝、丙肝、艾滋病病毒及梅毒螺旋体相关检查。对长期透析的病人应该每6个月复查乙肝和丙肝病毒标志物,每年复查梅毒和艾滋病感染指标,保留原始记录并登记。

3. 血源性传染性疾病病人应分区、分机进行隔离透析,工作人员相对固定。不同透析治疗区内的物品应严格分开使用,不得混用,并有明确标识。

4. 病人使用的床单、被套、枕套等物品应当一人一用一更换。

5. 血液净化治疗区应当保持空气清新,每日进行有效的空气消毒,每季度进行环境卫生学监测并有记录。

6. 每次透析结束后,应对透析机进行有效的内部水路消毒。对透析单元内所有的物体表面用含有效氯 500mg/L 的消毒液或

1000mg/L 季铵盐消毒液(巾)进行擦拭消毒,如有血液污染,应立即用浸有含有效氯 1500～2000mg/L 消毒液的一次性湿巾或一次性消毒湿巾擦拭去掉血渍后再常规消毒。每季度进行细菌培养 1 次,细菌数≤10CFU/cm²。

7. 地面应保持清洁、干燥,每日进行消毒,透析结束后用含有效氯 500mg/L 的消毒液擦地。遇血液、体液等明显污染时,先用吸湿材料去除可见污染物,再消毒和清洁。

8. 定期对水处理系统(反渗机及供水管道)进行冲洗消毒。透析用水及透析液微生物检测每月 1 次,内毒素检测每 3 个月一次,检测结果应达到《YY0572 YY0598X 血液透析质量控制标准》。

9. 透析管路预冲后必须 4 小时内使用,否则要重新预冲。

10. 不能用同一注射器向不同的病人注射肝素或对中心静脉置管进行肝素封管。

11. 一次性使用的医疗器械、耗材不得重复使用。重复使用的消毒物品应标明消毒有效期,超出期限的应当根据物品特性重新消毒或作为废品处理。

12. 使用后的透析器、注射器等医疗废物按照《医疗废物管理条例》进行分类和处理。

四、血液净化中心安全管理制度

1. 建立、健全各项制度,保证各项制度的落实。

2. 对新毕业护士或调入护士应进行专业知识、技能的培训,考核合格后方可上岗。

3. 严格执行查对制度及各项操作规程,防止不良事件的发生。

4. 认真落实消毒隔离制度,严格无菌操作,规范传染性疾病病人的管理,防止医院感染。

5. 责任护士严格执行交接班制度,如临时离岗,也应针对血液透析治疗过程的重点环节做好交接,确保血液透析病人的安全。

6. 接手危重病人时应与病房护士做好床旁交接,内容包括病人的生命体征、意识状况、皮肤情况、输入液体及用药情况、病人有无出血倾向、动静脉内瘘情况等,交接双方在交接记录单上签字。

7. 严格血液净化设备及抢救设备的管理,保证各种设备性能良好,按时清点交接。

8. 建立质量安全管理小组,加强环节质量和终末质量控制,定期对不良事件进行分析,及时提出整改意见,实施反馈控制有效地预防不良事件的发生。

9. 加强病人的安全管理,定期进行应急预案的演练。

10. 做好安全防盗及消防工作,下班前仔细检查机器及水电,确保安全。

五、血液净化中心机器设备管理制度

1. 仪器设备应设专人管理,保持清洁,定期维修、保养和检测,保持正常运转状态。

2. 各种仪器、设备建立使用、维修和损坏登记册。

3. 新仪器必须按照说明书要求,掌握其性能、安装和使用程序,经试用,运转正常时,方可使用。

4. 非本中心工作人员及未掌握设备性能、操作程序者,一律不准使用。

5. 每日巡视透析机的工作情况,实施机器的消毒及除钙。

6. 根据具体使用设备的环境和条件的情况,制定切实可行的维修和保养计划,保证正常运转。

7. 对设备进行维护和保养后应有记录。

8. 根据设备的要求定期对水处理系统进行冲洗、消毒并登记,发现问题应及时处理。

六、血液净化中心接诊制度

1. 接诊医师对于第一次透析的病人或由其他中心转入的病人必须在治疗前进行乙肝、丙肝、梅毒及艾滋病感染的相关检测，接诊护士确认病人化验结果，依据化验结果安排至相应治疗区域。

2. 接诊护士告知病人须遵守血液净化中心相关制度、病人须知，并签字；由医师和病人或家属签署治疗知情同意书。

3. 向病人及家属介绍血液净化中心作息时间及医院环境，告知其主管医师、护理人员，讲解缴费方式及血液透析流程。

4. 建立透析病人档案，确认病人身份，依据身份证登记相关信息、乙肝和丙肝等传染病情况、院外就诊信息（血管通路、血液透析、腹膜透析等）。

5. 登记病人及家属有效联系方式、现家庭住址，并告知病人如有更改及时通知本中心。

七、血液净化中心护士职业防护制度

1. 血液净化中心工作人员在从事诊疗、护理活动过程中，必须在坚持和遵循标准预防原则的基础上，采取相应的防护措施。

2. 工作人员在接触病人的血液、体液、分泌物、排泄物及污染的物品时，应严格遵循手卫生原则和消毒隔离制度。当接触的病人血液、体液、分泌物、排泄物可能发生喷溅时，应戴眼罩、口罩、并穿隔离衣。

3. 加强对护理人员职业防护培训、教育及指导，提高其自我防护意识，规范护理操作流程，保证护理安全。

4. 护理人员发生职业暴露后，应当立即进行局部处理，并追踪其血清学病毒抗原、抗体检测。立即评估职业暴露者被 HBV、HCV、

HIV感染的风险,报告医院相关管理部门,填写医务人员职业暴露情况登记表,根据管理部门的评估结果和指导意见采取相应的预防措施,并按要求进行复查。

（高 敏）

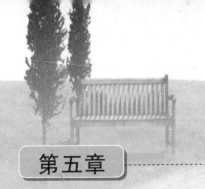

第五章

介入手术部的布局、设施及管理

介入治疗是指在医学影像设备（血管造影机、透视机、CT、磁共振、超声波）引导下，在皮肤穿刺或做微小切口，进入血管，或经人体原有的管道，用穿刺针、导丝、导管等精密器材进行治疗和获取病理标本的过程，其核心是以微小的创伤获得与外科手术相似或更好的治疗效果。介入治疗具有不开刀，创伤小，恢复快，效果好的特点。介入手术部是在医学影像技术引导下为病人实施诊断和介入治疗的场所。介入手术部的设计、布局、设施等应符合工作流程和管理要求。

第一节　介入手术部的布局、设施

介入手术部的整体布局除了要符合手术部的无菌要求外，还要适合 X 线机工作的环境。

一、介入手术部的位置

介入手术部的位置既要方便病人的检查和治疗，又要考虑周围环境的安全，应设在安静、清洁的区域。为了避免 X 线对四周环境的辐射损害，应尽量设在建筑物底层的一端，自成一区，并与介入病房、影像诊断等相关科室便于联络的位置，需通过相关射线安全管理部门的审批取得资格。

二、介入手术部的布局

介入手术部的整体布局应综合外科手术部和放射造影室的功能特性要求进行设计。设计原则为手术使用方便、利于 X 线防护、保障医、护、患人员的健康安全和符合无菌要求。

介入手术部由手术间、控制室和辅助用房组成,在建筑布局上应为独立的单元系统,手术部划分为限制区、半限制区和非限制区。在平面设计时,限制区在内侧,半限制区在中间,非限制区在外侧。各区域有明显的标识(可采用不同颜色的地面进行区分),为避免医院感染,三区均用门隔开。

1. 限制区 包括手术间、控制室、机房、刷手间、无菌物品存放间等。

2. 半限制区 包括护士站、术后观察室、洗涤间、污物间等。

3. 非限制区 包括更衣室、更鞋室、办公室、会议室、家属等候区等。

三、介入手术部铅防护要求

手术间应安装良好的放射防护设施,其墙体四周和屋顶需设置射线防护涂料或铅板屏障,有线束朝向的墙壁应有 2mm 铅当量的防护厚度,其他墙壁和屋顶应有 1.8mm 铅当量的防护厚度,以防止 X 射线的穿透;对于手术间墙壁的屏蔽厚度和防护当量也可根据血管造影机类型,有效工作负荷、周围环境等设置。

四、介入手术部主要房间配置与设施

(一) 手术间

手术间室内面积 $50\sim60m^2$,布置力求简洁、实用。

1. 手术间宜采用设有延时关闭装置的电动悬挂式且有防辐射

功能的自动推拉铅门,具有移动轻,隔音、坚固、密闭、耐用的功能;门净宽不小于 1.4m。

2. 手术间基本装备　嵌入式壁柜或物品柜、看片灯、免提对讲电话、计时钟、温、湿度仪等;墙壁式或吊塔式供气终端 1~2 套、负压吸引端口、电源插座、网络终端及麻醉废气排放装置。

3. 手术间设备及设施　设备有影像设备(血管造影机、血管造影诊断床、高压注射器),手术设备(无影灯、手术器械台、负压吸引装置),监护设备(心电、血氧监测仪),麻醉设备(麻醉机、麻醉桌),抢救设备(除颤器、抢救车),防护设备(立式铅屏风、吊式铅屏、床上盖板、活动防护盾和多功能铅屏等)。设施包括治疗桌、器械托盘、医疗废物桶、输液架、转凳、脚凳、棉被等。

(二) 控制室

控制室面积一般要求在 $15m^2$ 左右。

1. 控制室与手术间以宽大的铅玻璃相隔,便于控制室人员与手术者配合。

2. 控制室内设系统操作控制台、监视器、刻录机、录影机、工作计算机、监护仪等设备,是技术员、医护人员进行图像记录、转换、刻录、观察病情等操作的场所。

(三)刷手间、无菌物品存放间、药品间、洗涤间、污物间等配置要求详见第七章第一节"手术部的布局、设施"内容。

(杨翠芳)

第二节　介入手术部的管理要求

一、一般管理要求

(一) 人员管理要求

1. 人员编制　介入手术部工作人员应由专职医师、护士、技术人员组成,是一个相对稳定的工作团体。规模较大的介入手术部应设主任、护士长各1名。医师、护士、技术人员的数量可根据介入手术部的规模进行配置。一般每个手术间配备技师1人、医师1~2人、护士1~2人,辅助人员1人。

2. 介入手术部工作人员应参加放射防护知识培训,并通过考试取得放射工作人员证。护士应有3年以上临床护理工作经验,掌握造影剂、介入治疗用药的剂量;导管和器材的名称、用途、规格等。对术中的突发情况及可能发生的并发症能做出应急反应并能熟练掌握各种急救技能。

(二) 环境管理要求

1. 机房环境应常年保持温度在 20~25℃,相对湿度在40%~70%之间。

2. 手术间内布局合理,不堆放与诊疗无关的物品,减少散射线的影响。手术时在手术间门口设置醒目的放射线警示标识。

3. 其他要求详见第七章第二节"手术部环境管理要求"内容。

二、仪器设备管理要求

1. 建立仪器管理档案,每月由专职人员对设备进行检查、维护、保养。

2. 定期申请有关部门(环保检测机构)进行X线机房放射安全检测和X线机剂量参数校正检测。新安装、维修或更换重要部件后的设备,经环保检测机构进行检测,合格后方可启用。

3. 每次使用前确认各部位正确连接,按要求试机,调试正常后才能使用。

三、病人安全管理要求

详见第七章第二节"手术部安全管理要求"内容。

四、职业防护管理要求

1. 根据仪器铅当量防护要求,配备和使用职业防护设施和个人防护用品。如多功能铅屏风、铅围裙、铅衣、铅围领、铅帽、铅眼镜和铅手套等。

2. 工作人员佩戴射线剂量监测器,准确监测每月的个人辐射接触剂量,若超出规定剂量,应限制手术次数,减少或脱离射线环境。

3. 建立放射工作人员健康档案,每年定期体检和定期休假。休假期内原则上不得接触放射线。

4. 做好病人及病人家属的安全防护,为病人用铅板遮盖不必要的照射区,未成年人用铅板遮盖性腺,需要陪检的病人家属应穿防护衣或铅围裙。

五、介入手术部管理制度

参照手术部管理制度。

(杨翠芳)

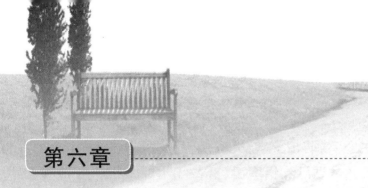

第六章

内镜诊疗中心的布局、设施及管理

第一节　内镜诊疗中心的布局、设施

随着科技的不断进步,医学的快速发展,内镜已从原来单一的诊断功能发展到借助高频电刀、氩气、激光等手段来摘除人体腔内的赘生物或直接进入腔内止血为目的的治疗性内镜。内镜诊疗中心合理的布局、设施以及科学的管理是保障医疗安全,提高医疗护理工作质量的重要途径。

根据功能设置,内镜诊疗中心可分为:总预约登记台、病人候诊区、麻醉复苏区、常规诊疗操作区、X 线诊疗操作区、内镜清洗消毒区、内镜储藏区、内镜耗材及药品储藏区、污物处置区、教学培训区、多媒体示教室、演播中控室及工作人员休息区。诊区内布局合理,符合功能流程及洁污分开的原则。

1. 总预约登记台　总预约登记台环境整洁,宽敞明亮,空气流通。有条件的内镜诊疗中心可在总预约登记台处提供收费窗口,方便病人及家属支付诊疗费用。

2. 病人候诊区　候诊区是病人在接受内镜检查前等候的区域,该区域应提供足够座位,环境宽敞,配备冷暖空调、电视设备、饮用水等设施。墙面上可张贴内镜检查注意事项等宣教材料。结肠镜检查候诊区则需配备更衣室以利于病人检查前更换肠镜裤。

3. 麻醉复苏区 已经开展麻醉内镜检查的中心应常规设有麻醉复苏区,配备可移动的检查床,具体数目视开展的麻醉内镜检查数而定。床头配备心电监护、中心供氧装置、中心吸引装置、电源插头等设施,有条件的中心可配备麻醉机,以方便紧急情况下病人的抢救。

4. 常规诊疗操作区 每一间诊疗操作室的面积原则上不小于 $20m^2$。检查台周围要有足够的空间,以便在必要时能实施各项抢救措施。室内所必需的设施有内镜工作站、可移动的检查床、装有内镜图像采集及报告系统的计算机设备、稳定的电源装置、氧气吸入装置及至少两路以上的负压吸引装置。常规配备抢救车及除颤仪用于紧急抢救。

5. X 线诊疗操作区 X 线诊疗操作区主要用于 ERCP、PTCD 等内镜下介入治疗及辅助内镜介入治疗的场所,其诊疗操作室的面积要稍大于常规内镜诊疗室,以 $30\sim35m^2$ 为宜。除常规内镜诊疗操作间的配置外,还需要配备 X 线机、激光碎石机、射频消融等设备以及较大的可移动操作台;操作间外应有一间 X 线操控室,两者之间保持可视状态并用含铅玻璃相隔开。操控室理想面积应在 $20m^2$,是控制X 线机、采集内镜图像和医师讨论的区域,此区域配备各种终端,医师可通过终端观察内镜诊疗的经过。

6. 内镜清洗消毒区 内镜的清洗消毒方式可分为人工清洗及内镜清洗消毒机清洗两种,现代化内镜清洗消毒室应该集内镜清洗消毒机与人工清洗槽为一体。相应的配套设备有入水排水系统、水质过滤系统、测漏装置、高压气枪、高压水枪、水温加热系统、排风系统。

7. 内镜储藏区 内镜的存放须清洁、干燥、无菌。内镜存放必须是悬吊式,弯角固定钮应置于自由位,否则影响镜子的使用寿命。

8. 内镜耗材及药品储藏区 内镜中心由于诊疗量较大,需要设置存放耗材及药品的补充区域,以便随时对诊疗操作室内消耗的物品进行补充,委派人员每日对库存清点,方便外勤人员的请领。

9. 污物处置区 污物处置区用于暂时存放生活垃圾、医疗废物。并配备符合医疗废水排放标准的排水系统。

10. 教学培训区 承担内镜教学任务的医院应设教学模拟室,用于日常学员模拟操作。模拟室应配备内镜工作站及各类用于消化内镜诊疗操作的模型。

11. 多媒体示教室 多媒体示教室可用于日常讲课、学术交流和小型会议,面积大小可视需要而定,配备座椅、显示屏、话筒音响系统及投影仪等设备。

12. 演播中控室 用于放置内镜中心局域网、监视设备、示教设备的场所。大型的消化内镜中心承担着内镜演示操作的转播任务,利用中控室可进行内镜操作演示的转播工作。

13. 工作人员休息区 供工作人员更衣、就餐、办公及休息的区域。

(马红梅)

第二节 内镜诊疗中心的管理要求

一、一般管理要求

1. 开展内镜诊疗工作的医疗机构应当制定和完善内镜中心管理的各项规章制度及操作流程,并认真落实。

2. 从事内镜诊疗和清洗消毒工作的医务人员,应接受相关的医院感染管理知识培训,掌握消毒灭菌药械的使用范围、方法、注意事项;应当掌握内镜清洗、消毒、灭菌等方面的知识,掌握消毒灭菌剂的使用浓度、配制方法、更换时间、影响消毒灭菌效果因素,严格遵守有关规章制度。

3. 工作人员清洗消毒内镜时,应当做好个人防护,穿戴必要的防护用品,包括工作服、防渗透围裙、口罩、帽子、手套、眼罩或面罩等。

4. 内镜清洗、消毒、灭菌、储存应符合操作要求及规范。

5. 医疗废物严格分类收集,及时封闭无害化处理。

二、医院感染管理要求

1. 室内空气应保持清新、干燥,通风良好。诊区内环境应保持清洁、卫生、无尘、无污染;当有呕吐物、体液等污染时,应立即用含氯消毒剂消毒。每日诊疗结束后,对诊区地面和所有台面进行彻底的湿式清洁。

2. 不同部位内镜的诊疗工作应当分室进行;上消化道、下消化道内镜的诊疗工作不能分室进行的,应当分时间段进行;不同部位内镜的清洗消毒工作的设备应当分开。

3. 检查治疗物品必须一人一用一消毒(灭菌),能压力蒸汽灭菌的应避免使用化学灭菌剂浸泡灭菌。

4. 内镜及附件的清洗、消毒或者灭菌必须遵照以下原则:

(1)凡进入人体无菌组织、器官或者经外科切口进入人体无菌腔室的内镜及附件,如腹腔镜、关节镜、脑室镜、膀胱镜、宫腔镜等,必须灭菌。

(2)凡穿破黏膜的内镜附件,如活检钳、高频电刀等,必须灭菌。

(3)凡进入人体消化道、呼吸道等与黏膜接触的内镜,如喉镜、气管镜、支气管镜、胃镜、肠镜、乙状结肠镜、直肠镜等,应当按照《消毒技术规范》的要求进行高水平消毒。

5. 内镜消毒灭菌效果的监测　消毒剂浓度必须每日定时监测并做好记录,保证消毒效果。消毒后、灭菌后的内镜应当分别每季度、每月进行生物学监测并做好监测记录。

(马红梅)

第三节 内镜诊疗中心的管理制度

为最大限度地发挥内镜诊疗中心的功能,为病人提供安全的诊疗环境,同时为科研、教学提供有利条件,内镜诊疗中心必须有合理的组织结构,同时又要有完善的管理制度。

一、检查预约制度

1. 各种内镜检查必须由主管医师按适应证及禁忌证选择病例,填写申请单送到内镜诊疗中心,由内镜中心办公室护士预约检查治疗日期并进行预约登记,办理交费手续。

2. 办公室护士接到申请单后应详细检查填写项目,如填写不详,可退回作补充填写或重新填写,确保申请单的质量符合三级甲等医院的标准。

3. 申请医师选择病例不当,不符合适应证或病人有禁忌证,办公室护士应讲明理由退回申请单,不予预约。

4. 常规检查预约时间门诊病人一般不超过一周,住院病人不超过三天,如有特殊情况应与内镜诊疗中心的办公室护士联系。

5. 对于急诊或特殊病例,申请医师可直接与内镜诊疗中心的办公室护士联系处理。

6. 申请单预约后,未按规定日期来检查者,该申请单按作废处理,若还需检查应重新申请。

7. 门诊病人应详细填写家庭住址及联系电话,有特殊情况及时联系。

二、仪器管理制度

1. 所有仪器设备均由内镜诊疗中心统一管理,应定点定位放置,不得随意搬动。

2. 各检查室内仪器设备由当月在本室工作护士负责,建立仪器清点本,定期进行清点登记,在本室工作结束后应详细交班。

3. 一切贵重设备不准携带院外使用。

4. 所有仪器应保持清洁无尘,无有害气体侵蚀,无阳光直射。

5. 不常用仪器应保持每两周检查一次,电器设备需每月作通电试验,必要时留档记录。

6. 仪器损坏需填写记录卡,送修及修理后应做检验记录。

7. 各种仪器应建立使用情况登记、维修登记、借还登记本及仪器使用注意事项。严格执行仪器操作规程。

三、清洗消毒室工作管理制度

1. 清洗消毒室为内镜诊疗中心所有用后内镜及附件清洗消毒的场所,应由专人管理。

2. 工作人员入室内应衣帽整齐,遵守清洗消毒室相关制度及要求。

3. 严格区分无菌区与污染区,清洁物品和污染物品。

4. 清洁消毒后的内镜和附件应按规定地点固定放置,不得和未清洁消毒物品混放。

5. 交接双方应共同清点登记进入洗消室的物品,由洗消室工作人员按品种分类到指定地点进行清洗消毒处理。

6. 所有内镜遵循二清洗一消毒一冲洗的原则,即清洗、消毒再冲洗,然后用注射用水冲洗后才能出室。所有附件应遵循二清洗二消毒的原则,即清洗化学试剂浸泡消毒再清洗吸干,入包装袋再进行环氧乙烷气体消毒后,才能出室应用,所有出室附件应进行登记。

7. 清洗消毒室工作人员应对所有物品进行认真的清洗消毒并检修。所有出室物品都确保可用状态,为保证各种内镜检查治疗的顺利进行而做好后勤供应保障工作。

8. 所有消毒物品定期进行检测,气体消毒附件应做枯草杆菌培养,确保附件无菌,以防医院感染,对检测结果应进行登记。

四、逆行胰胆管造影(ERCP)治疗室、胃镜及肠镜室工作管理制度

1. 凡进入检查治疗室的工作人员必须按规定着装,做好防护措施。除工作人员以外,其他人不得入内。

2. 室内应保持整齐、清洁,每日常规拖地两次,脏乱应随时整理。每日按时紫外线空气消毒 30 分钟,消毒后登记。各种物品放置有序,每周定期整理。每月做细菌培养一次并登记。

3. 工作人员热情接待每位病员,检查前应做解释工作,解除病人紧张情绪,确保检查治疗顺利进行,检查后应详细交代术后注意事项。

4. 参加检查治疗的医护人员,应严格执行各项操作常规,共同协作完成工作。对疑难问题须请上级医师共同检查,以便做出正确诊断及相应处理。

5. 进入检查治疗室参观学习的进修人员需经相关部门同意后进入,应遵守教学管理规定,服从带教老师的安排,不得自行其是。带教老师应热情耐心解答进修人员所提出的问题。

6. 各种仪器应有专人管理,室内贵重仪器物品建立仪器物品使用登记本,并定期进行清点,及时补充。

7. 用过的物品器材及时送洗消室,进行清洗消毒。

8. 附件柜内已消毒附件每三个月检查一次有无超过消毒期限,发现后及时取出再消毒。

9. 每日工作结束,工作人员应对各部位进行安全检查(如水、电、机器,各柜上锁等),确保无误后方可离去。

五、库房管理制度

1. 内镜诊疗中心的库房为保存所有备用物品和仪器的重要场地,应有专人负责管理,其他人员不得随便入内。

2. 库房内保持清洁无尘,相对湿度不超过 65%,温度应相对恒定,防止各种物品受潮霉变。

3. 库房内物品应放置有序,妥善保管,注意防火、防盗等。

4. 建立物品的入库和出库登记,以确保物品数量的准确无误,每月底应进行彻底清点并登记。

5. 一切仪器进库时要按规定给予清洁防霉处理并做好入库登记。

6. 库房内物品不得随意携带外出使用,借出物品须有登记。

(马红梅)

附5：软式内镜的清洗与消毒要求

1. 初步冲洗　软式内镜使用后应当立即用湿纱布自上而下擦去内镜表面污物,并反复送气与送水至少 10 秒,关闭吸引泵,取下内镜并装好防水盖,置合适的容器中送清洗消毒室。

2. 进行漏水测试　漏水测试宜在每次清洗前进行,条件不允许时,应至少每天漏水测试一次。

漏水测试的操作流程如下:

(1)将内镜放入盛有适量清洗用水的清洗槽内。

(2)先取下活检入口阀门、吸引器按钮和送气送水按钮。

(3)连接好侧漏装置,并注入压力。

(4)首先向各个方向弯曲内镜先端,观察有无气泡冒出;再观察插入部、操作部、连接部等部分是否有气泡冒出。

(5)如有渗漏,应及时报修送检。

(6)漏水测试情况应有记录。

3. 水洗

(1)将内镜放入清洗槽内:

①盘好内镜,用高压水枪向活检口注入清水,充分冲洗活检管道。在流动水下彻底冲洗,用擦拭布反复擦洗镜身,同时将操作部清洗干净。

②取下活检入口阀门、吸引器按钮和送气送水按钮,用专用清洁毛刷彻底刷洗活检孔道和导光软管的吸引器管道,刷洗时必须两头见刷头,并在流动水下洗净刷头上的污物。

③安装全管道灌流器、管道插塞、防水帽和吸引器,用吸引器反复抽吸活检孔道。

④全管道灌流器接 50ml 注射器,吸清水注入送气送水管道。

⑤用吸引器吸干活检孔道的水分并擦干镜身。

(2)将取下的吸引器按钮、送水送气按钮和活检入口阀用清水冲洗干净并擦干。

(3)内镜附件如活检钳、细胞刷、切开刀、导丝、碎石器、网篮、造影导管、异物钳等使用后,先放入清水中,用小刷刷洗钳瓣内面和关节处,清洗后并擦干。

(4)清洗纱布应当采用一次性使用的方式,清洗刷应当一用一消毒。

4. 酶洗

(1)多酶洗液的配制和浸泡时间按照产品说明书。

(2)将擦干后的内镜全部浸入配制多酶清洗液的酶洗槽中,安装全管道灌流器并连接 50ml 注射器,反复抽吸,确保内镜管腔内充满液体,并将含酶洗液吸入活检孔道。取下全管道灌流器,用专用清洁毛刷彻底刷洗活检孔道或导光软管的吸引器管道,脏刷头露出管道后在多酶清洗液中清洗干净才可回抽。操作部用多酶洗液擦拭。

(3)擦干后的附件、各类按钮和阀门用多酶洗液浸泡,附件还需在超声清洗器内清洗 5~10 分钟。

(4)多酶洗液应当每清洗 1 条内镜后更换。

5. 漂洗

(1)多酶清洗结束后,将内镜放入清洗槽,用高压水枪彻底冲洗各管道,以去除管道内的多酶洗液及松脱的污物,同时冲洗内镜的外表面。

（2）用高压气枪或 50ml 的注射器向各管道冲气，排出管道内的水分，以免稀释消毒剂。

6. 消毒　将清洗擦干后的内镜置于含有 2% 戊二醛消毒槽内并全部浸没，各孔道用注射器灌满消毒液。需要消毒的内镜均进行高水平消毒，如 2% 戊二醛消毒时，浸泡时间为：

（1）凡进入人体消化道与黏膜接触的内镜，如胃镜、肠镜、十二指肠镜等浸泡不少于 10 分钟。

（2）凡进入人体呼吸道与黏膜接触的内镜，如气管镜、支气管镜等浸泡不少于 20 分钟。

（3）结核杆菌、其他分枝杆菌等特殊感染病人使用后的内镜浸泡不少于 45 分钟。

（4）凡进入人体无菌组织、器官或者经外科切口进入人体无菌腔室的内镜及附件，如腹腔镜、关节镜、脑室镜、膀胱镜、宫腔镜等必须灭菌，采用 2% 戊二醛时必须浸泡 10 小时。

（5）当日不再继续使用的胃镜、肠镜、十二指肠镜、支气管镜等需要消毒的内镜采用 2% 戊二醛消毒时，应当延长消毒时间至 30 分钟。

7. 终末漂洗

（1）内镜从消毒槽中取出前，消毒人员应当更换手套，用注射器向各管腔注入空气，以去除消毒液。

（2）将内镜置入终末漂洗槽，在流动水下用擦拭布清洗内镜的外表面，用高压水枪反复抽吸清水冲洗各孔道，彻底除去残留的消毒液。采用化学消毒剂浸泡灭菌的内镜，使用前必须用无菌水彻底冲洗，去除残留消毒剂。

8. 干燥

（1）用无菌擦拭布擦干内镜外表面，将各孔道的水分抽吸干净。

（2）清洗后的内镜使用 75% 的酒精或洁净压缩空气等方法进行干燥。

9. 内镜附件必须一用一灭菌，灭菌后的附件按无菌物品储存要求进行储存。

10. 每日诊疗工作结束,必须对吸引瓶、吸引管、清洗槽、酶洗槽、冲洗槽等进行清洗消毒,具体方法及要点包括:

(1)吸引瓶、吸引管经清洗后,用含有效氯 500mg/L 的消毒液或者 2000mg/L 过氧乙酸浸泡消毒 30 分钟,刷洗干净,干燥备用。

(2)清洗槽、酶洗槽、冲洗槽经充分刷洗后,用含有效氯 500mg/L 的消毒液或者 2000mg/L 过氧乙酸擦拭。消毒槽在更换消毒剂时必须彻底刷洗。

(马红梅)

附6:硬式内镜的清洗与消毒要求

1. 硬式内镜的清洗步骤、方法及要点包括:

(1)使用后立即用流动水彻底清洗,除去血液、黏液等残留物质,并擦干。

(2)将擦干后的内镜置于多酶洗液中浸泡,时间按使用说明。

(3)彻底清洗内镜各部件,管腔应当用高压水枪彻底冲洗,可拆卸部分必须拆开清洗,并用超声清洗器清洗 5~10 分钟。

(4)器械的轴节部、弯曲部、管腔内用软毛刷彻底刷洗,刷洗时注意避免划伤镜面。

2. 硬式内镜的消毒或者灭菌方法及要点包括:

(1)适于压力蒸汽灭菌的内镜或者内镜部件应当采用压力蒸汽灭菌,注意按内镜说明书要求选择温度和时间。

(2)环氧乙烷灭菌方法适用于各种内镜及附件的灭菌。

(3)不能采用压力蒸汽灭菌的内镜及附件可以使用 2% 碱性戊二醛浸泡 10 小时灭菌。

(4)达到消毒要求的硬式内镜,如喉镜、阴道镜等,可采用煮沸消毒 20 分钟的方法。

(5)用消毒液进行消毒、灭菌时,有轴节的器械应当充分打开轴节,带管腔的器械腔内应充分注入消毒液。

（6）采用其他消毒剂、消毒器械必须符合原卫生部《内镜清洗消毒技术操作规范》相关规定,具体操作方法按使用说明。

3. 采用化学消毒剂浸泡消毒的硬式内镜,消毒后应当用流动水冲洗干净,再用无菌擦拭布擦干。

采用化学消毒剂浸泡灭菌的硬式内镜,灭菌后应当用无菌水彻底冲洗,再用无菌纱布擦干。

4. 灭菌后的内镜及附件应当按照无菌物品储存要求进行储存。

（马红梅）

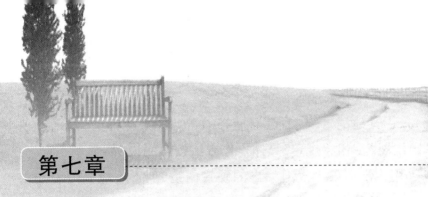

第七章

手术部的布局、设施及管理

手术部(室)是外科诊治和抢救病人的重要场所,是一个多专业、多功能的重要技术部门,随着外科学、解剖学和麻醉学的发展以及各种新技术和科研成果应用于临床医学领域,手术部护理专业面临技术、知识及管理等诸多方面的挑战。因此,需要手术部专业人员从手术部的建筑、设计、功能和管理等不同方面进行相应的改进,促使手术部专业向更科学、严谨、专业化、人性化和现代化方向发展。

第一节 手术部的布局、设施

一、概 述

手术部根据不同的内部装修、设备和空调系统,分为洁净手术部和一般手术部两类。两类手术部均包括手术区、辅助用房区及供应区,另外,洁净手术部还包括净化空调机房区。

(一) 手术部的位置及环境要求

手术部应建在周围环境安静、大气含尘浓度较低的区域,应成为独立的单元系统,宜与其有密切关系的外科护理单元及外科重症护理单元邻近,并便于通往放射科、病理科、消毒供应中心、血库等科室。不宜设在建筑的首层和高层建筑的顶层。洁净手术部所在楼层应尽可能与设备层相邻,宜设在设备层的下方。

（二）手术部的设计与规模

1. 手术部设计平面布局　手术部的设计应遵循节约面积、便于疏散、功能流程短捷和洁污分明的原则。设计要求应根据人流、物流和工作流程进行布局,划分洁污流线。手术人员、手术病人和手术所用物品(敷料、器械等)进出手术部应受到严格的控制,并采取适宜的隔离措施。

(1)手术部走廊和出入口的设计:应遵循洁污分流的原则,洁净物品、医护人员、手术前病人可经同一走廊通过;手术后的病人、术后器械、敷料及污染物经另一走廊通过;出入口设计为,病人出入口、工作人员出入口、污物出口以避免医院感染。

(2)感染手术间设计:感染手术间,设在限制区的最外边,靠近手术部病人入口或设单独出入口;还应设独立的刷手间、无菌物品间和清洁间。手术间在出入口处都应设缓冲间。洁净手术部的感染手术间应配置单独的净化系统和正负压切换装置。

(3)刷手间设计:刷手间宜分散布置,宜在手术间之间设刷手间,一般4个手术间配1个刷手间。

(4)手术间位置的设计:根据承接手术的污染程度设计手术间的位置,即洁净手术间(洁净手术部的净化级别最高的手术间,如Ⅰ、Ⅱ级),设在干扰最小的区域。

2. 手术间的数量　应根据医院的性质、规模和手术量而定,手术间与手术科室床位比例应为1:(25~30)。

3. 手术间面积　一般大手术间 $50 \sim 60m^2$,中手术间 $30 \sim 40m^2$,小手术间 $20 \sim 30m^2$,室内净高不低于2.8~3.2m。手术间门净宽不小于1.4m,应采用设有延时关闭装置的电动悬挂式自动推拉门。

4. 手术部建筑材料　手术部墙面、地面应采用隔音、防火、防潮、耐磨、耐腐蚀、不产尘、易清洁、光滑、无缝隙、不易着色和防止产生静电的材料,地面还应防滑;地面与墙面、墙面与天花板交界处呈弧形(R≥30mm 的圆角),防止积尘、便于清洁。

(三) 手术部分区及各区内手术用房的设施

手术部分为三区,即限制区、半限制区、非限制区。三个区域应严格区分,并有明显的标识(可采用不同颜色的地面进行区分)。

1. 限制区手术用房及设施　限制区为手术用房,包括手术间、刷手间、无菌物品间、仪器间、药品间、消毒室、麻醉预备室等。

(1)手术间:设备包括万能手术台及附件、无影灯、计时器、保温箱、保冷柜、对讲系统、报警装置、墙壁折叠式书写台、嵌入式壁柜、看片灯、温湿度仪、墙壁式或吊塔式供气终端2~3套(包括负压吸引、氧气、压缩空气、氮气、二氧化碳、麻醉废气排放装置及网络端口);仪器包括麻醉机、高频电刀、病人术中用各种监护仪(心电、血压、血氧饱和度、温度等)、输液泵、血液回收机、病人保温设备和术中使用的各专科仪器设备等;物品包括手术器械台、治疗桌、器械托盘、麻醉桌(车)、防逆流吸引装置、污物桶、输液架、转凳、脚蹬、棉被等。

(2)刷手间:配备多组非接触式洗手设施、无菌毛刷、手消毒液、干手巾、计时器、洗手流程图、镜子。

(3)无菌物品间:配备存放灭菌器械、敷料、一次性用品的物品架。

(4)仪器间:用于存放手术或麻醉备用仪器。

(5)药品间:配备药品柜和冰箱。不同种类的药品应根据其危险级别及需要保存的温度分别放置。

(6)消毒室:配备只用于术中临时器械灭菌的小型快速压力蒸汽灭菌器。

(7)麻醉预备室:配备监护仪、医用供气系统、输液轨道、麻醉插管用具、麻醉机或呼吸球囊、各种急救药品等,为连台手术病人进行预备麻醉。

2. 半限制区用房及设施　半限制区为辅助手术区,包括中心控制室、苏醒室、标本室、洗涤间、污物间等。

(1)中心控制室:配备大屏幕显示器、内部传呼系统、物流站、医院网络终端等,用于观察各手术间情况、调配人员及各项管理工作。

(2)苏醒室:配备转运车或病床、氧气、负压吸引装置、监护仪、呼吸机、输液泵、各种药品及抢救车等。用于术后生理功能尚未恢复的病人。

(3)标本室:配备带锁的手术病理标本存放柜、密闭标本送检箱(车)、标本固定液、标本登记用物等。

(4)洗涤间:配备洗手池、洗衣机、烘干机、布巾架等,用于清洁工具的清洗、烘干、晾晒。提倡清洁工具统一送洗、高温消毒处理。

(5)污物间:配备洗手池、清洗池、污物桶(架);污物间宜设在近污梯处。

3. 非限制区用房及设施　非限制区为办公、生活区,包括更鞋室、更衣室、储藏室、电视教学室、办公室、会议室、值班室、医护人员休息室、餐厅等。

(1)更鞋室:设在工作人员入口处,分清洁区和一般区,分别放置鞋柜,进入手术部人员由一般区领取专用拖鞋,更换后进入清洁区。

(2)更衣室:设衣柜、桌椅、卫生间及淋浴间。

(3)储藏室:配备物品存放柜(架),存放各类带外包装物品。

(4)电视教学室:设闭路电视转播设备、电视机、录像机、音响、桌椅等,供参观人员、实习人员、观摩手术及会议转播使用。

二、洁净手术部布局与设施的特点

洁净手术部除手术区、辅助用房区及供应区外还包括净化空调机房共同组成独立的功能区域。不同洁净级别的区域之间由缓冲室相隔。洁净手术部采用空气净化技术,把环境空气中的尘埃和微生物粒子降到允许水平,以保障医疗的安全实施、降低手术感染的风险。洁净手术部的布局设计、流程、装饰和设置与概述中的内容相同。洁净手术部与一般手术部的最大区别在于净化空调机组,其控制着不同区域的生物洁净度,不同生物洁净度的手术间承接不同类别的手术。

(一)洁净手术部空气洁净度分级

依据环境空气中 $\geqslant 0.5\mu m$ 微粒和 $\geqslant 5\mu m$ 的微粒含量,洁净手术部空气洁净度可分为:洁净度5级(原100级)、洁净度6级(原1000级)、洁净度7级(原10 000级)、洁净度8级(原100 000级)、洁净度8.5级(原300 000级)5种。其中,数字越高,净化级别越低。

(二)洁净手术间的分级标准及适用手术范围

具体内容见表2-7-1。

表2-7-1 洁净手术部分级标准及适用手术范围

洁净用房等级	空气洁净度级别	参考手术
I	5级	假体植入、某些大型器官移植、手术部位感染可直接危及生命及生活质量的手术
II	6级	涉及深部组织及生命主要器官的大型手术
III	7级	其他外科手术
IV	8.5级	感染和重度污染手术

三、一般手术部布局与设施的特点

一般手术部的布局设计、流程、装饰和设置要求与洁净手术部相同。但因未配备空气净化装置,因此应安装空气净化消毒装置的集中空调通风系统。术前30分钟开启进行空气消毒,术中可持续使用,保持空气洁净度达标。

(杨翠芳 王 琦)

第二节　手术部的管理要求

一、手术部一般管理要求

（一）手术部人员配备及资质要求

1. 手术部应根据医院手术量配备足够数量的手术部护士，人员梯队结构合理。护士与手术床之比为 3：1，可根据手术台数和手术量设护士长 1~3 名。

2. 三级医院手术部护士长应具备主管护师及以上专业技术职称，具备 5 年及以上手术部工作经验，具有专业管理能力。二级医院手术部护士长应具备护师及以上专业技术职称和 3 年及以上手术部工作经验，具备专业管理能力。

3. 手术部护士应当接受岗位培训，并接受手术部护理知识、医院感染预防与控制知识与技术的继续教育，并进行考核。

4. 根据工作需要，手术部应当配备适当数量的辅助工作人员和设备技术人员。辅助工作人员在独立工作前应接受岗位职责及标准、医院感染预防与控制知识的培训及考核，并定期进行知识更新培训。

（二）手术部人员管理要求

1. 手术部应在满足手术需要的情况下严格控制人员的进入，进入手术部的人员应按照人员流动路线要求，在限制范围内活动。

2. 工作人员进入手术部，应更换手术部提供的专用刷手服、鞋帽、外科口罩等，服装面料应符合舒适、透气、阻水、薄厚适中、纤维不易脱落、不起静电的要求。刷手服裤腿应为紧口，刷手服上衣应系入下衣内；内穿衣物不能外露于刷手服外，不应穿手术裙。手术帽应完全遮盖头发。口罩应具备防护和阻菌功能，佩戴时覆盖口鼻。工作人员应穿防护拖鞋，防止足部被病人体液、血液污染，或被锐器损伤。

3. 患急性上呼吸道传染性疾病、皮肤疖肿、皮肤渗出性损伤等处于感染期的医务人员不得进入手术部的限制区。呼吸道感染者若必须进入应戴双层口罩。暂时离开手术部外出时,应更换外出衣、鞋。

4. 参加手术人员在手术前应做好个人的清洁并修剪指甲,指甲长度不超过甲缘。更衣前应摘除耳环、戒指、珠状项链、手镯、手表等饰物,不应化妆、美甲。

5. 手术前应做好手术使用物品的准备工作,手术中不应随意出入手术间,减少不必要的人员走动、手术间门的开闭,避免高声喧哗。

6. 参观人员参照本章节手术部相关制度中的《参观与外来人员管理制度》执行。

7. 参加污染手术人员,术后应沐浴并更换刷手服、进行手卫生和外科手消毒后,再进行下一台手术;未经清洗、更衣,不得进入限制区和其他手术间。

（三）手术部环境管理要求

1. 手术间温度设定在 21～25℃ 之间,相对湿度为 30%～60% 之间。

2. 每个手术间应设一张手术台。

3. 手术进行中手术间的门应保持关闭状态。

4. 手术部应配备维持手术期病人体温的基本设施。

5. 手术部卫生管理要求详见本章第三节"日常清洁制度"内容。

6. 洁净手术部日常管理要求详见本章第三节"洁净系统管理制度"内容。

二、物品、仪器设备及气体管理要求

（一）一般物品管理要求

1. 各类物品按照性质、包装、储存要求分类定点存放,载物架标识清楚。

2. 各类带包装物品应在非限制区库房存储,需要时应拆除外包装,擦拭干净后方可进入。

3. 重复使用的器械、物品由消毒供应中心清洗、消毒、灭菌。

4. 重复使用的布类物品,使用后装入防渗漏的污衣袋中密闭送洗衣部清洗消毒。

（二）手术间物品管理要求

1. 手术间内用物齐全,各类物品定位放置、定人管理、定期检查。

2. 手术间内必须备有抢救药品,要求药品、物品有基数,定位并按顺序摆放;高危药品有明显标识并单独存放。

（三）无菌物品管理要求

1. 无菌物品应存放于手术部限制区的无菌物品存放间,物品架标识清楚,物品定点放置。存放环境和有效期符合要求;应有专人检查无菌物品的有效期,过期的无菌物品应重新进行清洗、消毒、灭菌。

2. 无菌物品与其他物品应分开放置,按照灭菌有效期的先后顺序依次摆放和使用;一次性使用的无菌物品(含植入物)应为取得卫生行政主管部门批准的产品,并一次性使用。

（四）仪器设备与气体使用及管理要求

1. 建立仪器、设备管理档案,专人管理、定期维修,按照厂家提供的方法消毒、灭菌。

2. 使用仪器、设备前应确认各部位(包括地线)正确连接,工作人员操作应规范。

3. 使用医用气体前应确认气体正确,各连接口处无气体泄漏并保证管路通畅;使用的医用桶装气体符合国家标准,且标识清楚、清洁、无覆盖;使用后的医用气体桶应与备用的分开放置,并有"空"或"满"的标识;使用操作按照所用气体的规范执行。

三、手术部安全管理要求

1. 与临床科室加强联系,保证围术期各项工作的顺利进行。

2. 认真按照《手术患者访视制度》做好访视工作。

3. 认真执行《手术安全核查制度》。

4. 认真做好查对工作

(1)药品查对

①手术部应当按照手术安全用药制度进行药品的管理,由专人负责。

②用药前、中、后,巡回护士与洗手护士或巡回护士与麻醉医师分别核对床号、姓名、药名、剂量、浓度、时间、用法。

③抢救病人执行医师下达的口头医嘱时,护士应复述,经医师确认后方可执行,在执行时实施双人核对,操作后保留安瓿,经二人核对后方可弃去。抢救后由医师立即补记医嘱。

(2)输血查对

①取血前,巡回护士与麻醉医师分别将交叉配血报告单的各项内容与病历各项信息核对。

②取血时,取血者与血库人员共同核对血袋与交叉配血单的内容:如姓名、性别、年龄、病案号、科别、床号、血型(含 Rh 因子)、有效期、交叉配血试验结果以及血袋的外观等,检查血液质量、血量,双人签字,方可取回。

③取血后,巡回护士与麻醉医师核对交叉配血报告单与血袋的相关内容,再次检查血袋及血液质量,核对无误后,双方在交叉配血报告单上签字。

④输血前,巡回护士与麻醉医师再次逐项核对以上内容,无误后方可输血。

⑤手术后,将交叉配血单、空血袋与病人一同送回病房,与病房的护士进行交接或将血袋交与血库保存。

（3）物品查对

①手术部应建立并实施手术物品清点制度,确保无异物遗留于病人体内。

②手术用各类敷料、器械使用前由洗手护士和巡回护士共同检查有效期、包装的完整性、包外灭菌标识、包内化学指示物,合格后方可使用。

③手术中切口内需要填塞敷料时,手术医师、洗手护士、巡回护士共同确认敷料的名称、型号和数目,巡回护士详细记录,由术者签字确认。

④术野局限、切口表浅、操作简单的手术,如眼科的青光眼手术、重睑术,耳鼻喉科的鼻息肉摘除术、扁桃腺切除术等,可根据手术需要和手术医师的要求酌情配备洗手护士。如不需要配备洗手护士,应由手术者或第一助手与巡回护士清点手术物品并签字。

（4）标本核对:手术部应按手术标本管理制度落实标本的保存、登记、送检等流程,有效防止标本差错。

5. 病人安全管理要求

（1）转运病人

①转运病人的车应安放床栏、束腿带;运送小儿病人、精神病病人、躁动病人、意识不清病人及危重病人应有专人守护,保证病人安全。

②转运病人出入各房间门口时,注意保护病人头部及手足,防止碰伤;移动病人至手术床或运送车时,应固定车身,防止车轮滑动,摔伤病人。

③转运病人车应定期维护、检修,每日使用前检查,保证性能良好。

④病人进入手术间后,护士应守护在病人床旁,可适当使用约束带。

（2）病人体位

①根据手术类型、手术需求，手术部应配置减压性能较好的手术床。合理配备和定期检查、维修、保养手术床等设备，定期清洗和消毒体位用品。

②安置体位时，避免病人身体任何裸露的部位直接接触手术床金属部分，以免发生电灼伤。

③病人全麻后应对眼睛实施保护措施，保持上下眼睑闭合，避免术中角膜干燥及损伤。

④安置手术体位前及变换体位时严格执行手术体位安置原则，及时检查病人身体姿势、皮肤的完整性、组织灌注情况、约束带固定位置以及所有衬垫、支撑物的放置情况，观察受压部位的情况。

⑤术中应尽量避免手术设备、器械和手术人员对病人造成外部压力。

（3）术中病人低体温预防

①各手术间及转运病人的车应配备保温设施，注意覆盖，尽可能减少身体部位的暴露。

②手术间设定适宜的温度、湿度。根据手术不同时段及时调节温度。

③用于静脉输注及体腔冲洗的液体宜加温至37℃。

④使用加温设备为病人术中保温，如可采用充气式加温仪、电热毯、保温毯、盖被、液体加温器。

⑤高危病人（婴儿、新生儿、严重创伤、大面积烧伤病人）可在手术开始前，设定适合高危病人的室温。

四、手术护理记录书写要求

详见第一篇第十二章第八节"手术护理记录书写"内容。

五、手术部无菌技术管理要求

（一）无菌区域的范围

1. 铺置好的器械台及手术台平面。

2. 无菌手术衣肩以下、腰以上及两侧腋前线之间；肘上 10cm 以下至双手。

3. 手术大单长与宽都应超过手术床边缘 30cm 以上，距地面 20cm 以上。

4. 手术部位最后一层无菌单应由穿戴好手术衣和无菌手套的医护人员完成。

（二）无菌器械台的铺设

1. 操作前规范更衣、戴帽子、口罩并洗手，选择近手术区较宽敞区域。

2. 洗手护士与巡回护士共同检查无菌包的名称、灭菌日期、包外化学指示物，包装是否完整、干燥。

3. 宜使用性能符合相关规定的一次性单层阻菌隔水无菌单；若使用普通无菌单则应铺置 4~6 层，并保证无菌单四周下垂 30cm 以上，无菌单下缘在回风口以上。

4. 打开敷料包外层包布后，巡回护士用无菌持物钳或洗手护士进行外科手消毒、穿无菌手术衣、戴无菌手套后打开第二层包布，操作时不可逾越无菌区。

5. 取出包内灭菌指示物，共同确认灭菌效果；洗手护士按器械、物品使用顺序，分类摆放器械，器械距台缘 2cm 内。

6. 巡回护士打开一次性物品外包装后，洗手护士直接取至无菌器械台。巡回护士与洗手护士配合，将消毒液和术中使用的冲洗液倾倒于相应的容器内。

7. 移动无菌器械台时，洗手护士不能接触台缘平面以下区域，巡回护士不可触及下垂的手术布单。

8. 铺置无菌器械台应尽量接近手术开始时间,保持无菌器械台及手术区整洁、干燥。无菌单如果浸湿,应及时更换或重新加盖2层以上无菌单。

(三)无菌操作管理要求

1. 参加手术人员应穿遮背式手术衣,戴无菌手套应采用无接触式。手术中需更换手术衣时,先脱手术衣,再脱手套。手消毒后,再穿手术衣、戴手套。

2. 铺巾顺序应以手术切口为中心,遵循先相对干净到较干净、先远端后近端的原则。无菌单一旦铺好不可移动,必须移动时只能由内向外。

3. 洗手护士传递无菌单时,应手持单角向内翻转遮住手背。

4. 术者操作应面向无菌区,需调换位置时应采取背对背方式。当病人体位变动时,应重新消毒后,再铺无菌单。

5. 一次性无菌物品包装打开后,用无菌持物钳夹取放于器械台,或由洗手护士穿无菌手术衣、戴无菌手套后拿取,不应将物品倾倒或翻扣在无菌器械台上。

6. 术中应及时擦净器械上的血迹或浆液,保持器械台干燥。手术中如怀疑无菌区域有污染或浸湿应加铺无菌单或更换。

7. 实施肿瘤手术、胃肠道、呼吸道、泌尿生殖道等空腔脏器手术时,应执行手术隔离技术。

8. 传递器械时不应妨碍术者的视线,在无菌区内传递,禁止从背后传递。

9. 显微镜、C形臂等术中跨越无菌区使用的设备,跨越部分应使用无菌罩。

六、手术部消毒隔离管理要求

1. 手术部建筑布局应符合功能流程的要求,限制区、半限制区、非限制区划分合理。工作人员、病人、物品出入路线符合洁污分流的原则。

2. 手术部环境、卫生管理、手术间人员数量符合要求。尽量减少人员流动和开关手术间门的频率。洁净手术部净化空调系统每日手术前开机至少 10~30 分钟,一般手术部术前 30 分钟打开空气消毒器进行空气消毒。

3. 执行手卫生规范,掌握并执行洗手、快速手消毒和外科手消毒的时机。

4. 无菌持物钳干罐保存,一罐一钳,每台手术结束后应重新更换;如手术时间超过 4 小时,则每 4 小时更换一次。

5. 手术区皮肤消毒以手术切口为中心向外 20cm,由内向外、由上到下。有污染的术区,消毒时应由外向切口处推进。

6. 手术器械管理要求详见本章第三节"手术器械管理制度"。

七、手术部职业防护管理要求

1. 手术部应配备防止血液、体液渗透、喷溅的手术衣、防护眼镜、面罩及全遮盖式手术帽等;还应准备安全的手术器械、注射器具及辅助工具。

2. 实施经空气传播疾病(如开放性肺结核)或有大量烟雾产生的手术时,应佩戴能过滤空气中的颗粒物,阻隔飞沫、血液、体液、分泌物等自吸过滤作用的医用防护口罩。

3. 手术中可能有大量血液、体液暴露时应穿着防渗透的手术衣,专用手套、专用鞋、佩戴防护眼镜或面罩等。

4. 实施骨科等手术时应戴双层手套或专用手套;参加放射手术的人员应穿防 X 线铅衣、戴铅帽和铅围领等。

5. 医务人员应掌握各种穿刺方法和使用锐利器械的操作方法,组装拆卸锐器时借助工具;传递锐器时采用间接传递法或中立区传递法;锐器使用后及时放入锐器盒。如不慎被锐器刺伤,应对创面清洗、消毒处理,并进行血源性疾病的检查和随访。

八、手术部卫生学监测要求

详见第一篇第九章第四节"医院卫生学监测"内容。

（杨翠芳　王　琦）

第三节　手术部的管理制度

一、工 作 制 度

1. 择期手术至少于术前一日通知手术部,急症手术除外。

2. 手术人员应在手术前 20~30 分钟到达手术部,做好各项准备工作。

3. 手术间内保持肃静,避免不必要的走动,禁止携带私人通信工具入内。

4. 严格按Ⅰ类、Ⅱ类、Ⅲ类手术切口顺序实施手术。感染手术与非感染手术分室进行,手术部工作人员必须严格执行无菌操作及消毒隔离技术。

5. 接到特殊感染手术(如破伤风、气性坏疽等)通知后,立即做好各种准备工作,术后严格进行消毒并监测。

6. 手术部护士对施行手术的病人,做好详细登记,按月统计上报,并进行术后感染率的统计分析。

二、更 衣 制 度

1. 工作人员进入手术部,应按要求更换手术部提供的专用拖鞋、刷手服、帽子、外科口罩等。

2. 参加手术人员更衣前应摘除耳环、戒指、项链、手镯等饰物,不宜浓妆。

3. 离开手术部时应将手术衣、刷手服、鞋帽、口罩脱下并置于指定位置。

三、参观与外来人员管理制度

1. 参观或外来人员应在获得院医务部门、手术部护士长批准后由接待人员引导进入;实习及见习学员应由负责教师带领,参观人员佩戴参观标识牌,参观指定手术间的手术。每个手术间不应超过 3 人,且在手术开始后方可进入。

2. 参观人员与术者距离应在 30cm 以上,参观脚蹬高度不应超过 50cm。

3. 抢救或隔离手术不准参观,手术结束前或重新摆放手术体位时应离开手术间。

四、手术病人访视制度

1. 术前一日手术部护士填写手术病人术前评估单,去病房看望病人。

2. 阅读病历,了解病人疾病情况、有关化验结果、既往病史及过敏史。

3. 向病人及家属介绍手术部环境、讲解术前准备和术中配合事项。

4. 正确评估病人术前状况和术中可能出现的情况,制定护理措施,并记录。

5. 根据病人病情和实施的手术,决定术后访视的时间。访视时,携带手术病人术前评估及术后随访单至病房进行术后随访。

6. 阅读病历了解病人术后有无发热、感染及伤口愈合情况并给予评估。

7. 了解病人对手术部护士服务是否满意以及对手术部工作的建议并填写手术病人术前评估及术后随访单。

五、手术安全核查制度

1. 手术安全核查是由具有职业资质的手术医师、麻醉医师和手术室护士三方(以下简称三方),分别在麻醉实施前、手术开始前和病人离开手术室前,共同对病人身份和手术部位等内容进行核查的工作。

2. 手术病人应佩戴腕带作为手术过程中辨识病人身份的一种手段。

3. 手术医师应在术前对病人手术部位进行体表标识,并主动请病人/家属参与认定。

4. 接病人时,将手术安全核查单与病历核对,确认后,手术室工作人员、病房护士与手术病人/家属共同核对病人信息、手术部位及标识,三方核对无误后签字,并确认手术所需物品及药品均已备妥,方可接病人。

5. 实施手术安全核查的内容及流程

(1)麻醉实施前:由麻醉医师主持,三方按手术安全核查单依次核对病人身份(姓名、性别、年龄、病案号)、手术方式、知情同意情况、手术部位与标识、麻醉安全检查、皮肤是否完整、术野皮肤准备、静脉通道建立情况、病人过敏史、抗菌药物皮试结果、术前备血情况、假体、体内植入物、影像学资料等内容,局部麻醉病人由手术医师和巡回护士共同核对。

(2)手术开始前:由手术医师主持,三方共同核查病人身份(姓名、性别、年龄)、手术方式、手术部位与标识,并确认风险预警等内容。手术物品准备情况的核查由手术部护士执行并向手术医师和麻醉医师报告。

(3)病人离开手术部前:由巡回护士主持,三方共同核查病人身份(姓名、性别、年龄)、实际手术方式,术中用药、输血的核查,清点手术用物,确认手术标本,检查皮肤完整性、动静脉通路、引流管,确认病人去向等内容。

（4）三方确认后分别在手术安全核查单上签名。

6. 手术安全核查必须按要求依次进行,每一步核查无误后方可进行下一步操作,不得提前填写表格。

7. 术中用药、输血的核查 由麻醉医师或手术医师根据情况需要下达医嘱并做好相应记录,由手术部护士与麻醉医师共同核查。

8. 住院病人手术安全核查单应归入病历中保存,非住院病人手术安全核查单由手术部负责保存一年。

六、接送手术病人制度

1. 接手术病人

（1）根据麻醉的方式分别于手术前 1 小时或 0.5 小时接病人(急症手术除外)。手术部护士、病房护士、病人或病人家属按照手术安全核查单核对病人姓名、性别、年龄、手术部位及手术侧别。

（2）检查病人皮肤准备情况,发现毛囊炎或皮肤破损等,及时通知手术医师。

（3）了解术前准备情况,如:禁食、洗肠、放置胃管、导尿管及术前给药等。

（4）协助病人将义齿、饰物、手表、现金等贵重物品取下,交家属保管。

（5）带齐病人的病历、X 线片、手术所需的各种物品,由病人家属、病房护士及手术部护士在手术安全核查单上签字后推病人进入手术部。

2. 送手术病人

（1）根据手术情况,搬运病人时注意病人适宜的体位,注意保暖,做好约束。

（2）转运病人时,严密观察病情并保持输液管道及引流管通畅,防止脱落。

（3）手术医师、麻醉医师及巡回护士,共同将病人安全、稳妥地送回病房或重症监护病房,经与病房护士核对后,共同在手术安全核查单上签字。麻醉医师或巡回护士向病房护士介绍病人术中情况,手术后注意事项及输液等情况。

七、手术物品查对制度

1. 手术用器械、敷料、缝针及各类物品等,由洗手护士和巡回护士在手术开始前、关闭体腔前、关闭体腔后和缝合皮肤后,按顺序逐项清点,核对后签名。

2. 手术切口内应使用带显影标记的敷料。清点纱布、纱垫时应展开,检查其完整性及显影标记,且避免夹带其他物品。

3. 清点器械时,注意清点器械连接部位的螺母、螺钉及固定装置的数量,并检查有无松动和滑脱。

4. 所有清点的物品应在视线之内,洗手护士读出物品名称和数量,巡回护士确认后复述一遍,同时在手术清点记录单上准确记录数量。

5. 术中临时添加器械、敷料时,清点后应及时记录。

八、术中压疮管理制度

1. 术前评估病人病情,了解病人年龄、营养、皮肤类型等状况。

2. 病人入室后,检查易受压部位的皮肤状况,如有情况及时记录。

3. 手术床保持清洁、平整、干燥;合理配置并使用抗压体位垫、凝胶垫等。

4. 摆体位时实施预防压疮的措施,在病人的骨隆突部位垫软枕、圈枕、减压贴等,减轻受压部位压力。挪动病人时,不要拖拽,防止皮肤受损。

5. 对非手术部位,在不影响手术的情况下,应每隔 2 小时,调整受压部位一次。

6. 手术结束后检查病人皮肤受压情况,发现压疮及时处理、登记、上报，与科室做好交接，并定期随访。

九、感染手术管理制度

1. 实施感染手术前，手术医师应在手术通知单上注明感染情况。

2. 特异性感染手术应安排在感染手术间，门外挂标识，室内外设两名护理人员配合手术，术后严格消毒处理。经血液传播疾病的手术可安排在普通手术间。

3. 感染手术禁止参观，严格控制人员流动。参加感染手术的医务人员做好职业防护，戴眼罩、手套、鞋套等。

4. 感染手术使用的一次性敷料、手套及物品应双层封装，密闭运输。

5. 手术后，根据感染手术种类，分别采用微生物敏感的高水平消毒剂对手术间环境和接送病人的平车进行消毒处理。

6. 医护人员参加感染手术后，应沐浴并重新更换刷手服、进行手卫生和外科手消毒后，再进行下一台手术。

十、日常清洁制度

1. 每日晨对手术间所有物体表面、地面进行湿式清洁，并在手术前 30 分钟完成。清洁工具宜使用微细纤维材料的擦拭布巾、地巾，分区使用，用后清洗消毒并干燥存放。

2. 手术中尽量避免血液、体液污染手术区域周边物体表面、地面及设备，如发生可见污染或疑似污染时应及时进行清洁消毒处理。

3. 每台手术结束后应对手术床及周边至少 1~1.5m 范围的物体表面及地面进行清洁消毒。

4. 每天手术结束后对手术间暴露的地面和物体表面进行清洁消毒。

5. 每周清洁手术间地面、墙壁、天花板、门窗、壁柜、吊塔及家具等。洁净手术部应清洁回风网。每月进行一次细菌培养，以监测卫生效果。

6. 有外窗的一般手术间每天手术结束后,可采用自然通风换气,通风后进行物体表面清洁消毒,也可采用卫生主管部门批准的空气消毒装置。

7. 手术部推车每日用后擦拭消毒,车上物品保持清洁;接送隔离病人的平车应专车专用,用后按照隔离病种的要求消毒处理。

十一、手术器械管理制度

1. 手术器械应有专人管理,器械分类存放,显微器械、锐利器械应妥善保护利刃及尖端部分并单独放置。器械柜每周清洁,摆放整齐,备用器械定期保养。

2. 术中临时需用的器械可采用小型快速压力蒸汽灭菌器灭菌,转运时避免污染,4小时内使用,不能储存;使用植入物的手术,术中灭菌植入物或器械发生落地、污染、破损等情况时,应由消毒供应中心处置。

3. 一次性使用的医疗器械不得重复使用。

十二、病理标本送检制度

1. 标本离体后,手术医师告知巡回护士标本的名称及数量,巡回护士在标本签上填写病人信息、标本名称、离体时间,存放于手术间固定位置。

2. 标本离体后30分钟内应冲净血迹,浸泡固定液,并标注浸泡时间。

3. 洗手/巡回护士登记的同时与手术医师共同核对病历、病理申请单、标本签信息并签字,将浸泡的标本放置于标本室内的标本专用柜内,加锁保管。

4. 送检人员用封闭式专用容器送至病理室,双方共同核查确认后签字。

5. 术中的冰冻病理标本无须浸泡,术前应由手术医师填写冰冻病理申请单。标本取下后,手术医师与巡回护士共同核对病历、标本签信息、冰冻病理申请单,巡回护士通知送检人员,双方核对后在冰冻病理登记本上签字;送检人员送至病理室,经双方核查后签字。其结果应用安全可靠的方式回报并记录。

十三、洁净系统管理制度

1. 每日第一台手术前 30 分钟开启空气净化系统,环境参数应达标。

2. 每日术前应记录手术间的静压差、风速、温度、湿度。

3. 每天手术结束进行清洁消毒后,空气净化系统需继续运行 30 分钟。

4. 空气净化系统应在有效期内使用,定期检测净化空调系统的各项指标,定期更换过滤系统并有记录,污染后及时更换。

5. 负压手术间术后空气净化及处置

(1)负压手术间地面、物体表面的清洁消毒应在每次开机前和手术结束后进行,净化系统应连续运行到清洁、消毒工作完成后 30 分钟以上。每台手术后进行清洁、消毒,空调机运行至自净所需要的时间后,方可进行下一台手术。

(2)朊病毒、气性坏疽、呼吸道传染病及突发原因不明病原体感染或传染性疾病病人手术结束后,参照 WS/T367-2012《医疗机构消毒技术规范》的方法对环境及非一次性物品进行处理。

(3)排风机组:特殊感染手术后,先用含氯消毒液处理排(回)风口外表面,再更换回风口过滤网,换下的过滤器按医疗废物处理。

6. 过滤器更换　粗效过滤器宜 1~2 个月更换一次;中效过滤器宜每 3 个月更换一次;高中效过滤器宜每 4 个月更换一次;亚高效过滤器宜 12 个月以上更换一次;高效过滤器宜 36 个月以上更换一次。

（杨翠芳　王　琦）

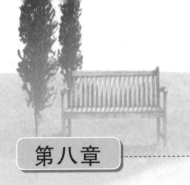

第八章

消毒供应中心的布局、设施及管理

医院消毒供应中心（CSSD）是承担医院各科室所有重复使用诊疗器械、器具和物品清洗消毒、灭菌以及无菌物品供应的部门。医院消毒供应中心工作质量直接反映全院无菌物品的质量，关系到医疗安全，是预防与控制医院感染重要的部门。

第一节　消毒供应中心的布局、设施

一、建筑布局原则及要求

1. 医院消毒供应中心的新建、扩建和改建，应遵循医院感染预防与控制的原则消毒供应中心管理规范中的相关要求，进行充分论证。

2. 消毒供应中心宜接近手术部、产房和临床科室，或与手术部有物品直接传递专用通道，新建医院不应建在地下室或半地下室。

3. 周围环境应清洁、无污染源，区域相对独立；内部通风、采光良好，照明设施应满足工作需求。

4. 消毒供应中心建筑布局应分为辅助区域和工作区域。去污区、检查、包装及灭菌区和无菌物品存放区之间应设实际屏障。去污区、检查、包装及灭菌区应分别设人员出入缓冲间（带）及洗手设施。

5. 物品流向由污到洁，做到洁污分明，不交叉、不逆流。空气流向由洁到污;去污区保持相对负压,检查、包装及灭菌区保持相对正压。

6. 工作区域温度、相对湿度、机械通气的换气次数要求见表2-8-1。

表 2-8-1 工作区域温度、相对湿度及机械通风换气次数要求

工作区域	温度(℃)	相对湿度(%)	换气次数(次/h)
去污区	16~21	30~60	≥10
检查包装及灭菌区	20~23	30~60	≥10
无菌物品存放区	低于24	低于70	4~10

二、基本设备及设施

医院应根据消毒供应中心的规模、任务及工作量,合理配置清洗消毒设备及配套设施。

1. 去污区设备及设施

(1)应配有污物回收装载容器及分类台、机械清洗消毒设备和手工清洗槽及相应清洗用品、压力水枪、压力气枪、超声清洗机、控水台、干燥柜、车辆清洗装置和特殊污染物处理装置等。应配有冷热水、软化水、纯化水,定期对水质进行检测。

(2)根据工作岗位的不同需要,应配备相应的个人防护用品,包括圆帽、口罩、隔离衣或防水围裙、橡胶手套、专用鞋、护目镜/防护面罩、防烫伤手套及袖套等,必要时可选择使用防噪声用具。应配置洗眼装置。

2. 检查、包装设备 应配有干燥柜、带光源放大镜的器械检查包装台、敷料包装台、器械柜、敷料柜/架、包装材料切割机、医用热封机及清洁物品装载设备、压力气枪、绝缘检测仪等。

3. 灭菌设备及设施 应配有压力蒸汽灭菌器,无菌物品装、卸载设备等。根据需要配备灭菌蒸汽发生器、干热灭菌器和低温灭菌器

及设施。应在环氧乙烷灭菌、低温甲醛蒸气灭菌等工作区域配置相应环境有害气体浓度超标报警器。

4. 无菌物品存放、发放设施 应配备无菌物品存放架及无菌物品运送装载容器等。无菌物品存放区内不应设洗手池。

5. 洗手设施要求 洗手设施应是流动水、非手触式开关、洗手液、干手方式符合消毒隔离要求,避免二次污染。

（张雅茹　褚金萍）

第二节　消毒供应中心的管理要求

一、组 织 管 理

（一）人员管理及资质要求

1. 由一名副院长分管消毒供应中心的建设和管理工作,消毒供应中心直属护理部管理,设有护士长。

2. 医院应根据消毒供应中心的工作量及各岗位需求,科学、合理配置具有执业资格的护士和其他工作人员,压力蒸汽灭菌应设专职消毒员,并经专业培训持证上岗。

3. 护士长应具有大专或以上学历,主管护师及以上职称,具备医院感染及护理专业的基础和消毒供应中心专业实践的工作经历。

4. 注册护士应占科室总人数比例 2/3 以上,人员分层管理,高危、精密诊疗器械处置包装、无菌物品发放、质检等岗位必须由注册护士担任。

5. 消毒供应中心的工作人员应当接受与其岗位职责相应的岗位培训,有计划地开展业务学习,定期进行业务考核,组织并督促护士完成继续医学教育计划。

6. 消毒供应中心工作人员入岗前及每年度应进行健康体检,患有活动期传染病、精神病及皮肤病的人员不宜从事消毒供应中心工作。

（二）消毒供应中心建立健全岗位职责、操作规程、消毒隔离、质量管理、监测、设备管理、器械管理（包括外来器械管理）及职业安全防护等管理制度和突发事件的应急预案。

二、工 作 要 求

1. 应采取集中管理的方式，对所有需要消毒或灭菌后重复使用的诊疗器械、器具和物品由消毒供应中心负责回收，集中清洗、消毒、灭菌和供应。

2. 内镜、口腔诊疗器械的清洗消毒，可以依据国家相关标准进行处理，也可集中由消毒供应中心统一清洗、消毒。

3. 消毒供应中心应设专岗负责植入物及外来器械的清洗、消毒、灭菌与监测工作；使用后经清洗消毒后方可交还器械供应商，定期进行工作质量分析。

三、耗 材 要 求

1. 医用清洗剂、消毒剂、监测材料等应符合国家相关标准和规定。根据器械的材质、污染物种类，选择适宜的医用清洗剂、消毒剂。

2. 洗涤应有冷热自来水、软水、纯化水或蒸馏水供应。纯化水应符合电导率≤15μS/cm(25℃)，灭菌蒸汽用水应为软水或纯化水。

3. 医用润滑剂应为水溶性，与人体组织有较好的相容性。不影响灭菌介质的穿透性、不破坏金属材料的透气性、机械性及其他性能。

4. 应根据待灭菌物品的性质合理选择包装材料，包括硬质容器、一次性医用皱纹纸、纸塑袋、纸袋、普通棉布、无纺布等。

5. 一次性无菌医疗用品质量检验，应检查每批次物品的检验合格证、灭菌标识、产品标识和失效期。

四、医院消毒供应中心清洗、消毒及
灭菌技术操作规范

（一）回收污染物品管理要求

回收人员不应在诊疗场所对污染器械器具进行清点、核对，应采用密闭车转运至消毒供应中心处理。

（二）分类管理要求

根据器械物品材质、精密程度等进行分类处置。清点、核查人员应采取标准预防措施。

（三）清洗、消毒管理要求

1. 机械清洗　适用于大部分常规器械的清洗，清洗消毒器具有较高的自动化程序，可添加清洗剂完成预清洗、洗涤、漂洗、终末漂洗、消毒、干燥处理程序。

2. 超声波清洗器清洗　对于精密、复杂器械、管腔类金属器械应采用超声清洗器洗涤。

3. 手工清洗　对有机物污染较重器械的初步处理以及机械清洗难以去除的污渍，应在机械清洗前采用手工清洗方法进行预处理。

4. 消毒　首选机械热力消毒，也可采用75%酒精、酸性氧化电位水或符合国家的相关标准和规定的消毒剂进行消毒。

5. 清洗用具、清洗池等应每天清洁与消毒。

6. 被朊病毒、气性坏疽及突发原因不明的传染病病原体污染的诊疗器械、器具和物品的处理流程为先消毒再清洗、灭菌处理。对突发原因不明的传染病病原体污染的器械、器具和物品的处理流程应符合国家当时发布的规定要求。

（四）干燥要求

1. 宜首选干燥设备进行干燥处理，根据器械的材质选择适宜的干燥温度，金属类干燥温度 70~90℃，塑胶类干燥温度 65~75℃。

2. 无干燥设备的及不耐热器械、器具和物品可使用消毒的低纤维絮擦布进行干燥处理。

3. 穿刺针、手术吸引头及内镜等管腔类器械,应使用压力气枪或95%酒精进行干燥处理。

4. 不应使用自然干燥方法进行干燥。

(五)器械检查与保养要求

1. 应采用目测或使用带光源放大镜(倍数 5~10 倍)对干燥后的每件器械、器具和物品进行检查。

2. 带电源器械应进行绝缘性能等安全性检查。

3. 应使用医用润滑剂进行器械保养,不应使用石蜡油等非水溶性的产品作为润滑剂。

(六)物品包装质量要求

1. 包装前应依据器械装配的技术规程或图示,核对器械的种类、规格和数量,拆卸的器械应进行组装。

2. 手术器械应摆放在篮筐或有孔的盘中进行配套包装,采用闭合式包装方法,应由 2 层包装材料分层包装。

3. 盘、盆、碗等器皿单独包装。有盖的器皿应开盖,摆放的器皿间应用吸湿布、纱布或医用吸水纸隔开;管腔类物品应盘绕放置,保持管腔通畅;精细器械、锐器等应采取保护措施。剪刀和血管钳等轴节类器械要求完全打开或卡在第一锁扣。

4. 灭菌包重量要求 器械包重量不宜超过 7kg,敷料包重量不宜超过 5kg。

5. 灭菌包体积要求 下排气程序灭菌不宜超过 30cm×30cm×25cm;脉动预真空压力蒸汽灭菌器不宜超过 30cm×30cm×50cm。

6. 封包要求

(1)包外应设有灭菌化学指示物。高度危险性物品灭菌包内还应放置包内化学指示物;如果透过包装材料可直接观察包内灭菌化学指示物的颜色变化,则不放置包外灭菌化学指示物。

(2)闭合式包装应使用专用胶带,胶带长度应与灭菌包体积、重量相适宜,保持胶带的完整性,松紧适度。封包应严密,保持闭合完好性。

（3）纸塑袋、纸袋等密封包装其密封宽度应≥6mm,包内器械距包装袋封口处≥2.5cm。每日使用前对医用热封机进行参数检查和闭合完好性测试。

（4）硬质容器应设置安全闭锁装置,无菌屏障完整性破坏时应可识别。

（5）灭菌物品包装外应用标识,内容包括物品名称、包装者姓名或编号、灭菌前注明灭菌器编号、灭菌批次、灭菌日期和失效日期,标识应具有追溯性。

（七）灭菌质量要求

1. 压力蒸汽灭菌适用于耐湿、耐热的器械、器具和物品的灭菌。包括下排气式和预真空压力蒸汽灭菌,根据待灭菌物品选择适宜的压力蒸汽灭菌器和灭菌程序。应观测并记录灭菌时的温度、压力和时间等灭菌参数。

2. 应使用专用灭菌架或篮筐装载灭菌物品。灭菌包之间应留有间隙,利于灭菌介质的穿透。宜将同类材质的器械、器具和物品,置于同一批次进行灭菌。

3. 从灭菌器卸载取出的物品,待温度降至室温时方可移动,冷却时间应>30分钟。每批次应确认灭菌过程合格,包外化学指示物合格;检查有无湿包现象,防止无菌物品损坏和污染。

4. 快速压力蒸汽灭菌 适用于对裸露物品的灭菌,其灭菌程序不包括干燥程序;应在4小时内使用,不能储存。快速灭菌不能用于植入物灭菌。受朊病毒污染的器械不能进行快速灭菌。

5. 干热灭菌 适用于耐热、不耐湿、蒸汽或气体不能穿透物品的灭菌,如玻璃、油脂、粉剂等物品的灭菌。灭菌参数要求:灭菌温度、灭菌时间分别为160℃,2小时;170℃,1小时;180℃,30分钟。

6. 环氧乙烷灭菌 适用于不耐高温、湿热如电子仪器、光学仪器等诊疗器械的灭菌。

7. 过氧化氢等离子体低温灭菌　适用于不耐高温、湿热如电子仪器、光学仪器等诊疗器械的灭菌。灭菌前物品应充分干燥。灭菌物品应使用专用包装材料和容器。灭菌物品及包装材料不应含植物性纤维材质,如纸、海绵、棉布、木质类、油类、粉剂类等。

8. 低温甲醛蒸气灭菌　适用于不耐高温医疗器械的灭菌。应使用甲醛灭菌器进行灭菌,不应采用自然挥发的灭菌方法。

（八）无菌物品存放质量要求

1. 无菌物品存放间应保持环境清洁,有独立的储备空间,温度低于 24℃,相对湿度低于 70%。

2. 无菌物品储存区应限制人员进入。

3. 每日定时清洁环境。定期清洁墙面和天花板、进风口、排风口的滤网等。

4. 灭菌后物品应分类存放,一次性使用无菌物品应去除外包装后进入无菌物品存放区。

5. 无菌物品存放宜使用存放架,应距地面高度 ≥20cm,离墙 ≥5cm,距天花板 ≥50cm。

6. 物品放置应固定位置,设置标识。接触无菌物品前应洗手或手消毒。

7. 环境的温度、湿度达规定时,使用普通棉布包装的无菌物品有效期宜为 14 天;未达到环境标准时,有效期宜为 7 天。医用一次性纸袋包装的无菌物品,有效期宜为 30 天;使用一次性医用皱纹纸、一次性纸塑袋、医用无纺布、硬质容器包装的无菌物品,有效期宜为 180 天。

8. 消毒后直接使用的物品应干燥、包装后专架存放。

（九）无菌物品发放质量要求

1. 无菌物品发放时,应遵循先进先出的原则。

2. 发放时应确认无菌物品的有效性。植入物应在生物监测合格后,方可发放。紧急情况下灭菌植入物时,在生物 PCD 中加第 5 类化学指示物,5 类化学指示物合格作为提前放行标志,待生物监测结果合格后及时记录监测结果,并通知手术部。所灭菌过程监测均有记录,质量可追溯,资料按要求保存。

五、医院消毒供应中心清洗消毒及灭菌效果监测标准

（一）通用要求

1. 应专人负责质量监测工作,每季度进行一次手、空气、物体表面卫生学监测。

2. 应定期对医用清洗剂、消毒剂、清洗用水、医用润滑剂、包装材料等进行质量检查。

3. 设备的维护与保养应遵循生产厂家的使用说明或指导手册对清洗消毒器、灭菌器进行预防性维护与保养、日常清洁和检查。

4. 压力蒸汽灭菌器应有使用合格证,每年对灭菌程序的温度、压力和时间进行检测,压力表每半年校验 1 次,安全阀应每年进行校验,低温灭菌器应遵循生产厂家的使用说明或指导手册进行验证。

（二）清洗质量监测要求

1. 器械、器具和物品清洗质量的监测

（1）日常监测:在检查包装时进行,应目测和（或）借助带光源放大镜检查。清洗后的器械表面及其关节、齿牙应光洁,无血渍、污渍、水垢等残留物质和锈斑。

（2）定期抽查:每月应至少随机抽查 3~5 个待灭菌包内全部物品的清洗质量。

2. 清洗消毒器及其质量的监测

（1）日常监测:应每批次监测清洗消毒器的物理参数及运转情况,并记录。

（2）定期监测:对清洗消毒器的清洗效果可每年采用清洗效果测试指示物进行监测。清洗消毒器新安装、更新、大修、更换清洗剂、消

毒方法、改变装载方法等时,应遵循生产厂家的使用说明或指导手册进行检测。

(三)消毒质量效果监测要求

1. 湿热消毒

(1)应监测、记录每次消毒的温度与时间或 A_0 值。

(2)应每年检测清洗消毒器的主要性能参数。检测结果应符合生产厂家的使用说明或指导手册的要求。

2. 化学消毒 应根据消毒剂的种类特点,定期监测消毒剂的浓度、消毒时间和消毒时的温度,并记录,结果应符合该消毒剂的规定。

3. 消毒效果监测 消毒后直接使用物品应每季度进行监测,每次检测 3~5 件有代表性的物品。

(四)压力蒸汽灭菌效果监测要求

1. 物理监测法 每次灭菌应连续监测并记录灭菌时的温度、压力和时间等灭菌参数。

2. 化学监测法 应进行包外、包内化学指示物监测。

3. 生物监测法 应每周监测一次。生物监测不合格时,应尽快召回上次生物监测合格以来所有尚未使用的灭菌物品,重新处理;并应分析不合格的原因,改进后,生物监测连续三次合格后方可使用。

4. B-D 试验 预真空(包括脉动真空)压力蒸汽灭菌器应每日开始灭菌运行前进行 B-D 测试,B-D 测试合格后,灭菌器方可使用。

5. 批量监测 每批次灭菌时应按照灭菌装载物品的种类选择敷料型或管腔型 PCD 进行灭菌质量监测,用于评价灭菌过程的有效性。

6. 灭菌器新安装、移位和大修后应进行物理监测、化学监测和生物监测。物理监测、化学监测通过后,生物监测应空载连续监测三次,合格后灭菌器方可使用。

7. 使用特定的灭菌程序灭菌具有特殊抗力的微生物时,如朊病毒污染器械的灭菌(134～138℃、18分钟),应使用相应的指示物进行监测。

(五)低温灭菌监测要求

低温灭菌方法包括环氧乙烷灭菌法、过氧化氢等离子灭菌法和低温甲醛蒸气灭菌法等。灭菌监测方法包括物理监测法、化学监测法和生物监测法。

1. 环氧乙烷灭菌效果监测要求 每次灭菌应连续监测并记录灭菌时的温度、压力和时间等灭菌参数。每个灭菌物品包外应使用包外化学指示物作为灭菌过程的标识。每包内最难灭菌位置放置包内化学指示物。每灭菌批次应进行生物监测。

2. 过氧化氢等离子灭菌效果监测要求 每次灭菌应连续监测并记录每个灭菌周期的临界参数,如舱内压、温度、过氧化氢的浓度、电源输入和灭菌时间等灭菌参数。每个灭菌物品包外应使用包外化学指示物作为灭菌过程的标识。每包内最难灭菌位置放置包内化学指示物,灭菌管腔器械时可每天使用相应的PCD进行监测。应每天至少进行一次灭菌循环的生物监测。

3. 低温甲醛蒸气灭菌效果监测要求 每次灭菌应连续监测灭菌温度、相对湿度、压力与时间。每个灭菌物品包外应使用包外化学指示物作为灭菌过程的标识。每包内最难灭菌位置放置包内化学指示物。灭菌管腔器械时可每天使用相应的PCD进行监测。生物监测应每周监测一次。

(六)质量控制过程的记录与可追溯要求

应对清洗、消毒、灭菌质量的日常监测和定期监测进行记录。记录应具有可追溯性,清洗、消毒监测资料和记录的保存期应≥6个月,灭菌质量监测资料和记录的保留期应≥3年。

(张雅茹 褚金萍)

第三节　消毒供应中心的管理制度

一、工 作 制 度

1. 在护理部指导下做好全院重复使用诊疗器械、器具和物品清洗消毒、灭菌及敷料的制作和无菌物品供应工作。

2. 消毒供应中心人员经岗位培训后方可上岗,定期对工作人员进行专业培训及继续教育,提高专业水平。

3. 消毒员必须经过专业培训,持证上岗。定期完成管理机构的培训。

4. 工作人员必须按区域要求规范着装,严格遵守各项规章制度、岗位职责、工作流程,并能应对各种突发事件。

5. 定期深入临床,了解科室专业特点、常见医院感染及原因,掌握专用器械、用品的结构、材质特点和处理要点。

6. 定期行满意度调查,了解存在的问题,制定整改措施,做到工作持续改进。

二、消毒隔离制度

1. 消毒供应中心布局合理规范,工作区严格划分三个区域,标识明显,各区域间应有实际屏障,人流气流由洁到污,物流由污到洁,不交叉不逆流。

2. 进入消毒供应中心的工作区要更鞋、更衣、戴圆帽,外来人员不得随意进入。

3. 各区域缓冲间设洗手设施,包装操作前、后均要按要求洗手。接触污染物品后、发放无菌物品前均应洗手或手消毒。

4. 回收物品应采用密闭车转运,工作人员不得在诊疗场所清点核对物品,避免污染环境,在每个病房回收物品后应及时进行快速手消毒。

5. 物品处置严格执行操作规程,并做好标准性预防,避免发生职业伤害。

6. 使用清洗剂、消毒剂应保证其有效浓度,定时监测。

7. 每日工作前后认真擦拭工作台,保持环境整洁,各工作区域温、湿度达标,空气质量及检菌符合规范要求,清洁工具分区使用。

8. 回收物品车辆及无菌物品发放车辆要清洗消毒后干燥存放。

三、监 测 制 度

1. 应专人负责质量监测工作,每月应至少随机抽查 3~5 个待灭菌包内全部物品的清洗质量;每季度对消毒后直接使用物品 3~5 件进行检测。

2. 每季进行一次手、空气、物体表面卫生学监测。

3. 湿热消毒应监测、记录每次消毒的温度与时间或 A_0 值,应每年检测清洗消毒器的主要性能参数。

4. 化学消毒应根据消毒剂的种类特点,定期监测消毒剂的浓度、消毒时间和消毒时的温度,并记录。

5. 压力蒸汽灭菌效果监测应每日进行物理、化学监测,生物监测应每周监测一次。灭菌植入型器械应每批次进行生物监测,生物监测合格后方可发放。预真空(包括脉动真空)压力蒸汽灭菌器应每日开始灭菌运行前进行 B-D 测试。

6. 灭菌器新安装、移位和大修后应进行物理监测、化学监测和生物监测。物理监测、化学监测通过后,生物监测应空载连续监测三次,合格后灭菌器方可使用。对于小型压力蒸汽灭菌器,生物监测应满载连续监测三次,合格后灭菌器方可使用。预真空(包括脉动真空)压力蒸汽灭菌器应进行 B-D 测试并重复三次,连续监测合格后,灭菌器方可使用。

7. 低温灭菌监测应根据不同类型的要求进行物理、化学和生物监测。

8. 各种监测结果认真记录,机器运行参数的打印资料妥善保管。清洗、消毒监测资料和记录的保存期应≥6 个月,灭菌质量监测资料和记录的保留期应≥3 年,记录中应有操作人、核对人、负责人签字。

四、设备管理制度

1. 由专人负责各种仪器、设备的管理,定位存放、定期检查、维护,注意防尘、防潮、防腐蚀。使用完毕后,应将各种附件妥善放置,不能遗失。若有损坏应及时维修,保证应急使用。

2. 新仪器、新设备使用前,由专业人员负责培训。

3. 建立设备维修记录。

4. 应定期清点设备,做到账物相符。

5. 需要维修的仪器、设备,应设有"故障"标记牌,以防他人误用。

6. 压力蒸汽灭菌设备须取得本地区质量技术监督局颁发的压力容器使用登记证方能投入使用,使用人员须持有中华人民共和国特种设备作业人员证方能进行操作。

7. 建立仪器维修保养登记记录,并妥善保管以备查证。

8. 设备出现故障维修后,应按照要求检测合格后方可使用。

五、医疗器械管理制度

1. 医疗器械库房专人管理,负责领取、报残和保管工作。

2. 医疗器械的储存实行分类存放,精密、贵重的医疗器械应单独存放,保证器械安全、功能正常。

3. 储存备用的医疗器械应定期检查保养,保持医疗器械处于良好状态,随时可用。

4. 对购进的医疗器械应当进行数量和质量验收。

5. 医疗器械的清洗、消毒、灭菌和使用过程中应遵循生产厂家的产品说明,避免一切可能对器械造成损伤和危害的操作。

6. 发生医疗器械质量事故和不良事件,应当及时报告医院物资管理部门,由物资管理部门负责向上级监管单位和医疗器械不良反应监测机构报告。

六、外来医疗器械管理制度

1. 应加强对消毒供应中心人员关于植入物及外来医疗器械的培训。

2. 所有外来手术器械必须在消毒供应中心进行清洗、消毒、灭菌后方可使用。

3. 设专人负责外来手术器械的接收,在术前一日与代理商、手术室护士三方共同确认器械的名称、规格、数量、性能及质量后,三方在外来器械登记表及器械清点单上签字。

4. 对外来医疗器械的清洗、消毒、灭菌处理,应遵循器械商所提供的器械使用说明书或指引执行,器械处理和使用部门有责任维护器械的安全和完好性。

5. 对植入物或植入手术器械,在灭菌时应随锅进行生物监测,监测结果应记录保存,并报告使用部门。

6. 灭菌后的外来医疗器械的发放,应遵循无菌物品发放原则进行。

7. 外来医疗器械使用后,应经消毒供应中心清洗消毒后方可交还器械供应商。

七、职业安全防护制度

1. 根据《医院消毒供应中心清洗消毒及灭菌技术操作规范》要求,消毒供应中心人员应按照不同区域人员防护要求规范着装。

(1)回收污染物品时应戴圆帽、手套,必要时戴口罩。

(2)进行机械清洗装载时应戴圆帽、口罩、手套,穿隔离衣/防水围裙,换专用鞋;手工清洗器械和用具时,还需加戴护目镜/面罩。

（3）进入检查、包装及灭菌区时应戴圆帽、换专用鞋,必要时戴手套、口罩;无菌物品卸载时可戴防烫手套。

（4）进入无菌物品存放区发放物品时应戴圆帽、换专用鞋。

2. 注重工作人员自我防护意识的教育,提高依从性;正确使用防护工具,加强安全防范措施的管理,以预防职业性伤害。

3. 工作人员掌握各种仪器设备操作规程,特种设备需持证上岗。严格遵守设备操作规程,做好日常维护保养,保证使用安全。设备出现异常时,立即停止使用,通知设备维护人员及时检修。

4. 热力消毒、压力蒸汽灭菌操作人员接触高温物品和设备时,应戴防烫伤手套,着长袖工作服,防止皮肤灼伤。

5. 环氧乙烷灭菌应专人负责,灭菌前进行安全检查,取放物品时应戴口罩或面罩及橡胶手套;环氧乙烷气罐应按危险品管理要求储存。

6. 发生消毒剂、污染水误入眼内时,用洗眼装置反复冲洗眼睛;环氧乙烷气体导致眼喉干涩、皮肤瘙痒时,应迅速脱离现场至空气新鲜处,同时滴眼药水、大量饮水等对症处理。

7. 消毒供应中心人员应掌握防火、防爆知识,能正确使用灭火器材,保证安全出口通畅及各种消防设施的备用状态。

8. 工作人员每年进行健康体检一次,确保工作人员健康安全。

9. 锐利的器具和针头要小心处置,禁止用手直接接触使用后的针头、刀片等锐器,以防锐器伤。发生锐器伤要立即按照流程进行处理,并即刻上报主管部门备案。

八、质量追溯制度

1. 建立清洗、消毒、灭菌操作的过程记录,内容包括:①留存清洗消毒器和灭菌器运行参数打印资料或记录;②应记录灭菌器每次运行情况,包括灭菌日期、灭菌器编号、批次号、装载的主要物品、灭菌程序号、主要运行参数、操作员签名或代号,及灭菌质量的监测结果等,并存档。

2. 应对灭菌质量的日常监测和定期监测进行记录。

3. 记录应具有可追溯性,清洗消毒监测资料和记录保存期应≥6个月。灭菌质量监测资料和记录的保留期应≥3年。

4. 灭菌包外应有标识,内容物名称,检查打包者姓名或编号,灭菌器编号,批次号,灭菌日期和失效期,或含有上述内容的信息标识。

5. 临床任何质量反馈均有全程(包括处理结果)的记录,并妥善保存。

6. 建立消毒、灭菌物品召回制度。

(张雅茹 褚金萍)

第三篇 护理突发事件的应急程序

第一章

医院内公共设施意外应急程序

第一节 突然停水的应急程序

1. 突然停水时,白天与维修科联系,夜班与医院行政值班人员联系,汇报停水情况,查找原因,及时维修。

2. 向病人做好解释工作,随时解决病人饮水及用水需求。

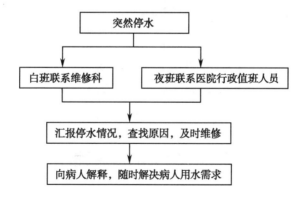

第二节 突然停电的应急程序

1. 突然停电后,立即与维修科联系,开启应急发电系统或相应的替代设备(应急灯或手电筒),维持抢救工作,必要时通知医院行政值班人员。

2. 使用呼吸机的病人在呼吸机旁常备有简易呼吸器,以备突然停电,立即将呼吸机脱开,使用简易呼吸器维持呼吸。

3. 协助维修科查询停电原因,尽早排除故障。

4. 维持病区秩序及安全,安抚病人,注意防火、防盗。

5. 电力供应恢复正常后,巡视病房,了解病人情况,检查使用中的仪器,确保运转正常。

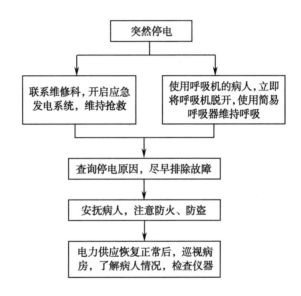

第三节　火灾的应急程序

1. 发现火情后,立即呼叫周围人员,采用灭火器并组织人员积极扑救,同时立即报告保卫处及上级领导,夜间通知医院行政值班人员。

2. 发现火情无法扑救,立即拨打"119"报警,并告知准确方位、火势、人员情况等。

3. 报警同时,立即疏散病人。

(1)组织病情轻的病人有秩序地从就近的安全出口撤离,不要乘坐电梯,走安全通道。指导病人用湿毛巾或湿纱布罩住口鼻,以最低的姿势或匍匐快速前进,防止窒息。

(2)病情较重的病人,医务人员要立即协助病人安全撤离。

4. 保证人员安全撤离的情况下,应尽快切断电源、撤除易燃易爆物品,关好邻近房间的门窗,以减慢火势扩散速度。

5. 稳定病人情绪,保证病人生命安全。

6. 尽可能抢救贵重仪器设备及重要科技资料。

7. 护士安全员负责病房各房间进行检查,以确保该层人员全部撤出。

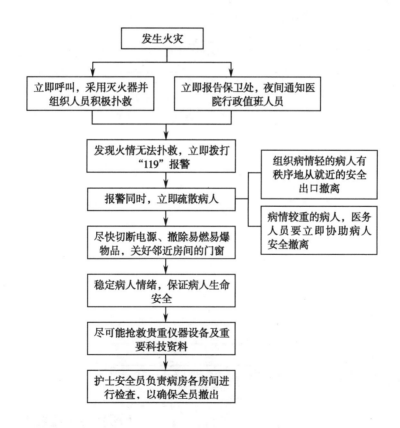

第四节　地震的应急程序

1. 地震来临,值班人员应冷静面对,关闭电源、水源、气源、热源,尽力保障人员生命及国家财产安全。

2. 发生强烈地震时,须将病人撤离病房,疏散至广场、空地。撤离过程中,护理人员要注意维护秩序,安慰病人,减少病人的恐惧。

3. 情况紧急不能撤离时,叮嘱在场人员及病人寻找有支撑的地方蹲下或坐下,保护头颈、眼睛、捂住口鼻。

4. 维持秩序,防止混乱发生。撤离到室外安全地方尽快清点人员,注意观察病人病情,发现病情变化及时处理。

5. 将伤情及地震损害情况及时上报医院应急指挥部。

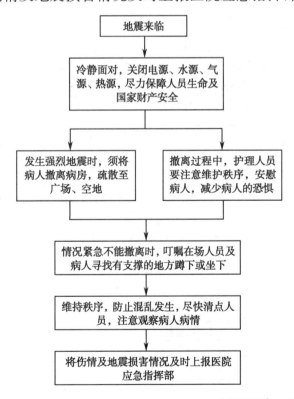

（邢秋玲　王相华）

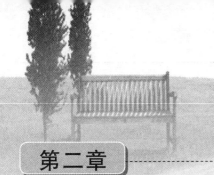

第二章

病人发生意外的应急程序

第一节　病人坠床/跌倒时的应急程序

1. 病人不慎坠床/跌倒,立即到达现场,同时立即通知医师及护士长。

2. 对病人的情况做初步的判断,测量血压、心率、呼吸,判断病人意识等。

3. 医师到场后,协助医师进行检查,为医师提供信息,遵医嘱进行正确处理。

4. 如病情允许,将病人移至抢救室或病人床上。

5. 遵医嘱行必要的检查及治疗。

6. 向护理部汇报并酌情逐级上报(夜间通知护理部值班及医院行政值班人员)。

7. 及时通知病人家属,并告知事件经过及病人病情变化等内容。

8. 认真记录病人坠床/跌倒的经过及抢救过程。

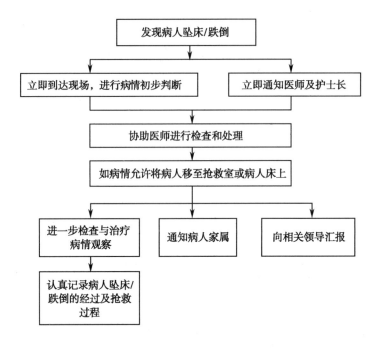

第二节　病人外出或外出不归时的应急程序

1. 发现病人擅自外出,尽可能查找病人去向,必要时通知保卫科协助寻找病人。

2. 确认病人外出不归时,立即通知医师及护士长,及时通知家属。

3. 必要时通知护理部及相关部门,夜间通知护理部值班及医院行政值班人员。

4. 病人返回后立即通知相关部门,由医师及护士长按医院有关规定进行处理。

5. 如确属外出不归,需两人共同清理病人用物,贵重物品、钱款应登记并上交领导妥善保管。

6. 认真记录病人外出过程。

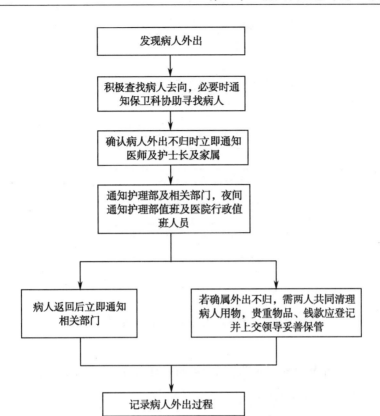

第三节　病人有自杀倾向时的应急程序

1. 发现病人有自杀倾向时,立即向护士长及科主任汇报,必要时逐级汇报。

2. 通知主管医师。

3. 做好必要的防范措施,包括没收锐利器具及其他危险物品,锁好门窗,防止意外。

4. 通知病人家属,要求 24 小时陪护,家属如需要离开病人时应通知在班的医护人员。

5. 详细交接班,加强与病人沟通,准确掌握病人的心理状态,给予心理疏导。

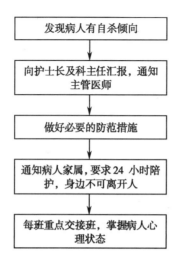

第四节　病人自杀后的应急程序

1. 发现病人自杀,立即通知医师及护士长,携带必要的抢救物品及药品与医师一同到达现场。

2. 判断病人是否有抢救的可能,如有抢救可能应立即开始抢救工作。

3. 如抢救无效,应保护现场,包括病房内及病房外现场。

4. 通知护理部及相关部门,服从领导安排处理。

5. 及时通知家属。

6. 配合院领导及有关部门的调查工作。

7. 做好各种记录。

8. 保证病室常规工作的进行及其他病人的治疗工作。

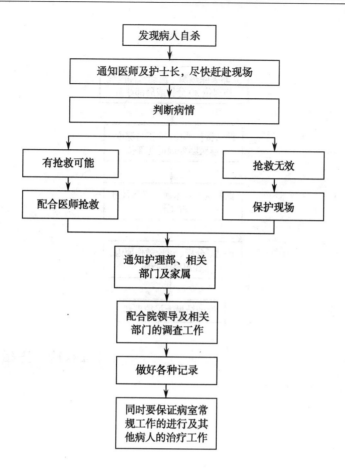

第五节 意外烫伤的应急程序

1. 发现病人意外烫伤后,应立即去除热源,以流动水冲洗烫伤部位 30 分钟,或局部冰敷。

2. 评估烫伤部位、面积与深度,通知医师,遵医嘱处理烫伤部位。

3. 做好病人及家属的安抚及宣教工作,加强安全教育。

4. 护士长召集全科护士评估、分析、讨论烫伤原因,提出整改措施。

5. 处理结果上报护理部。

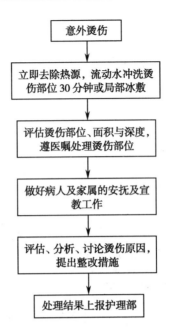

意外烫伤

↓

立即去除热源，流动水冲洗烫伤部位30分钟或局部冰敷

↓

评估烫伤部位、面积与深度，遵医嘱处理烫伤部位

↓

做好病人及家属的安抚及宣教工作

↓

评估、分析、讨论烫伤原因，提出整改措施

↓

处理结果上报护理部

（邢秋玲　王相华）

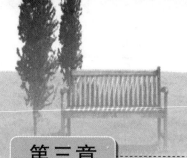

第三章

病人突发病情变化的应急程序

第一节　病人突然发生病情变化时的应急程序

1. 判断病情变化,立即采取相应护理措施并同时通知医师。

2. 立即准备好抢救物品及药品。

3. 积极配合医师进行抢救并做好护理记录。

4. 及时通知病人家属,由医师向其家属告知病情变化,并做好家属安抚工作。

5. 根据病人病情具体情况进行相应的风险评估,给予相应的护理措施。

6. 某些重大抢救或特殊病人抢救,应按规定及时通知护理部及相关部门。

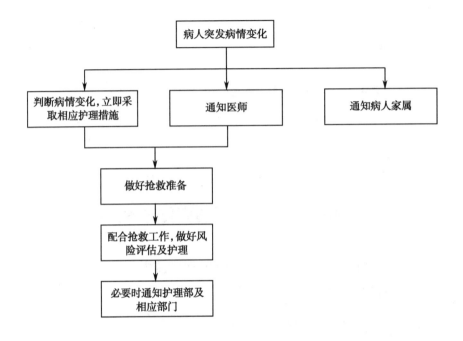

第二节　病人发生猝死时的应急程序

1. 发现后立即抢救,行 CPCR,同时通知医师及护士长。

2. 及时通知病人家属。

3. 配合医师积极实施各种抢救措施。

4. 做好病情观察及抢救记录。

5. 必要时向医务部门或医院行政值班人员汇报抢救情况。

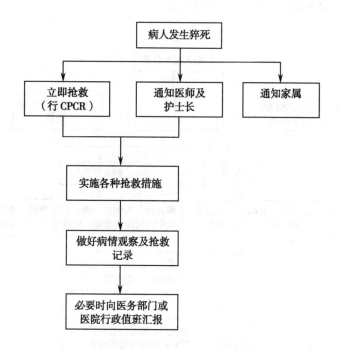

第三节　病人发生误吸时的应急程序

1. 当发现病人发生误吸时,应立即通知医师,备好抢救仪器和物品。根据病人具体情况进行紧急处理。

当病人意识清楚时,病人取站立身体前倾位,护士可一手抱住病人上腹部,另一手叩拍背部。

当病人处于昏迷状态时,使病人处于仰卧位,头偏向一侧,医护人员按压腹部,用负压吸引器清除误吸物;也可让病人处于俯卧位叩拍背部。

2. 及时清理口腔内痰液、呕吐物等,了解误吸物的性质和量。

3. 监测病人意识、生命体征和血氧饱和度,如出现意识障碍、呼吸异常、严重发绀时,应采用简易呼吸器维持呼吸的同时,配合医师进行气管插管或气管镜吸引。

4. 做好记录,必要时遵医嘱开放静脉通路。

5. 通知家属,向家属交代病情。

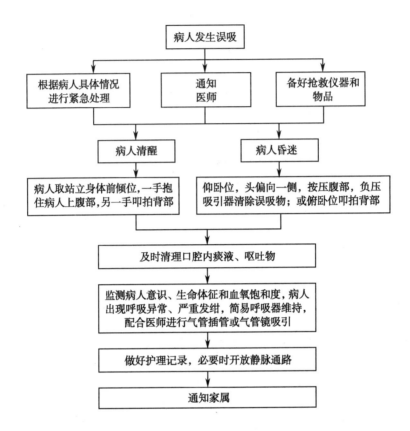

第四节　病人发生消化道大出血时的应急程序

1. 病人发生消化道大出血时应绝对卧床,头部稍高并偏向一侧,防止呕出的血液吸入呼吸道。

2. 清除血迹、污物,保持呼吸道通畅,给予氧气吸入。必要时用负压吸引器清除呼吸道内分泌物。

3. 立即通知医师,准备好抢救车、负压吸引器、三腔二囊管等抢救设备,积极配合抢救。

4. 迅速建立有效的静脉通路,遵医嘱实施输血、输液及应用各种止血治疗,如三腔二囊管压迫止血、冰盐水洗胃等。

5. 严密观察病人病情变化,监测病人意识变化和生命体征。

6. 准确记录出入量。观察呕吐物和粪便的性质和量,判断病人的出血量,防止发生并发症。

7. 认真做好护理记录,加强巡视和交接班。

8. 心理护理,关心安慰病人。

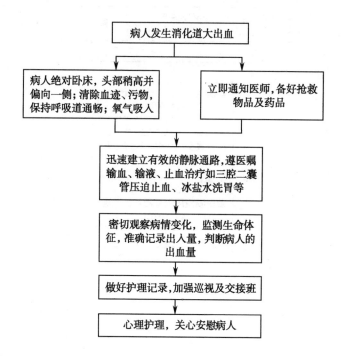

第五节　病人发生躁动时的应急程序

1. 当发现病人突然发生躁动,立即守护在其身旁,给予必要的解释,保护病人安全,防止发生意外,同时通知医师。备好抢救仪器和物品。

2. 监测生命体征,遵医嘱给予镇静药物。

3. 向家属交代病情,告知并使家属理解采用约束器具的意义。

4. 根据病人躁动程度,遵医嘱使用约束器具,并给予约束护理。

5. 待病情好转时及时终止使用约束器具。

6. 做好护理记录。

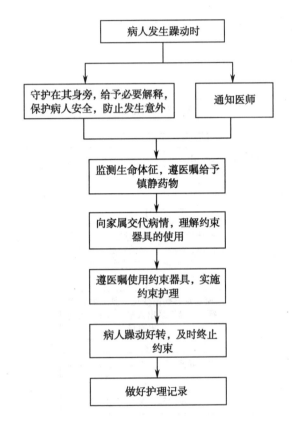

第六节　病人发生精神症状时的应急程序

1. 立即通知医师及护士长,夜间通知护理部值班及医院行政值班人员。

2. 同时采取安全保护措施,以免病人自伤或伤及他人。

3. 由相关人员通知病人家属。

4. 要求 24 小时家属陪伴。

5. 遵医嘱给予药物治疗。

6. 如果病人出现过激行为时,立即通知保卫科或相关部门,协助处理,并考虑对病人采取保护性约束,以防发生意外。

7. 严密观察病情变化,防止意外损伤。

8. 做好护理记录,详细交接班。

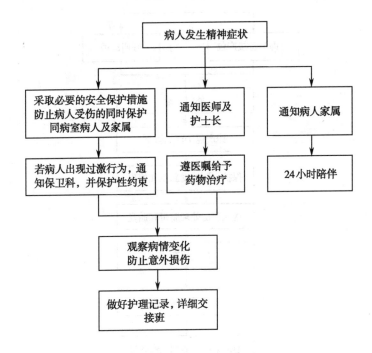

第七节 急产的应急程序

1. 发现急产产妇立即呼叫医师,并准备接产包。

2. 进行外阴消毒。

3. 铺产包于产妇臀下。

4. 保护会阴辅助新生儿娩出。

5. 送入产房处理脐带和胎盘。

6. 检查软产道有无裂伤。

7. 必要时予以缝合裂伤处。

8. 遵医嘱给药监测生命体征,产后观察 2 小时。

9. 完善各项护理记录。

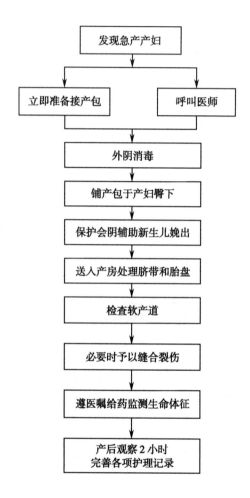

第八节　羊水栓塞的应急程序

1. 发现病人疑诊羊水栓塞（面色苍白、呼吸困难），立即通知医师，协助病人取半卧位，加压给氧，保持呼吸道通畅，同时使用大号静脉留置针，建立至少 2 条静脉通道，备好各种抢救药物及物品。

2. 监测生命体征，遵医嘱留置尿管，保持尿管通畅，观察尿量及性质，及时反馈并处理，防止肾衰竭，完善实验室检查。

3. 遵医嘱给药

（1）解除肺动脉高压：常用罂粟碱、阿托品、酚妥拉明、氨茶碱。

（2）抗过敏：常用地塞米松、氢化可的松、甲泼尼龙。

（3）纠正休克，补充血容量：常用平衡液、新鲜血、血浆、升压药。

（4）纠正酸中毒：常用 5% 的碳酸氢钠。

4. 纠正心力衰竭及肺水肿　常用西地兰、呋塞米、25% 甘露醇。

5. DIC 的阶段　早期抗凝常用肝素；晚期抗纤溶同时也补充凝血因子，防止大出血。

6. 抗感染　应用广谱抗生素。

7. 产科处理　症状改善后应立即终止妊娠，宫口已开全，先露已达+3 经阴道助产；短时间内不能经阴道分娩的行剖宫产术，必要时结扎子宫血管或行子宫切除术。

8. 抢救结束，及时完善各项抢救护理记录。

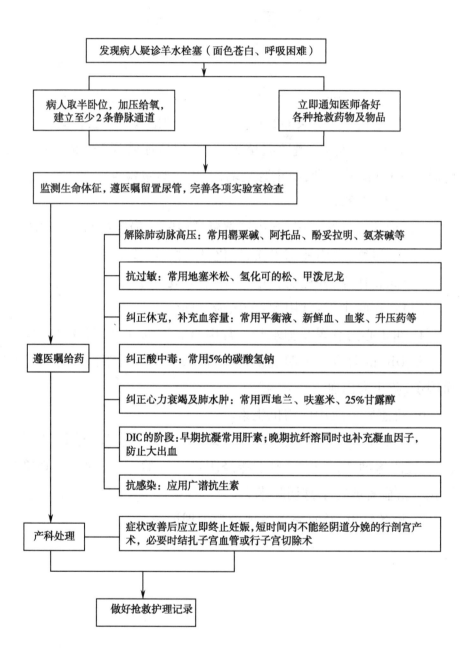

发现病人疑诊羊水栓塞（面色苍白、呼吸困难）

病人取半卧位，加压给氧，建立至少2条静脉通道

立即通知医师备好各种抢救药物及物品

监测生命体征，遵医嘱留置尿管，完善各项实验室检查

遵医嘱给药

解除肺动脉高压：常用罂粟碱、阿托品、酚妥拉明、氨茶碱等

抗过敏：常用地塞米松、氢化可的松、甲泼尼龙

纠正休克，补充血容量：常用平衡液、新鲜血、血浆、升压药等

纠正酸中毒：常用5%的碳酸氢钠

纠正心力衰竭及肺水肿：常用西地兰、呋塞米、25%甘露醇

DIC的阶段：早期抗凝常用肝素；晚期抗纤溶同时也补充凝血因子，防止大出血

抗感染：应用广谱抗生素

产科处理

症状改善后应立即终止妊娠，短时间内不能经阴道分娩的行剖宫产术，必要时结扎子宫血管或行子宫切除术

做好抢救护理记录

第九节　产后大出血病人的应急程序

1. 发现病人产后大出血,立即通知医师,使用大号静脉留置针,建立两条静脉通路。病人取头低平卧位,吸氧、保暖,备好各种抢救药品及物品。

2. 给予心电监护,准确测量出血量,合血并通知血库备血,做好输血准备。

3. 遵医嘱静脉给予各种止血剂、缩宫素、补充血容量。如病人继续出血,出血量>1000ml,心率>120次/分,血压＜80/50mmHg,且神志恍惚、皮肤湿冷,说明病人已出现失血性休克,应迅速开放静脉输液,补充血容量。

4. 配合医师查找出血原因　①如为子宫收缩乏力性出血,及时应用宫缩剂,并排空膀胱,按摩子宫。②如为软产道裂伤性出血,配合缝合止血。③如为胎盘因素导致的大出血,要协助医师及时将胎盘取出,必要时做好刮宫准备。胎盘植入者应做好手术的准备。④如为凝血功能障碍所致出血,应遵医嘱进行对症治疗。

5. 若发生子宫破裂,配合医师迅速做好术前准备工作。

6. 严密观察子宫收缩及阴道出血情况,观察病人生命体征、神志及瞳孔变化,准确记录出入量,注意尿色、尿量。及时报告医师,采取有效措施,做好抢救记录,设专人护理。

7. 病情稳定后,遵医嘱送回病房,与当班护士交接病情并做记录。

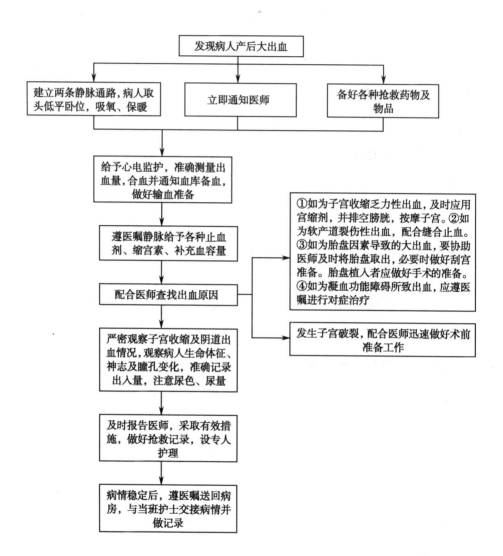

第十节 病人子痫发作时的应急程序

1. 发现病人突然子痫发作,立即松开衣领,头偏向一侧,保持呼吸道通畅。注意病人安全,加床栏防坠床;防止舌咬伤、舌后坠(抽搐时使用缠好纱布的压舌板放于病人上、下臼齿之间,昏迷时使用舌钳牵拉舌头)。同时通知医师。

2. 平卧抬高床头,备好急救物品及药品。

3. 氧气吸入。

4. 抽搐时切勿用力按压病人肢体,防止骨折或脱臼。

5. 保持病室灯光暗淡,避免声光刺激。

6. 遵医嘱保留尿管长期开放,注意尿量及颜色,严格记录出入量。

7. 遵医嘱配合检查和药物治疗。

8. 注意观察并记录抽搐持续时间和间隔时间。

9. 密切观察产程进展、胎心情况,并注意子宫收缩、阴道出血,标记子宫底高度,及时发现胎盘早剥等并发症的发生。

10. 分娩时要尽量缩短产程,遵医嘱适时终止妊娠,同时做好各产程的观察及护理。

11. 设专人护理,严密监测病人的生命体征,做好抢救记录。

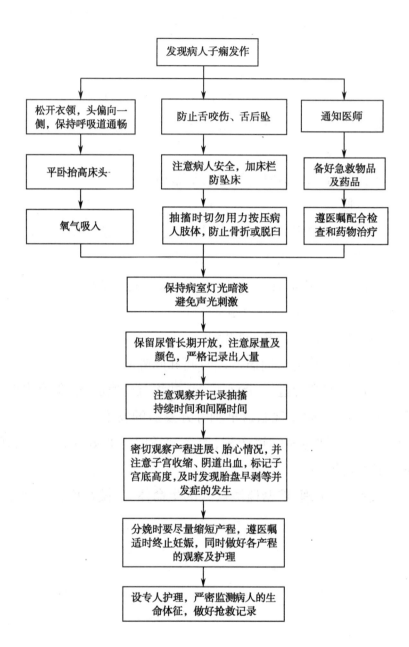

第十一节 新生儿因呕吐发生窒息的应急程序

1. 当新生儿因呕吐发生窒息时,立即将患儿头偏向一侧,擦净口、鼻周围奶液及分泌物,防止吸入气道。

2. 使用电动吸痰器清理呼吸道奶液及分泌物,同时通知医师并准备好喉镜、复苏囊。

3. 患儿仍呼吸困难或未建立正常呼吸时,则打开气道彻底清理,同时下胃管将胃内奶液抽出。

4. 在保证呼吸道清理干净的情况下,遵医嘱给予氧气吸入或正压通气等复苏抢救。

5. 密切观察新生儿病情变化,并做好护理记录。

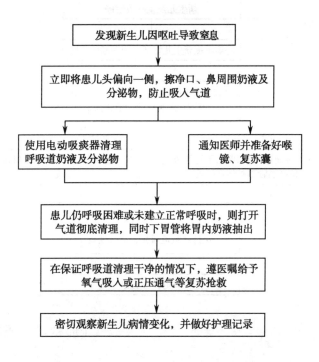

第十二节　新生儿呼吸暂停的应急程序

1. 新生儿发生呼吸暂停时,轻柔摩擦新生儿背部,用手轻弹足底,经刺激后未能建立自主呼吸时,则给予面罩加压吸氧同时通知医师。

2. 建立静脉通道,遵医嘱给予抢救药,备好气管插管物品和呼吸机。

3. 协助医师气管插管。

4. 保持呼吸道通畅,适时吸痰。

5. 做好抢救记录。

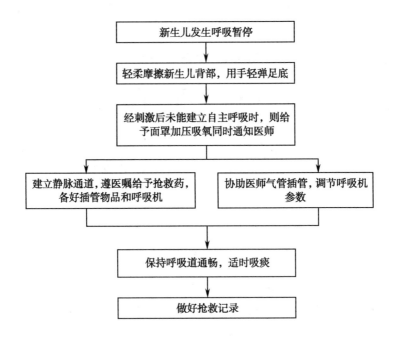

（邢秋玲　王相华）

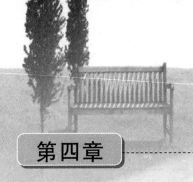

第四章

治疗过程中病人出现意外的应急程序

第一节　病人发生输血反应时的应急程序

1. 病人发生输血反应时,立即停止输血,更换输液器,换输生理盐水。

2. 通知医师,并保留未输完的血袋,以备检验。

3. 备好抢救物品及药品,配合医师进行紧急救治,遵医嘱给药。

4. 密切观察病人病情变化及尿量、颜色等并做好记录,发现异常及时处理。安慰病人,减少病人的焦虑。

5. 按要求填写输血不良反应报告单,上报输血科。

6. 怀疑溶血等严重反应时,将保留血袋及抽取病人血样一起送输血科。

7. 加强巡视及病情观察,做好抢救记录。

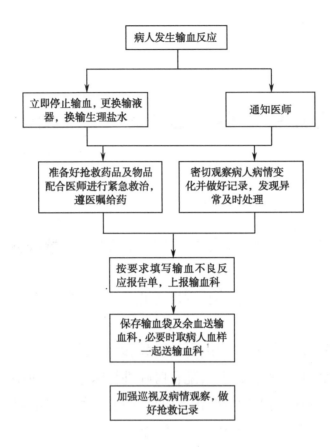

第二节　病人发生输液反应时的应急程序

1. 病人发生输液反应时,立即撤除所输液体,重新更换液体和输液器,保留静脉通路。

2. 同时通知医师并遵医嘱积极给药。

3. 情况严重者立即抢救,必要时向相关部门汇报。

4. 做好护理记录,记录病人的生命体征、一般情况和抢救过程。

5. 保留输液器和药液分别与消毒供应中心和药剂科联系,同时取相同批号的液体、输液器、注射器分别送检。

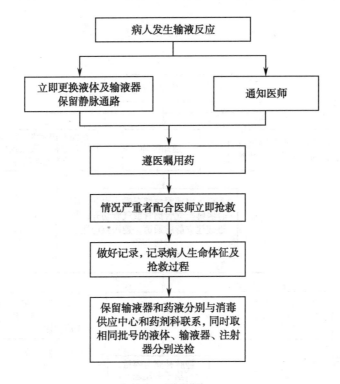

第三节　病人发生过敏性休克时的应急程序

1. 病人接触过敏源后出现呼吸困难,烦躁不安,面色苍白,脉搏细速,血压下降等过敏性休克症状时,立即停止使用并排除可疑过敏源或致敏药物,拔除致敏药液。

2. 立即采用仰卧中凹位(头部抬高 20°~30°,双下肢抬高 15°~20°),吸氧,保持呼吸道通畅,同时通知医师。

3. 若病人发生喉头水肿,立即配合医师行气管插管或气管切开,进行对症处理。迅速建立生理盐水备用静脉通道,并遵医嘱应用抗过敏药物,如 0.1%肾上腺素 0.5~1ml、苯海拉明 20~40mg、异丙嗪 25~50mg 肌内注射、地塞米松 10~20mg 静脉滴注或入壶。

4. 遵医嘱静脉补充血容量,以维持血压、血容量、尿量和组织灌注等。

5. 严密观察病人病情,做好危重症抢救记录。

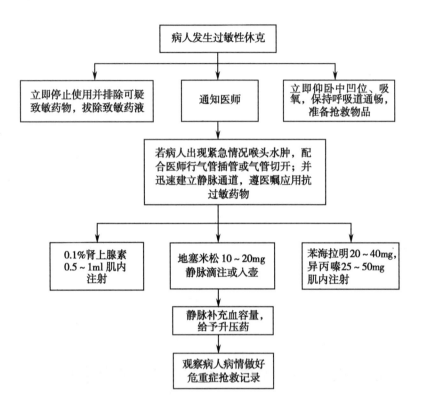

第四节 病人发生静脉空气栓塞的应急程序

1. 发现输液管路中有气体输入体内或病人出现静脉空气栓塞症状时,立即停止液体输入,将病人置左侧卧位和头低脚高位,以防空气继续输入体内,更换输液器。

2. 通知医师及护士长。

3. 密切观察病人病情变化,遵医嘱给予吸氧及用药。

4. 认真记录病情变化及抢救过程。

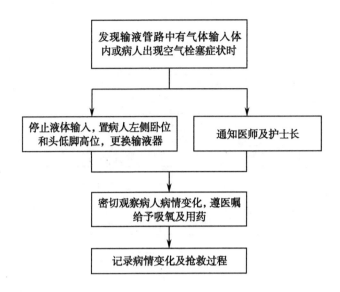

第五节 输液过程中出现肺水肿的应急程序

1. 发现病人出现肺水肿症状时,立即停止输液,保留静脉通路。

2. 将病人安置为端坐位,双下肢下垂,以减少回心血量,减轻心脏负担。

3. 及时与医师联系进行紧急处理。

4. 高流量给氧,减少肺泡内毛细血管渗出,同时湿化瓶内加入20%~30%的酒精,改善肺部气体交换,或遵医嘱使用无创呼吸机辅助呼吸。

5. 遵医嘱给予镇静、利尿、扩血管和强心药物。

6. 必要时进行四肢轮流结扎,用橡胶止血带适当加压四肢以阻断静脉血流,但动脉血仍可通过。每隔5~10分钟轮流放松一侧肢体止血带,可有效地减少回心血量。

7. 密切观察病人意识、生命体征、尿量变化。

8. 认真记录病人抢救过程。

9. 加强巡视,重点交接班。

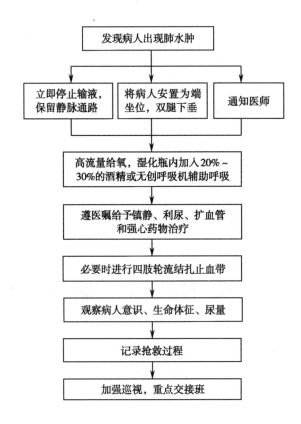

第六节　病人发生化疗药外渗时的应急程序

1. 立即停止注药及输液,保留针头并接注射器,尽量回抽渗漏于皮下的化疗药物,并通知主管医师及护士长。

2. 由保留针头注入相应的细胞毒药物拮抗剂后拔出针头,再次于局部皮下注入拮抗剂。

3. 若外渗药物无相应的拮抗剂,拔出针头,用 2% 利多卡因 5ml+

地塞米松5mg+生理盐水5ml 从穿刺点下1~2cm 处作扇形皮下注射，进行局部封闭(注射范围直径大于10cm)。

4. 抬高患肢48~72小时。

5. 根据外渗药物的性质应在12~24小时内局部给予冷敷或热敷(植物碱类化疗药局部不能冷敷)。

6. 外渗局部采用中药或25%硫酸镁湿敷。

7. 加强交班,密切观察局部组织变化并做好记录。

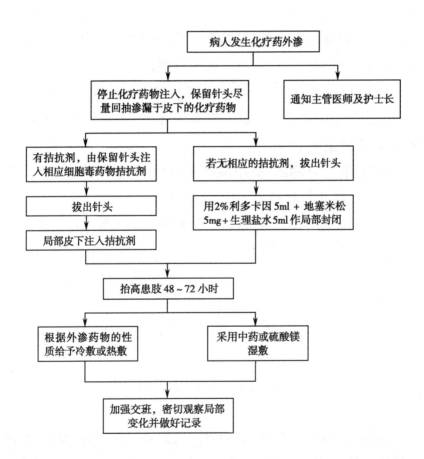

第七节 发生化疗药物外溢时的应急程序

1. 化疗药物外溢后,应立即标明污染范围,通知护士长。

2. 专业人员做好个人防护,应打开外溢包 穿好防护服、戴一次性口罩、戴护目镜、戴帽子、戴双层手套、穿鞋套。

3. 专业人员根据外溢的化疗药物的性质、剂量、外包装分类处理。

(1)若小量化疗药物外溢(指在生物安全柜以外体积≤5ml 或剂量≤5mg),液体应用一次性毛巾/纱布垫吸附药液。

(2)若大量药物外溢(指在生物安全柜以外体积>5ml 或剂量>5mg),选用适宜的吸湿材料盖在渗漏液体上,或从污染区边缘开始吸附药液,将外溢药液吸附。

(3)若药粉意外洒出,应用湿的毛巾/纱布垫轻轻地覆盖在药粉上,去除药物,防止药物粉尘飞扬,污染环境。

(4)若安瓿制剂,应用笤帚将破损的玻璃扫入簸箕中再放入锐器盒内,封闭处理。

4. 外溢药物被完全清除后,污染区域需用清洁剂和清水交替清洗 3 遍,清洗范围应由小到大进行。

5. 将所有被污染的物品全部放入双层医疗废物包装袋中密封处理,注明化疗废物标识。

6. 参与处置的工作人员摘除全部防护用具并正确处理,彻底洗手并淋浴。

7. 做好相关记录,包括药物名称、大概外溢量、外溢原因、暴露于外溢环境中的工作人员、病人或其他人。

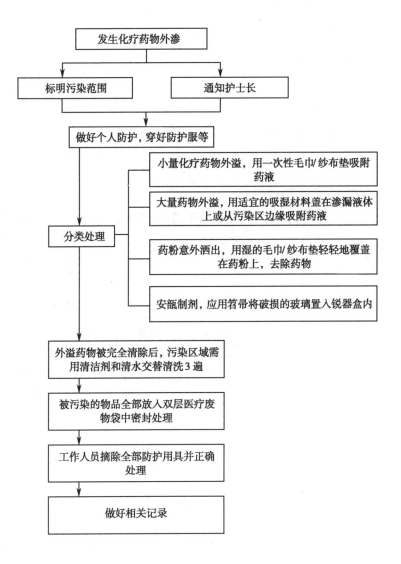

第八节　静脉误推氯化钾后紧急救治程序

1. 发现静脉误推氯化钾后应即刻停止推注,并回抽 10ml 以上的血液后弃去。建立两条静脉通路,同时通知医师,立即遵医嘱给药,给予心电监护。

2. 静脉推注 10% 葡萄糖酸钙,使钙离子与钾离子相互拮抗促进血浆内的钾离子向细胞内转移,以降低血浆钾离子的浓度。

3. 同时静脉推注5%碳酸氢钠,以碱化细胞外液促进钾离子向细胞内转移。

4. 静脉推注50%葡萄糖,提高血糖浓度产生渗透性利尿,促进钾离子的排泄。

5. 静脉推注呋塞米促进钾离子的排泄。

6. 密切观察病人的生命体征,特别是心率变化。

7. 详细记录抢救过程。

注:氯化钾误推入血管后可致心脏骤停,有生命危险,难以抢救成功,在临床工作中必须杜绝此类事件发生,该流程仅供了解。

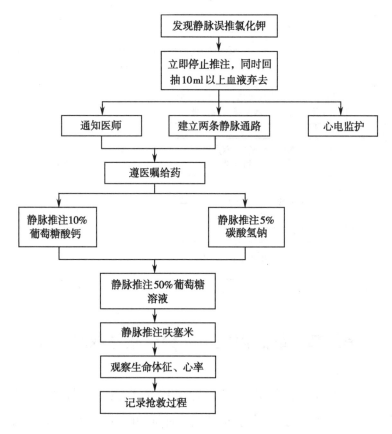

（汪　洋　邢秋玲）

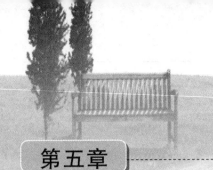

第五章

导管相关应急程序

第一节　气管套管滑脱应急程序

1. 立即撑开气管切口处,同时通知医师,根据病人情况进行处理。

2. 当病人切开时间较长(一般超过一周),窦道形成时应重新置入套管,给予氧气吸入。

3. 当气管切开时间较短时可视病情进行气管插管,同时配合专业医师进行重新置入套管。

4. 气管套管重新置管完毕后,清理气道分泌物,保持呼吸道通畅。

5. 密切观察病情变化及气管切开处有无渗血、皮下气肿。

6. 做好护理记录。

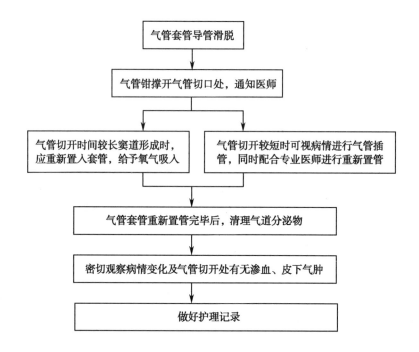

第二节　气管插管滑脱应急程序

1. 发生气管插管滑脱时,立即清理呼吸道,给予鼻导管氧气吸入;同时通知医师,配合医师重新气管插管或环甲膜穿刺。

2. 气管插管成功后,再次清理呼吸道,保持呼吸道通畅。

3. 调节呼吸机参数,使用呼吸机辅助通气。

4. 密切观察病人病情变化。

5. 对躁动病人给予有效约束,遵医嘱给予镇静药物。

6. 做好护理记录。

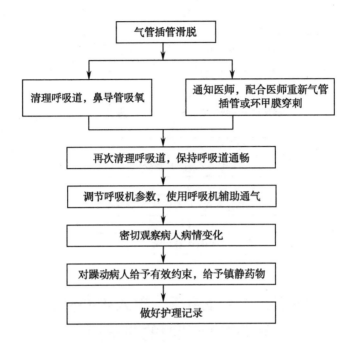

第三节　中心静脉/深静脉导管滑脱的应急程序

1. 发生中心静脉/深静脉导管滑脱时,立即按压穿刺部位,同时通知医师。

2. 对于抢救病人应立即建立周围静脉通路。

3. 穿刺部位或周围皮肤发生变化时,应立即予以处理。

4. 密切观察病人病情变化。

5. 根据病情重新置入中心静脉/深静脉导管。

6. 做好护理记录。

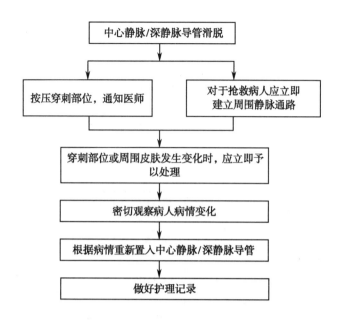

第四节　经外周静脉置入中心静脉
导管发生断裂时的应急程序

经外周静脉置入中心静脉导管（PICC）断裂分体外导管断裂和体内导管断裂。根据导管断裂不同的情况分别采取修复导管、拔除导管、经手术取出导管的处理方法。

一、体外导管断裂的应急预案

1. 安抚病人,戴无菌手套,常规消毒局部皮肤及导管。

2. 若为前剪裁的导管,直接拔除即可。

3. 若为后剪裁的导管,且断裂位置离穿刺点 5cm 以上,消毒后用无菌剪刀以直角剪裁导管破裂位置体外保留 3~5cm。

4. 连接新的无菌连接器及无菌接头。

5. 抽回血确定导管通畅,并用 20ml 注射器对导管进行冲管、封管,妥善固定导管。

6. 行影像学检查拍片定位确定导管尖端位置,导管尖端如在上腔静脉,则可继续使用,如导管尖端不在上腔静脉,建议拔除。

7. 做好相应的护理记录并及时上报护理部。

二、体内导管破裂的应急预案

安抚病人,协助病人平卧位制动,应立即在腋部结扎止血带,每隔5~10分钟放松一次。

1. 立即通知医师,联系影像学检查,确认断裂导管位置。

2. 在介入下行断裂导管取出术。

3. 密切观察病情并遵医嘱给予抗凝治疗。

4. 做好相应护理记录并上报护理部。

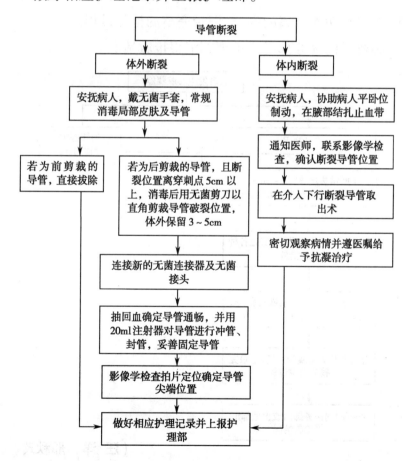

第五节　中心静脉置管发生心脏骤停的应急程序

1. 置管过程中发生心脏骤停,立即抢救。

2. 立即行 CPCR;护士酌情拔出导管 2~3cm,并用贴膜固定导管(保留静脉通路)或全部将其拔出,建立至少 2 条静脉通路。

3. 立即通知医师和护士长,遵医嘱给予心电监护,配合医师实施各种抢救措施。

4. 病人意识、动脉搏动恢复后,必要时转至 ICU 进行进一步治疗。

5. 做好与病人家属的沟通,记录完整的抢救过程。

6. 必要时向医务部门或护理部汇报抢救情况。

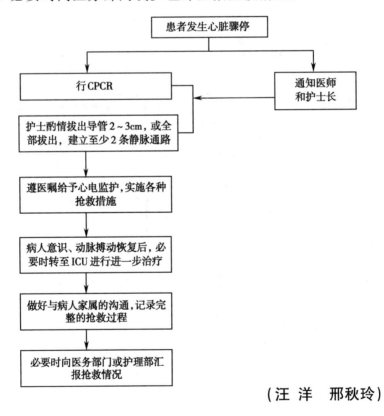

（汪　洋　邢秋玲）

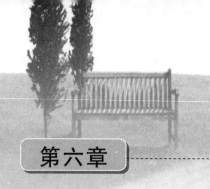

第六章

职业防护相关应急程序

第一节　病房发现传染病病人时的应急程序

1. 发现甲类或乙类传染病病人,立即通知上级领导及相关部门(护理部、医务部门、院感染办公室等)。

2. 根据传染源的性质,立即采取相应的隔离措施。

3. 保护同病室的病人,必要时隔离观察。

4. 病人应用的物品按消毒隔离要求处理。

5. 病人出院、转出后,严格按传染源性质进行终末消毒处理。

6. 严格监控医务人员的防护情况,备好足够的防护与消毒用品,确保医务人员的安全。

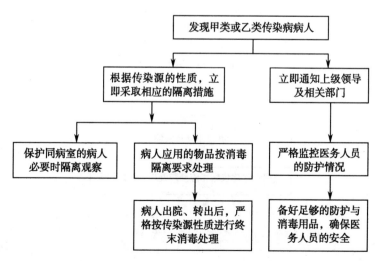

第二节　护士发生锐器伤的应急程序

1. 发现被锐器刺伤后,用健侧手立即从患侧受伤部位的近心端向远心端挤压,使部分血液排出。同时在流动水下冲洗暴露伤口部位 15 分钟,用 75% 酒精、0.2% 安尔碘或 0.5% 碘伏消毒受伤部位。

2. 了解病人的流行病学情况。

3. 立即向医院感染管理科室报告,填写医务人员职业暴露登记表。医院组织相关专家对针刺伤的危险程度进行评估,并提出对暴露者及病人进行相关的血清学检查。

4. 根据专家建议及时做好相应的预防处理,做好记录并按要求进行复检。

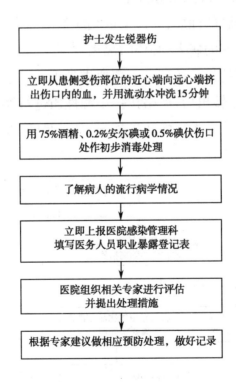

第三节 有毒气体泄漏的应急程序

1. 发现有毒气体泄漏后,立即用湿毛巾捂住口鼻,协助组织疏散在场人员,并通知上级领导及有关部门。

2. 立即开窗通风,并使用病室内所有通风设备,加强通风换气。

3. 如毒气源在病室内或附近,设法关闭毒气阀门,叮嘱在场人员远离毒气源。

4. 立即通知医师,积极救治出现中毒症状的病人,采取有效治疗及护理措施。

5. 维护病室秩序,保证病人生命安全,安抚病人及家属。

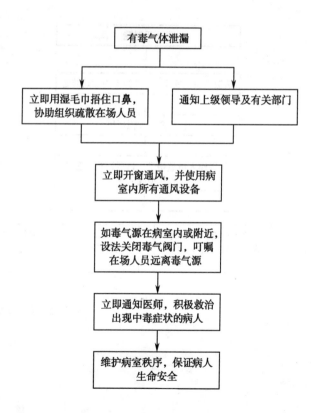

第四节 汞泄漏处理的应急程序

1. 发生汞泄漏后立即疏散人员至安全区。

2. 关掉室内所有加热装置,减少汞的蒸发。

3. 打开窗户加强通风。

4. 操作人员戴帽子、口罩、手套,处理泄漏的汞,具体操作方法:

(1)汞粒较大时,用纸卷成筒,用湿润棉棒收集至纸筒内,再装入盛有硫黄粉密封瓶中(使之形成硫化汞)。

(2)汞粒较小时,污染地面可取适量硫黄粉覆盖(使之形成硫化汞),放置30分钟以后清扫。

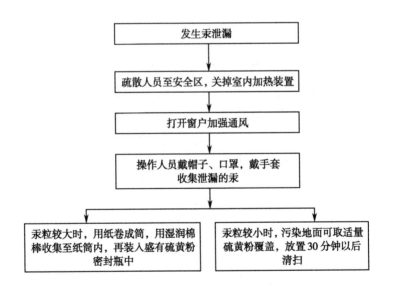

(邢秋玲 汪 洋)

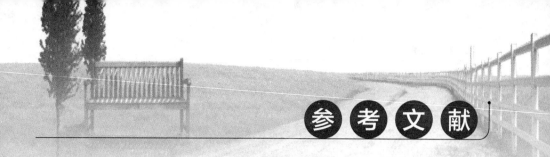

参考文献

［1］孟宝珍.医院护理管理规范及质量考核标准［M］.北京:化学工业出版社,2008.

［2］幺莉,冯志仙,朱宗蓝,等.护理敏感质量指标实用手册［M］.北京:人民卫生出版社,2016.

［3］彭磷基.国际医院管理标准(JCI)中国医院实践指南［M］.北京:人民卫生出版社,2008.

［4］左月燃,吴欣娟.护理安全［M］.北京:人民卫生出版社,2009.

［5］护士条例解读［M］.北京:中国法制出版社,2008.

［6］周秀华,张静.急危重症护理学［M］.北京:人民卫生出版社,2006.

［7］周望梅,高云.急诊护理细节问答全书［M］.北京:化学工业出版社,2013.

［8］郑彩娥,李秀云.实用康复护理学［M］.北京:人民卫生出版社,2012.

［9］何成奇.康复医学科管理指南［M］.北京:人民军医出版社,2009.

［10］燕铁斌.康复护理学［M］.北京:人民卫生出版社,2013.

［11］刘哲宁.精神科护理学［M］.第3版.北京:人民卫生出版社,2002.

［12］王曙红,郑一宁.实用专科护士丛书器官移植科分册［M］.长沙:湖南科学技术出版社,2012.

［13］史宝欣.临终护理［M］.北京:人民卫生出版社,2010.

［14］魏革,刘苏君,王方.手术室护理学［M］.第3版.北京:人民军医出版社,2014.

［15］胡必杰,刘荣辉,刘滨,等.医院感染预防与控制操作图解［M］.上海:上海科学技术出版社,2015.

［16］中华人民共和国侵权责任法［M］.北京:中国法制出版社,2010

［17］中国医院协会.患者安全目标(2016).2016.

［18］中华人民共和国国家卫生和计划生育委员会.关于进一步深化优质护理、改善护理服务的通知.2015.国卫办医发〔2015〕15号.

［19］中华人民共和国卫生部.急诊科建设与管理指南(试行).2009.

［20］中华人民共和国卫生部.医院急诊科规范化流程［S］.2012.

［21］中华人民共和国卫生部.三级综合医院评审标准实施细则.2011.

［22］中华人民共和国卫生部.综合医院建筑设计规范.JGJ49-88(试行).

［23］中华人民共和国住房和城乡建设部,中华人民共和国国家质量监督检验检疫总局.医院洁净手术部建筑技术规范.GB 50333-2013［S］.2014.

［24］中华人民共和国卫生部.医疗机构消毒技术规范(2015年版).2015.

［25］中华护理学会手术室专业委员会.手术室护理实践指南［M］.北京:人民卫生出版社,2016.

［26］中华人民共和国国家卫生和计划生育委员会.医院消毒供应中心第1部分:管理规范.WS 310.1-2016［S］.2016.国卫通〔2016〕23号.

［27］中华人民共和国国家卫生和计划生育委员会.医院消毒供应中心第2部分:清洗消毒及灭菌技术操作规范.WS 310.1-2016［S］.2016.国卫通〔2016〕23号.

［28］中华人民共和国国家卫生和计划生育委员会.医院消毒供应中心第3部分:清洗消毒及灭菌效果监测标准.WS 310.1-2016［S］.2016.国卫通〔2016〕23号.

［29］中华人民共和国国家卫生和计划生育委员会.口腔器械消毒灭菌技术操作规范.WS 506-2016［S］.2016.国卫通〔2016〕23号.

［30］中华人民共和国国家卫生和计划生育委员会.软式内镜清洗消毒技术规范.WS 507-2016［S］.2016.国卫通〔2016〕23号.

［31］中华人民共和国国家卫生和计划生育委员会.医院医用织物洗涤消毒技术规范.WS/T 508-2016［S］.2016.国卫通〔2016〕23号.

［32］中华人民共和国国家卫生和计划生育委员会.重症监护病房医院感染预防与控制规范.WS/T 509-2016［S］.2016.国卫通〔2016〕23号.

［33］中华人民共和国国家卫生和计划生育委员会.病区医院感染管理规范.WS/T 510-2016［S］.2016.国卫通〔2016〕23号.

［34］中华人民共和国国家卫生和计划生育委员会.经空气传播疾病医院感染预防与控制规范.WS/T 511-2016［S］.2016.国卫通〔2016〕23号.

［35］中华人民共和国国家卫生和计划生育委员会.医疗机构环境表面清洁与消毒管理规范.WS/T 512-2016［S］.2016.国卫通〔2016〕23号.

57检

表 1-12-1　体温单

姓名：李某　性别：女　年龄：42　科室：内一科　床号：2　入院日期：2015-12-29　病案号：123846

日　期	2015-12-29					30					31					2016-1-1					2					3					4				
住院天数	1					2					3					4					5					6					7				
手术后天数																1					2					3					1/4				
时　间	2	6	10	14	18	22	2	6	10	14	18	22	2	6	10	14	18	22	2	6	10	14	18	22	2	6	10	14	18	22	2	6	10	14	18

体温　42　41　40　39　38　37　36　35　34

脉搏　180　160　140　120　100　80　60　40　20

入院于九点十分　转入于八点五分　手术

呼　吸（次/min）	20	20		22	23	21	20	20	18	19	22	20	21	22	22	21	21	22	22	20	20	22	20	20
大便（次/日）		1		0		1/E		0		※		1		1										
入量（ml）						2800		3600		3000		3200												
尿量（ml）						1000		1400		1500		1500												
血压（mmHg）	105/68																							
身高(cm)/体重(kg)	165	52																						
引流量（ml）																								

第　页

表 1-12-2　疼痛体温单

姓名：张某　　性别：男　　年龄：56　　科室：除痛科　　床号：20　　入院日期：2016-5-15　　病案号：123456

日期	5-22	23	24	25	26	27	28
	2 6 10 14 18 22	2 6 10 14 18 22	2 6 10 14 18 22	2 6 10 14 18 22	2 6 10 14 18 22	2 6 10 14 18 22	2 6 10 14 18 22

体温　　　　　　　　　　　　　　　　　　　　　　脉搏

41 …… 160
40 …… 140
39 …… 120
38 …… 100
37 …… 80
36 …… 60
35 …… 40
34 …… 20

呼吸

疼痛强度　　10 8 6 4 2 0

大便次数
入量
尿量
血压
身高体重
引流量

第　　页